老年护理学

主　编　裴先波

副主编　张　青　张淑琴　顾耀华

编　委（以姓氏笔画为序）

张　青（武汉大学护理学院）

张淑琴（武汉大学中南医院）

陈冀玉（武汉大学护理学院）

周谢婷（武汉大学护理学院）

顾耀华（武汉大学护理学院）

裴先波（武汉大学护理学院）

WUHAN UNIVERSITY PRESS
武汉大学出版社

图书在版编目(CIP)数据

老年护理学/裴先波主编. —武汉：武汉大学出版社,2023.7
ISBN 978-7-307-23778-0

Ⅰ.老…　Ⅱ.裴…　Ⅲ.老年医学—护理学—高等学校—教材
Ⅳ.R473.59

中国国家版本馆 CIP 数据核字(2023)第 095405 号

责任编辑:胡　艳　　责任校对:李孟潇　　版式设计:马　佳

出版发行：**武汉大学出版社**　　(430072　武昌　珞珈山)
(电子邮箱：cbs22@whu.edu.cn　网址：www.wdp.com.cn)
印刷：湖北恒泰印务有限公司
开本：787×1092　1/16　印张:16.25　字数:385 千字　插页:1
版次:2023 年 7 月第 1 版　　2023 年 7 月第 1 次印刷
ISBN 978-7-307-23778-0　　定价:60.00 元

前　言

随着社会和经济的发展，人们生活水平不断提高，人类平均寿命普遍延长，人口老龄化已成为当今世界普遍关心的重要公共卫生问题和重大社会问题。我国已制定一系列政策积极应对老龄化，健康老龄化和积极老龄化已成为国家战略需求。

老年护理学强调保持、恢复和促进健康，预防和控制由急、慢性疾病引起的残疾，发展老年人的日常生活能力，实现老年机体的相对最佳功能，保持老人的生命尊严和生活舒适。为了实现这一目标，必须加强老年护理人才的培养，提升护理学生照顾能力和水平。我们借鉴老年护理临床进展成果，结合多年老年护理学教学改革实践经验编写本教材。全书共有十章，分别为：概述、老化理论与护理、老年综合征与老年综合评估、老年综合征的护理、老年人日常生活护理、老年人心理卫生、老年精神障碍的护理、老年人用药安全、老年人临终护理、老年人护理伦理及老年人权益保障。

本教材突出老化理论与老年护理实践的融合，总结了老化导致老年疾病的特点和应对策略；系统介绍了老年综合评估与老年综合征的护理；充分体现了健康老龄化和积极老龄化的理念；以案例贯穿各章节内容，基于案例深度学习，使教材编写内容密切联系老年人的真实情况，弥补学生对老年人衰老、功能丧失及疾病特点认知的缺失。本教材通过客观、科学的证据，让学生认识老年人，理解老年人，领悟全生命周期最后阶段的价值和意义，融入人文关怀精神，培养学生敬老、爱老的传统美德。

本教材的编写得到了武汉大学护理学院各位老师和领导的大力支持，在此表示衷心的感谢。本书的出版得到了武汉大学出版社的大力支持和帮助，在此一并表示感谢。

国内外护理高等教育正快速发展，编者知识面难免有局限性，本书尚有疏漏和不妥之处，敬请各位同道不吝赐教和批评指正。

裴先波

2023 年 1 月

目　　录

第一章　概　　述

【识记】

1. WHO 对老年人的年龄划分以及关于老龄化社会划分的标准。
2. 老年保健的重点人群。
3. 各国老年保健发展的特点。

【理解】

1. 人均期望寿命、最高寿命、健康期望寿命、人口老龄化、健康老龄化、老年保健的概念。
2. 我国人口老龄化特点及挑战。
3. 老年保健的基本原则。
4. 老年护理学的概念及重点。
5. 老年护理的特点、目标和基本原则。
6. 老年护理职业范围与标准。

【应用】

1. 基于社会老龄化及老年护理特点，能够阐述老年护理应该遵循的职业素养和道德准则。
2. 能针对人口老龄化发展趋势与我国的国情，提出推进我国老年护理事业发展的建议。

案例导入及思考

王奶奶，78 岁，独居多年。她患有高血压和糖尿病，近 5 年血压控制不好；还患有退行性关节病，限制了她的活动能力。3 天前出现气促，并进行性加重入院。体检：体温 38℃，心率 104 次/分，呼吸 30 次/分，血压 165/95mmHg，血氧饱和度 84%，体重 47kg。中下肺可闻及湿啰音，下肢有水肿，踝部更明显。

问题：

(1) 该老人存在哪些健康问题？
(2) 该老人存在的健康问题的特点是什么？
(3) 护士应该如何促进该老人的健康？
(4) 基于本案例，思考老年护理的特点是什么？

随着社会和经济的发展，人们生活水平不断提高，人类平均寿命普遍延长，人口老龄化已成为当今世界人们普遍关心的重要公共卫生问题和重大社会问题。研究老年人的健康问题，满足老年人的健康需求，提供优质的老年护理，已成为护理领域的重要课题。

第一节 老年人与人口老龄化

一、人的寿命和老年人的年龄划分

(一) 人的寿命

人的寿命以年龄表示，衡量人的寿命主要有以下三个指标：

(1) 平均期望寿命(average life expectancy)：简称平均寿命或预期寿命，是指通过回顾性死因统计和其他统计学方法，计算出特定人群能生存的平均年数。平均寿命是以死亡作为终点。它是衡量一个国家或地区人口健康水平最重要的指标，也是衡量社会发展水平的基本指标。一个国家的快速发展体现的不仅仅是经济建设的成就，更大的变化反映在人的身上，平均寿命是其中的指标之一。

2020 年世界人均寿命排名前十的国家或地区中，中国香港人均寿命达 85.29 岁，日本人均寿命达 85.03 岁，中国澳门人均寿命 84.68 岁；我国大陆人均寿命达 77.8 岁，还有很大的上升空间。

(2) 最高寿命(maximum life-span of human)：是指在没有外因干扰的条件下，从遗传角度而言人类可能生存的最高年龄。现代科学家用各种方法来推算，例如按性成熟期 (14~15 岁) 的 8~10 倍，生长期 (20~25 岁) 的 5~7 倍，细胞分裂次数 (40~60 次) 的 2.4 倍等方法推算，人的最高寿命应该是 110~175 岁。但由于受到疾病和生存环境的影响，目前人类寿命与最高寿命的差距仍然较大，随着科技的发展，人类的人均寿命逐渐接近或达到最高寿命。法国一位女性(雅娜·路易斯·卡尔曼特)活了 122 岁零 164 天，是目前的吉尼斯世界纪录中的最高寿者。人类进一步延长寿命是大有可能的。

(3) 健康期望寿命(active life expectancy)：是指去除残疾和残障后所得到的人类生存曲线，及个人在良好状态下的平均生存年数，也就是老年人能够维持良好的日常生活活动功能的年限。健康期望寿命的终点是日常生活自理能力的丧失，即进入寿终前的依赖期。平均期望寿命是健康期望寿命和寿终前依赖期的总和。

健康期望寿命是人口健康状况的一个综合指标，提高健康期望寿命是可持续发展的目标之一。我国健康期望寿命增幅落后于平均期望寿命，并且这一差距仍在不断拉大。这意味着人们忍受病痛折磨的时间被拉长了。2019 年数据显示，我国人均健康期望寿命为 68.5 岁，而日本人均健康期望寿命高达 74.1 岁，位居世界第一。我国人均健康期望寿命仍有待提高。

(二) 老年人的年龄划分

人体衰老是一个渐进的过程。影响衰老的因素很多，而且人体各器官的衰老进度不一，个体差异很大。因此，"老年"只能是个概括的含义，很难准确界定个体进入老年的时间。为科学研究和医疗护理工作的方便，常以大多数人的变化时期为划分标准。

目前由于世界各国人口平均寿命不同，政治经济情况也有差异，对老年人的年龄划分规定尚无统一的标准。关于老年人的年龄划分，世界卫生组织（WHO）有两个标准：在发达国家，将65岁以上人群定义为老年人；而在发展中国家（特别是亚太地区），则将60岁以上人群称为老年人。对于老年人年龄的细分，WHO也提出了划分标准：60~74岁为年轻老人（the young old）；75~89岁为老老年人（the old old）；90岁以上为长寿老年人（the longevous）。

我国中华医学会老年医学学会于1982年建议：以60岁以上为老年人；老年分期按45~59岁为老年前期（中老年人），60~89岁老年期（老年人），90岁以上为长寿期（长寿老人）。而民间常以"年过半百"称进入老年，并习惯以六十花甲、七十古稀、耄耋之年代表老年不同的时期。

二、人口老龄化

（一）人口老龄化

人口老龄化（aging of population）简称人口老化，是指社会人口年龄结构中，老年人口在总人口中所占的比例（即老年人口系数）不断上升的过程。老年人口系数是评价人口老龄化程度的重要指标。影响人口年龄结构变化的两个主要因素分别是出生率和死亡率。当出生率小于死亡率时，社会老年人口的比例就相对上升。

（二）老龄化社会

随着老年人口总数的增加，社会中老年人口总数比例不断上升，使社会形成老龄化社会，或称老年型社会。WHO对老龄化社会的划分有两个标准：在发达国家，65岁以上人口占总人口的7%以上；在发展中国家，60岁以上人口占总人口的10%以上，称为老龄化社会。

表1-1　　　　　　　　　　　老龄化社会的划分标准

类　　型	发达国家	发展中国家
老年人年龄划分界限	65岁	60岁
青年型社会（老年人口系数）	<4%	<8%
成年型社会（老年人口系数）	4%~7%	8%~10%
老年型社会（老年人口系数）	>7%	>10%

按照发展中国家的标准，中国在1999年就进入了老龄化社会，如果按发达国家的标准，则在2000年进入了老龄化社会。

(三)人口老龄化的现状及趋势

人口老龄化趋势是当今世界人口年龄结构变化最重要的一个趋势。它以总人口中年轻人口相对降低并伴随老年人口的相应提高为特征。联合国的老龄化报告概括人口老龄化具有普遍、深刻、持续、不可逆的特点。人口老龄化是普遍性的,是影响每个人的一种全球现象;人口老龄化是深刻的,对人类生活的所有方面都有重大的影响;人口老龄化是经久不衰的,这个现象在 21 世纪将持续存在;人口老龄化的趋势大体上是不可逆转的。

1. 世界人口老龄化趋势与特点

(1)人口老龄化的速度加快。世界总人口以每年 1.2% 的速度增长,而老年人口增长率在 2010—2015 年增至 3.1%。据统计数据,截至 2020 年,世界 65 岁以上的老年人口突破 7.2 亿人,预计 2050 年这一数字将达到 20 亿人,同时也将第一次超过全世界儿童(0~14 岁)的人口数。根据联合国专题项目的研究估算,到 2050 年,每 5 人中将会有 1 个老年人。

(2)发展中国家老年人口增长快。从 20 世纪 60 年代开始持续到现在,发展中国家老年人口的增长率是发达国家的 2 倍,也是世界人口增长率的 2 倍。目前,65 岁老年人口数量每月以 80 万人的速度增长,其中 66% 集中在发展中国家。预计 2050 年,世界老年人口约有 82% 的老年人,即超过 16 亿老年人将生活在发展中地区,4 亿老年人将生活在发达地区。

(3)人口平均寿命不断延长。19 世纪许多国家的平均寿命只有 40 岁左右,20 世纪末则达到 60~70 岁。《世界人口展望 2022》报告显示,2021 年全球平均预期寿命为 71 岁,比 2020 年下降了 1 岁,比 2019 年下降了 1.8 岁。2021 年 5 月,WHO 发布了《2021 世界卫生统计报告》,报告显示,日本已经 20 年蝉联寿命第一,日本居民平均寿命达到 84.5 岁,而且日本人患冠心病的死亡率也仅为 0.041%。

(4)高龄老年人增长速度最快。80 岁以上高龄老人是老年人口中增长最快的群体,1950—2050 年,平均每年以 3.8% 的速度增长,大大超过 60 岁以上人口的平均增长速度(2.6%)。2020 年,全球 80 岁以上老年人口超过 1.46 亿人,预计至 2050 年,高龄老人约 3.8 亿人,占老年人总数的 1/5。

(5)女性占老年人口中的多数。由于女性的预期寿命大于男性,所以 60 岁以上的老年人的男女性别比例是 82:100,80 岁以上人群中这一比例为 55:100。独居老年人占老年人总数的 14%。独居的女性老人比例为 19%,明显高于男性的 8%。

2. 我国人口老龄化的现状

《中国人口老龄化发展趋势预测研究报告》指出,我国老年人口规模巨大;我国人口老龄化经历了三个阶段:第一阶段,从 2001 年到 2020 年,是快速老龄化阶段。第二阶段,从 2021 年到 2050 年,是加速老龄化阶段。第三阶段,从 2051 年到 2100 年,是稳定的重度老龄化阶段。预计在 2026 年将达到 3 亿老年人,2037 年超过 4 亿老年人,2051 年达到最大值,这时老年人口系数约达 30% 以上,之后一段时间内维持在 3 亿至 4 亿人的规模。基于 2020 年我国第七次人口普查数据分析,我国人口老龄化具有以下特点:

(1)人口老龄化程度继续提高,高龄化趋势明显。根据普查结果,2020 年中国 60 岁及以上人口为 26402 万人，占 18.70%，其中，65 岁及以上人口为 19064 万人，占 13.50%。80 岁及以上人口占总人口的比重为 2.54%，比 2010 年提高了 0.98 个百分点；60 岁及以上老年人口的比重为 13.56%，比 2010 年上升了 1.74 个百分点，高龄化趋势明显。老龄化的同时伴随高龄化，表明中国老年人口内部结构也在快速变化，养老服务和健康服务等需求将因为高龄化快于老年人口的增速增长，而表现出结构效应。

（2）人口老龄化速度明显加快。2010 年至 2020 年，60 岁及以上人口比重上升了 5.44 个百分点，65 岁及以上人口上升了 4.63 个百分点。与上个十年相比，上升幅度分别提高了 2.51 个和 2.72 个百分点。人口老龄化速度加快意味着应对人口老龄化的战略机遇期将快速逝去，政策准备期将大为缩短，"未备先老"问题将更加突出。

（3）人口老龄化城乡差异快速扩大。根据 2020 年普查结果显示，从全国看，乡村 60 岁、65 岁及以上老人的比重分别为 23.81%、17.72%，比城镇分别高出 7.99 个和 6.61 个百分点。与 2010 年相比，60 岁、65 岁及以上老年人口比重的城乡差异分别扩大了 4.99 个和 4.35 个百分点。城乡差异扩大将进一步凸显应对农村人口老龄化的紧迫性。当前，农村经济发展水平、社会服务水平等严重滞后，农村人口老龄化必将带来更为严峻的挑战，将严重影响脱贫攻坚成果的巩固和乡村振兴战略的实施。

（4）人口老龄化程度与经济发展水平出现一定程度的背离。理论上经济发展水平高的地区因为人口转变发生更早，一般会拥有更高的人口老龄化程度。但由于发达地区吸引大量劳动年龄人口流入，延缓了人口老龄化发展速度，造成我国各地区人口老龄化程度与经济发展水平出现了很大程度的背离。2020 年，各地区 65 岁及以上人口比例排名与人均地区生产总值（GDP）排名之间的相关系数仅为 0.310，而 65 岁及以上人口比例和人均地区生产总值之间的相关系数则仅为 0.250。人口老龄化程度与经济发展水平的背离，表明中国"未富先老"的特征不仅在总体上有所表现，而且在局部地区更为严重。

（5）人口老龄化地区差异加大。由于年轻人进城导致"农村比城市先老"，区域发展不平衡，"东部比西部先老"，上海市于 1979 年就进入老龄化社会，而西部才刚刚进入老龄化社会。另外，老龄化进程出现阶段性不均衡等特点。普查数据显示，65 岁及以上老年人口比重最高的地区和最低地区之间相差接近 12 个百分点，与 2010 年相比，扩大了 5.28 个百分点。从整体差异看，人口老龄化地区差异指数从 2010 年的 0.14 上升至 2020 年的 0.17。人口老龄化地区差异的扩大反映了中国应对人口老龄化的复杂性。

（四）我国人口老龄化的主要影响

人口老龄化对经济社会发展带来深刻影响，不仅是老年人自身的问题，还牵涉政治、经济、文化和社会发展诸多方面，将给未来经济的可持续发展和人民生活等各种领域带来广泛而深刻的影响，也造成了社会保障和养老服务方面等多方面的压力。人口老龄化对我国的社会保障和养老服务带来的巨大压力主要体现在以下三个方面：

1. 加重社会养老负担

我国人口老龄化过程是在现代社会保障制度相对不健全的情况下发生的，我国目前的养老保障制度在 20 世纪 90 年代中期才开始建立，至今不到 30 年的时间，从制度建立到逐渐完善的过程中，面临人口老龄化的巨大挑战。西方发达国家的社会保障制度已经有

70 多年甚至更长的历史，制度经历了深化完善的过程。相对而言，我国社会保障制度面临的压力更大。建立多支柱的养老保障制度，特别是社会养老服务体系，是全面深化改革的最重要任务之一。养老金的长期平衡与可持续发展是我国未来较长时期内面临的主要挑战，也是实现老有所养的难点所在。

2. 养老服务需求大，服务保障体系亟待完善

我国养老服务业处在发展初期阶段。传统的养老服务由家庭来承担，随着家庭结构变小，女性社会经济参与度提升，老年人数量结构发生变化，养老服务需求不断提高，单靠家庭已经无法为老年人提供必需的养老服务，社会化养老服务亟待全面介入。在"长寿不健康"的背景下，老年人口失能失智风险较高，会形成规模庞大的失能失智老年人群体。老年人口的长期照护问题是我国应对人口老龄化挑战长期面临的难点和焦点问题。

3. 医疗保障制度受到影响

人口老龄化进程将进一步推动国民整体健康状况和疾病谱的变化。老年人发病率高，且其多患有肿瘤、心脑血管疾病、糖尿病、老年精神障碍等慢性病，病程长、花费大。研究表明，在医疗服务价格不变的条件下，人口老龄化会导致整体医疗费用负担不断递增；伴随着医学和医疗技术的快速发展，老年人医疗费用将大幅度增长，人口老龄化将给医疗保险制度的持续稳健运行带来巨大挑战。因此，全力推进健康老龄化战略、大力构建新的公共卫生模式显得格外紧迫。

三、人口老龄化的对策

(一)完善社会保障制度，加大养老服务供给

在社会保障方面，要坚持全覆盖、保基本、多层次、可持续原则，完善社会保障制度，做好养老保险基金的中长期规划，促进养老金三大支柱协调发展，夯实应对人口老龄化的社会财富基础。另外，不同地区老龄化程度存在差异，国家要做好统筹协调，加快推进养老金全国统筹。

在提供养老服务方面，作为家庭养老的有效补充，社会养老应当快速发展，迫切需要建立社会化的长期照护体系，包括长期照护服务的供给和资金的筹措。此外，要加快建立应对老年人失能失智风险的制度建设；尽快形成长期护理保险综合性评估，推动建立正式的长期护理保险制度体系。同时，国家应在一定程度上加大转移支付和统筹，实现地区间、城乡间老年群体享受到与当地社会经济发展基本相对应、在全国范围内基本均等的养老服务。

(二)构建"全生命周期"概念，以整体动态视角思考战略布局

应对人口老龄化经常被片面理解为，给老年人提供更好的公共服务，实际上，两者并不相同。应对人口老龄化，要从国家发展和宏观治理的角度分析。

1. 将"整体性治理"模式植入公共管理和政策体系

老龄化的影响已经渗透到我国社会的各个领域，对其干预绝不能仅仅是局部的、静态的政策调节或调整，需要转变思路、更新理念，从整体、动态的视角来思考战略布局和政

策实施。

2. 构建"全生命周期"概念

老龄只是个体生命周期的一个阶段，满足老年人口对美好生活的需求和整个社会共同应对老龄化面临的挑战，是两个紧密相关的层面。应对人口老龄化不是一种应急策略，必须考虑到经济社会的可持续发展，将短期目标和中长期发展战略结合起来。个人也应该在人生的不同阶段为自己和家庭应对老年时期可能面临的经济和健康等风险早做准备。

3. 构建养老、孝老、敬老的社会环境

老年人要公平地分享社会发展的成果，也要积极参与社会经济的发展。老年人口不应该被视为社会的负担，而应当作一种人力资源，不应对人口老龄化持过度悲观的态度。应明确老年人口全面持久地参与社会发展并共享社会发展成果的制度和法律保证，尽可能地充分发掘利用老年人口中蕴藏的人力资本和社会资本，实现代际和谐与平等。终身学习系统的建立和完善、就业政策和社会参与环境的改进，都应当成为应对人口老龄化的重要途径。

4. 完善有效的家庭政策，提高家庭发挥养老功能的能力

尽管政府和市场等将不可避免地承担越来越大的养老责任，但任何社会养老政策都无法完全取代家庭的价值与功能。需要通过可行的家庭政策(包括经济激励和道德引导)给予家庭有效引导与必要支持，切实发挥家庭在社会经济发展、文化传统传承、社会风险化解、抚育儿童赡养老人等方面的重要作用。

(三)健全医疗保健防护体系

医疗保健是老年人最为突出和重要的需求，庞大的老年人群所带来的健康问题导致卫生服务需求激增。因此，应加快深化医疗卫生改革，加强人口老化的医疗保健与护理服务，健全社会卫生服务体系和组织，构建医疗保健防护体系，为老年人提供方便、快捷的综合性社区卫生服务，同时建立和发展多种形式的医疗保健制度，以缓解老年人患病后对家庭和个人造成的经济压力，妥善解决看病就医的费用问题和农村老人"看病难"问题。

面对社会老龄化，培养适应社会需求的老年护理人才十分重要而迫切。我国卫健委指出，2020年年底，我国注册护士约445万，但是面对2.6亿老年人及4400万失能失智老人，老年照护的缺口仍然巨大。为老年人提供高品质的护理，已成为护理学领域中的一项新课题。美国是老年护理教育的先行者，美国的老年护理教育起步早、培养层次完善、培养目标明确，其成熟、完善的老年护理人才培养模式可为我国的老年护理人才培养工作提供借鉴。

(四)健康老龄化和积极老龄化

健康老龄化是指在年龄增长的同时，通过一系列积极的措施来推迟生物性老化和社会性老化。生物性老化是指身体功能健康的受损，社会性老化是指社会参与的活力老化。"健康老龄化"(aging of the health)的概念最早出现于1987年5月召开的世界卫生大会，1990年世界卫生组织在哥本哈根世界老龄化大会上把"健康老龄化"作为应对人口老龄化的一项发展战略。健康老龄化不只是保证老年人的健康，更注重老年人生活质量和价值的

提高，健康老龄化观点的提出不仅对我国全民健康的发展具有重要意义，同时对社会的发展也具有深远影响。

"积极老龄化"（active aging）是在健康老龄化的基础上提出的新观念，它强调老年人不仅在机体、社会、心理方面保持良好的状态，而且要积极地面对晚年生活，作为家庭和社会的重要资源，继续为社会做出有益的贡献。

第二节 老 年 保 健

随着年龄的增长，老年人健康状况逐渐衰减，做好老年保健工作，促进健康老龄化，对老年保健的重点人群延长生活自理的年限，提高生活质量具有重要意义。

一、老年保健的概念与目标

WHO 老年卫生规划项目提出"老年保健"（health care in elderly）的概念，即在平等享用卫生资源的基础上，充分利用现有人力、物力，以促进和维持老年人健康为目的，发展老年人的保健事业，使老年人得到基本的医疗、护理、康复、保健等服务。老年保健组织对于保障老年人的健康和生活具有重要的意义，护理人员在老年保健组织中所发挥的作用将会越来越大。实施老年保健，需要在医院、中间机构、社区及临终关怀等老年医疗保健福利体系中进行，要充分利用社会资源，重视长期保健护理的需要，对老年人进行保健服务。

老年保健的目标就是最大限度地保持老年期活跃而具有独立活动能力，即最大限度地延长老年期独立生活自理的时间，缩短功能丧失及在生活上依赖他人的时段，延长健康预期寿命，提高老年人的生活质量，进而达到健康老龄化。

二、老年保健的需求增加

（一）老年人对医疗服务的需求显著增加

老年人表现为患病多、就诊率高、住院率高、住院时间长。调查研究显示，我国 60 岁以上的老年人所支付的医药费用占其一生医药费的 80% 以上。据中国老龄化趋势预测，在医疗服务价格不变的情况下，人口老龄化导致医疗费用负担每年将以 1.54% 的速度递增。

（二）社会老龄化对老年保健服务和福利设施的需求增加

应加快老年活动场所的建设，协助进行住宅适应性改建，推进无障碍设施建设等适老环境建设等。

（三）高龄老年人对生活照顾的需求增加

老人，尤其是高龄老人，因退行性疾病、精神疾患的增加，会出现活动受限，甚至残疾，生活不能自理，于是对生活照顾的需求增加。

三、老年保健的重点人群

(一)高龄老年人

高龄老年人是体质脆弱的人群，他们同时患有几种疾病，容易出现多系统功能衰竭，住院时间也较长，因而对医疗护理保健的需求大。

(二)独居老年人

独居老年人对社区服务的需求，如医疗保健、购置生活必需品、提供健康咨询等增加。尤其在农村，由于交通不便，独居老年人很难外出购物或就医。定期巡诊、上门送医送药与生活必需品，以及开展社区保健，具有重要的意义。

(三)丧偶老年人

随着年龄增长，丧偶的老年人在增多，其中女性丧偶的比例高于男性。根据 WHO 的报告显示，丧偶老年人产生心理问题，尤其是孤独感，高于有配偶者，近期丧偶者还会导致疾病发生或使原有疾病复发。

(四)近期出院的老年人

老年人刚出院时，由于疾病尚未完全康复，身体状况较差，常需要继续治疗或及时调整康复治疗护理方案，故从事社区医疗护理保健的人员应掌握本区域内每位近期出院老年人的情况，并作定期随访。

(五)老年精神障碍者

随着老年人尤其是高龄老年人的增多，老年期精神障碍者也随之增加。这类人群对医疗护理服务的需求明显高于其他老年人，应当引起全社会的高度重视。

四、国外老年保健的发展

世界各国老年保健发展状况不尽相同，各有特点，这与各国人口老龄化程度、国家经济水平、社会制度、医疗护理教育发展等有关。

(一)英国的老年保健

在国家或地区开始设置专门的老年病医院之前，英国的综合医院内住着一部分高龄老年人，他们患有多器官疾病，伴有精神障碍，同时存在一些经济和社会问题，这部分老年人反复住院、出院，需要更多的护理和治疗。目前英国有专门的老年人医院，对长期患病的老年人实行"轮换住院制度"，以便对老年人的身心健康进行管理，又建立了以社区为中心的老年人保健服务机构，有老年病专科医生和健全的老年人医疗保健网络。

(二) 美国的老年保健

早在 1915—1918 年，美国的老年保健问题就被提出。1934 年，美国经济保障咨询委员会起草了社会保障法来保障老年人最基本的收入。1939—1949 年，商业保险成为医疗费用支付的主要渠道。1965 年，社会保障法修订，老年健康保险被写进了社会保障法。1966 年 7 月，美国老年人开始享有老年健康保险。可见，美国老年保健的实施经历了较长时间的发展。目前，美国大约有 20% 的老年人至少每年接受一次社区保健服务，能被提供包括包间、住房和营养在内的广泛服务。主要的服务机构包括护理之家、日间护理院、家庭养护院等。美国政府主要致力于在医院和老人院之间建立协作关系，解决长期保健所需的资金筹集问题。但美国长期的老年保健也面临着三大挑战：训练有素提供保健服务的专业人员，筹措足够的经费，以及伦理道德问题。

(三) 日本的老年保健

日本是世界上第一长寿国。日本的老年保健起步较晚，在 20 世纪 70 年代以后开始建立和完善，但发展较快，目前已形成较完整的体系，逐步形成了老年福利法、老年保健法、护理保险法，并形成了涉及医疗、老年保健设施和老年人访问护理的一系列制度。日本社区老年保健的主要特点是建立了多元化的养老服务。养老机构把老年人在疾病的预防、治疗、护理、功能训练及健康教育等方面的保健结合起来，对促进老年人的身心健康起了很大作用。如针对健康老年人有"生机勃勃"推进中心、"银色人才"中心；对独居、虚弱老人，配有呼叫系统；对长期卧床老人，有家政服务中心提供服务；对于老年认知症老人，有日间护理站、认知症老人小组之家等。

不仅英国、美国、日本，德国、加拿大等发达国家也均建立了较为完善的各有特色的老年保健制度和方法，值得我们学习和借鉴。

五、我国养老保健现状

(一) 我国养老保健面临的挑战

我国社会老龄化存在未富先老，以及老龄化发展迅速等特点，我国的老年保健服务尚不能很好地满足所有老年人的保健需求。我国的老年保健面临以下几个突出问题：家庭作为基本照顾单位的能力，可能因独生子女政策而降低；农村老人多为留守状态，老年人年老体衰后缺乏子女照顾，社会养老在农村还未发展完善；老年人照顾连续性需求增加，在医院和家庭之间缺乏过渡及康复性质的照顾体系，如医院外的预防性照顾、理疗、精神护理、家庭护理等；老年人居住选择的需求不断增加，目前缺乏足够的起居协助中心、日间照护中心、养老院、宁养院等机构提供老人不同的照顾需求。

(二) 我国养老保健制度

基于我国养老保健面临的问题，目前，我国养老保健制度应建立以家庭养老为基础、社区服务为依托、社会养老为补充的养老机制；逐步建立比较完善的以老年福利、生活照料、医疗保健、体育健身、文化教育和法律服务为主要内容的老年服务体系。我国的老年保健工作起步较晚，面临的挑战很多，为加速发展老年医疗保健事业，国家颁布了一系列法律法规和政策，如 2015 年《国务院办公厅转发卫生计生委等部门关于推进医疗卫生与养老服务相结合指导意见的通知》、2016 年《国务院办公厅关于全面放开养老服务市场提升养老服务质量的若干意见》、2020 年国家卫生健康委等 8 部门《关于建立完善老年健康服务体系的指导意见》等。我国养老保健已经历了萌芽、形成和快速发展的阶段。

(三)我国养老保健原则

老年保健原则是开展老年保健工作的行动准则，为老年保健工作提供指导。养老保健有以下五个原则：①全面性原则，指老年保健是多维度、多层次的，应涉及老年人的生理、心理、社会及功能等多个方面；②区域化原则，指提供以社区为基础的老年保健；③费用分担原则，采取政府-保险公司-个人费用分担的原则；④功能分化原则，指由于老年健康问题的特殊性，需要采取多学科团队协作工作模式，即老年保健的人力配备上明确功能分化原则；⑤遵循联合国老年政策原则，联合国老年政策原则有老年人独立性的原则，老年人参与各项事务的原则，老年人保健和被照顾的原则，老年人也同年轻人一样有自我实现或自我成就的原则，以及保持老年人尊严的原则。

我国在现有的经济和法律基础上，根据老年保健目标，针对老年人的特点和权益制定了我国老年保健策略，我国的老年保健策略可归纳为六个"有所"，即老有所医(老年人的医疗保健)，老有所养(老年人的生活保障)，老有所乐(老年人的文化生活)，老有所学和老有所为(老年人的发展与成就)，老有所教(老年人的教育及精神生活)。

第三节　老年护理学概述

人口老龄化不仅给社会和家庭带来很大的压力，也为老年护理学的研究和发展提供了机遇和挑战。老年护理学源于老年学，是一门跨学科、多领域并具有其独特性的综合性学科。老年护理学与老年学、老年医学关系密切。

一、老年护理学概念和特点

老年护理学是以老年人为研究对象，研究老年期的身心健康和疾病护理特点与预防保健的学科，也是研究、诊断和处理老年人对自身现存的和潜在的健康问题的反应的学科。老年护理学是老年医学的重要组成部分，是护理学的一个专业方向。

由于老年人生理、心理、社会适应能力各方面不同于其他年龄组人群，并且老年疾病有其特殊性，疾病治愈往往不是老年护理的目标，决定了老年护理学有自身的特殊规律。老年护理学强调保持和恢复、促进健康，预防和控制由急、慢性疾病引起的残疾，发挥老年人的日常生活能力，实现老年机体的相对最佳功能，保持老人的尊严和舒适生活直至死亡。

在应对老年健康问题时，多学科团队合作是老年护理的特点之一。护士参与或引领多学科合作，需要老年专科医生、其他专科医生、康复科医生和技师、药剂师、精神心理医生、社会工作者、护工、宗教工作者、患者及家属等的共同参与。老年护理的另一个特点是，老年护理是以老年人为中心。美国护士协会（ANA）1987年提出用"老年护理学"（gerontological nursing）概念代替"老年病护理"（geriatric nursing）概念，因此老年护理学涉及的范畴更广泛。老年护理还有一个特点是，老年护理服务于多种场所，除医院外，还有养老机构、社区等，需要医务人员、社会及家庭的共同努力。

二、老年护理的目标与原则

老年人日渐衰老和（或）慢病进展，痊愈往往不是老年护理的最主要目标，老年护理的最终目标是提高老年人的生活质量，保持其机体的最佳功能。

（一）老年护理的目标

1. 增强老年人的自我照顾能力

老年人在许多时候都以被动的形式生活在依赖、无价值、丧失权利的感受中，自我照顾能力弱化，久而久之，将会丧失生活自理能力。老年人要善于运用现存的自身资源进行自我照顾，老年人不同于年轻人，自身资源废用就会出现功能退化，因此要鼓励老年人增强自我照顾能力，避免过分依赖他人护理。

2. 延缓衰老和延缓功能的衰退

老年人在疾病的康复过程中，如果忽视了预防功能退化，功能退化速度会很快，在疾病好转或痊愈后会遗留功能退化后遗症，比如肌肉流失、关节僵直、压疮、感染等，甚至心肺功能都会下降，加速衰老的进程。在老年护理过程中，不仅要关注老年人疾病的康复，也要把延缓衰老和延缓功能的衰退放在日常护理目标中。广泛开展健康教育，提高老年人的自我保健意识，改变不良的生活方式和行为，增进健康。通过三级预防策略对老年人进行管理，避免和减少健康危险因素的危害，做到早发现、早诊新、早治疗、积极康复，对疾病进行干预，防止病情恶化，预防并发症的发生，防止伤残。

3. 提高生活质量

在老年护理中，不仅仅应关注老年人疾病的转归和寿命的延长，更应促进老年人在生理、心理及社会各个层面尽可能达到舒适状态，提高生活质量，体现生命的意义和价值。老年人要在健康的基础上长寿，做到年高不老，寿高不衰，而不是单纯地长寿。

4. 临终护理

在老年护理中，临终问题是必须要面对的。临终护理对象不仅是老人，还包括其亲属。对待临终老人，护理工作者应从生理、心理和社会等因素出发，全方位为他们服务，对其进行综合评估、分析、识别、预测，并满足其需求，在其生命终末阶段有陪伴照料，以确保老人能够无痛、舒适地度过生命的最后时光，让老人走得平静，给家属以安慰，使他们感受到医务人员对老人及其亲属的关爱和帮助。

(二) 老年护理的原则

老年护理是指为老年人提供医疗护理、预防保健、精神慰藉、康复娱乐等一系列服务，以促使其达到最佳身体、心理、社会功能状态。因此，老年护理工作有其特殊的规律和专业的要求，为了实现护理目标，在护理实践中应遵循以下护理原则：

1. 满足需求

人的需要满足程度与健康成正比。因此，首先应以满足老年人的多种需求为基础。护理人员应当增强对老化过程的认识，将正常及病态老化过程及老年人独特的心理社会特性与一般的护理知识相结合，及时发现老年人现存的和潜在的健康问题和各种需求，使护理活动能提供满足老年人的各种需求和照顾的内容，真正有助于其健康发展。

2. 早期防护

由于一些老年病发病演变时间长，如高脂血症、动脉粥样硬化、高血压、糖尿病、骨质疏松症等一般均起病于中青年时期，因此，一级预防应该及早进行，老年护理的实施应从中青年时期开始入手，进入老年期更进一步关注。要了解老年人常见病的病因、危险因素和保护因素，采取有效的预防措施，防止老年疾病的发生和发展。对于有慢性病、残疾的老人，实施康复医疗和护理开始的时间越早越好。

3. 关注整体

由于老年人在生理、心理、社会适应能力各方面与其他人群有不同之处，并且往往有多种疾病共存，护理人员必须树立整体护理的观念，研究多种因素对老年人健康的影响，提供多层次、全方位的护理。一方面，要求护理人员对病人全面负责，在工作中注重病人身心健康的统一，解决病人的整体健康问题；另一方面，要求护理业务、护理管理、护理制度、护理科研和护理教育各个环节整体配合，共同保证老年护理水平的整体提高。

4. 因人施护

衰老是人体全身性的、多方面的、复杂的退化过程，老化程度个体差异性较大，影响衰老和健康的因素也错综复杂，特别是出现病理性改变后，老年个体的状况差别更大，加上病人性别、病情、家庭、经济等各方面情况不同，因此，既要遵循一般性护理原则，又要注意因人施护，执行个体化护理措施，做到针对性和实效性护理。

5. 面向社会

老年护理的对象不仅是老年病人，还应包括健康的老人及其家庭成员。因此，老年护理必须兼顾医院、家庭和人群，护理工作场所不仅仅是病房，而且也应包括社区和全社会，从某种意义上讲，家庭和社会护理更加重要，因为不但老人本人受益，还可大大减轻家庭和社会的负担。

6. 连续照护

随着衰老，加上老年疾病病程长，合并症、并发症多，后遗症多，多数老年病人的生活自理能力下降，有的甚至出现严重的生理功能障碍，对护理工作有较大的依赖性，老年人需要连续性照顾，如医院外的预防性照顾、精神护理、家庭护理等。因此，开展老年长期照护 (geriatric long term care，LTC) 是必要的。对各年龄段健康老人、患病老人均应做好细致、耐心、持之以恒的护理，减轻老年人因疾病和残疾所遭受的痛苦，缩短临终依赖期，对生命的最后阶段提供系统的护理和社会支持。

7. 促进社会参与

老年人退休后，容易脱离社会，产生孤独感、无价值感，因此，促进社会生活的参与，是老年护理的一项重要原则，老年人社会参与能增强老人尊严和价值感。

三、老年护理的道德准则、职业范围和标准

(一)老年护理的道德准则

老年人是一个庞大的弱势群体，由于他们生理、心理、社会的特殊性，使他们处于可能发生不良后果的较大危险之中，因而，老年护理是一种更具社会意义和人道主义精神的工作，对护理人员的道德修养提出了更严格的要求。老年护理要遵循以下道德标准：

1. 尊老爱老，扶病解困

我国历来奉行尊老、爱老的美德，这种优良传统成为我国文化传统的主要内容之一。1982 年联合国大会批准《维也纳老龄问题国际行动计划》时，秘书长瓦尔德海姆就提出，"以中国为代表的亚洲方式，是全世界解决老年问题的榜样"。老年人，尤其是高龄老人，有着特殊的需求，特别是对于日常生活照料、精神安慰和医疗保健三个基本方面的服务需求尤为迫切。广大护理工作者应尽力于此，无论是在医院还是在社区或家庭，都应将尊老、敬老、助老的工作落到实处，为老年人分忧解难，扶病解困，并为他们争取各种伦理和法律权利。

2. 热忱服务，一视同仁

热忱服务是护理人员满足病人需要的具体体现。在护理工作中，应注意老年人病情和心理的变化，始终贯彻诚心、爱心、细心、耐心的原则，尽量满足其要求，保证他们的安全和舒适；对病人应一视同仁，无论职位高低、病情轻重、贫富如何、远近亲疏、自我护理能力强弱，都要以诚相待，尊重人格，体现公平、公正的原则，并能提供个性化护理。

3. 高度负责，技术求精

老年人对疾病的反应不敏感，容易掩盖很多疾病的体征，加之老年人病情发展迅速，不善于表达自己的感受，很容易延误病情，于是要求护理人员不仅应具有娴熟的专科护理知识技能，更要具有强烈的责任心，在工作中做到仔细、审慎、周密，以减轻和避免老人的后遗症、并发症。绝不能因为工作的疏忽而延误了病人的治疗，尤其是对待感觉迟钝、反应不灵敏和昏迷的老年病人，在进行护理时，在任何情况下都应从病人的健康利益着眼，不做有损于病人健康的事。

精湛的护理技术是护理效果的重要保证。只有刻苦钻研护理业务，不断扩展和完善知识结构，熟练掌握各项护理技术操作，才能及时准确地发现和判断病情变化，恰当处理各项复杂的问题，也才能在操作中做到快捷、高效，最大限度地减轻病人的痛苦。

(二)老年护理的职业范围

早在 1987 年，美国护理学会就指出，老年护理是最具有挑战性的一个专业。同时还指出老年护理的职业范围包括：评估老年人的健康和功能状态，制订护理计划，提供护理

和其他卫生保健服务，并评价照顾效果；强调保持和恢复、促进健康，预防和控制由急、慢性疾病引起的残疾，协助自理和慢性病管理，为衰弱和自理能力缺陷的老人提供护理服务、姑息治疗和临终关怀等。

（三）老年护理的执业标准

护理人员必须通过学校教育、在职教育、继续教育和岗前培训等增加老年护理的知识和技能。我国尚无老年护理执业标准，目前主要参照美国的老年护理执业标准，该标准于1967年由美国护理协会提出，1987年修改而成。它是根据护理程序制定的，强调增加老人的独立性及维持其最高程度的健康状态。具体内容如下：

（1）老年护理服务的组织：所有的老年护理服务必须是有计划、有组织的且应由护理人员执行管理。执行者必须具有学士以上学历，且有老年护理及老年长期照料或急性救护机构的工作经验。

（2）理论研究：护理人员参与护理理论的发展和研究，以理论的研究及测试作为临床执业的基础，用理论指导有效的老年护理活动。

（3）收集资料：老人的健康状态的评估必须是定期的，且应完整、详尽、正确、有系统性。在健康评估中所获得的资料可以和健康照护小组的成员分享，包括老人和其家属。

（4）护理诊断：护理人员使用健康评估资料以决定其护理诊断。

（5）护理计划及持续护理：护理人员与老人（或适当的人选）共同制订护理计划。计划包括共同的目标、优先顺序、护理方式以及评价方法，以满足老人治疗性、预防性、恢复性和康复性需求。护理计划可协助老人达到及维持最高程度的健康、安宁、生活质量，以及平静的死亡，并帮助老人得到持续的照顾，即使老人转到不同环境也能获得继续照顾，且在必要时能够修改。

（6）护理措施：护理人员依据护理计划的指引提供护理措施，以恢复老人的机体功能并且预防合并症和残疾的发生。护理措施源自护理诊断，且以老人护理理论为基础。

（7）评价：护理人员持续地评价老人和家属对护理措施的反应，以决定目标完成的进度，并根据评价结果修正护理诊断和护理计划。

（8）医疗团队合作：护理人员与健康保健小组成员合作，在各种不同的情况下给予老人照顾服务。小组成员定期开会，以评价对老人及家属护理计划的有效性，并依需求的改变调整护理计划。

（9）研究：护理人员参与研究设计以发展有组织的老人护理知识宣传，并在临床运用。

（10）伦理：护理人员依据"护理人员守则"作为伦理抉择的标准。

（11）专业成长：护理人员不仅对护理专业的发展负有责任，而且应该对健康保健人员的专业成长做出贡献。

四、老年护理的现状与展望

老年护理是一门专科护理，在过去40多年来已有长足的进步及发展。面对老龄化社会的到来，未来老年护理专科人才势必更加被重视。许多老年护理的护理人员通过正规教育、职前训练或在职教育学习并提升老年照护的专业知识与技能。美国国家护理联盟很早就强调，护理院校必须在课程设计中加入老年护理的内容。目前，我国部分医学院校将老年护理列为必修课程，有些则列为选修课程，各院校对老年护理课程设计的理念与规划也不一致，我国护理教育在老年护理教育方面仍处于弱势。

人口老化是不可抗拒的趋势，在应对社会老龄化的来临的问题上，护理专业教育者有责任也有义务以更加积极、主动的角色影响及促进健康老龄化。

（裴先波）

思考与练习

一、单选题

1. 发达国家对老年人年龄划分的标准为_____。
    A. 55 岁　　　　　　B. 60 岁　　　　　　C. 65 岁　　　　　　D. 70 岁
2. 我国开始进入老龄化社会是在_____。
    A. 1979 年年底　　B. 1989 年年底　　C. 1999 年年底　　D. 2000 年年底
3. 下列哪项是反映人口老龄化的主要指标？_____
    A. 老年人口系数　　　　　　　　　B. 年龄中位数
    C. 老年人口负担系数　　　　　　　D. 长寿水平
4. 我国人口老龄化带来的问题不包括_____。
    A. 社会养老负担加重　　　　　　　B. 医疗保障制度受到挑战
    C. 老年人更多依赖于社会　　　　　D. 养老服务需求大于供给
5. 老年护理学研究对象是_____。
    A. 老年人的生活质量　　　　　　　B. 老年人
    C. 老年人的尊严　　　　　　　　　D. 老年人与社会适应
6. 我国人口老龄化进程中的加速老化阶段是指_____。
    A. 2001—2010 年　　　　　　　　B. 2010—2020 年
    C. 2051—2100 年　　　　　　　　D. 2021—2051 年
7. 在发达国家，65 岁老年人口系数达到下列哪个数值标志这个国家属于老年型社会？_____
    A. 4%~7%　　　　B. 8%~10%　　　　C. >7%　　　　D. >10%
8. 在发展中国家，60 岁老年人口系数达到下列哪个数值标志这个国家属于成年型社会？_____
    A. 4%~7%　　　　B. 8%~10%　　　　C. 4%~10%　　　　D. 4%~8%
9. 世界上平均期望寿命最长的国家是_____。
    A. 英国　　　　　B. 日本　　　　　C. 瑞典　　　　　D. 挪威
10. 老年保健的重点人群不包括_____。
    A. 独居老人　　　B. 刚出院老人　　C. 重病老人　　　D. 丧偶老人

二、多选题

1. 关于我国人口老龄化的特点描述正确的是_____。

   A. 我国人口高龄化趋势明显　　　　B. 我国人口老龄化速度快

   C. 农村老龄化程度比城市高　　　　D. 我国人口老龄化地区差异大

   E. 城市老龄化程度比农村高

2. 老年护理的最终目标包括_____。

   A. 提高老年人的生活质量　　　　　B. 延缓衰老和延缓功能的衰退

   C. 增强自我照顾能力　　　　　　　D. 做好临终老人护理

   E. 满足需求，整体护理

3. 老年护理学涉及的护理范畴包括_____。

   A. 评估老年人的健康和功能状态，制订护理计划

   B. 为老年人提供有效护理和其他卫生保健服务，评价效果

   C. 保持和恢复、促进健康，预防和控制残疾

   D. 发挥老年人的日常生活能力，实现老年机体的最佳功能

   E. 保持老年人的尊严和舒适生活，直至死亡

三、案例分析题

李某，女，70岁，患有骨关节病，且视力较差，老年病科护士护送其到放射科行胸片检查，李某执意不用拐杖，自己行走，认为自己不需要任何人搀扶。当走到病区大厅时，李某不慎在转弯时滑倒并摔断了腕骨。

根据此案例，请分析为了全面满足老年人各方面的健康保健需求，老年护理人员应具备哪些素质。

第二章　老化理论与护理

📖 学习目标

【识记】

  1. 老化的概念。

  2. 常用老化生物学理论的主要观点。

  3. 老化过程中生理学老化理论的共识。

  4. 老化心理学理论的主要观点及在老年人护理中的应用。

  5. 老化社会学理论的主要观点及在老年人护理中的应用。

【理解】

  1. 艾里克森的心理社会发展理论在老年护理中的应用价值。

  2. 自我效能理论如何影响老年人的健康行为。

  3. 老年人患病特点和护理应对策略。

【应用】

  能够正确评估具体个案生理、心理及社会老化改变存在的问题，选择合适老化理论对具体个案进行分析，制订适合的干预计划。

✍️ 案例导入及思考

  一位76岁的老年女性，在她胸痛住院8周后复诊。她已经排除心肌梗死诊断，其心脏运动负荷实验阴性。她有高血压和退行性关节炎病史。过去她爱好打羽毛球，4年前因为腰痛停止了这项运动。她每周要在林荫道上走3个来回，但6个月前她的运动伙伴发生了卒中，她便停止了这项运动。近6个月她未再运动，而且对饮食也未注意，因此体重增加了10斤。她咨询社会服务中心的护士寻求健康促进建议。

  (1) 该老人发生了哪些生理性老化的现象？

  (2) 护士可以应用什么理论解释这些老化现象？

  (3) 基于该老人的生理性老化情况，你对她的运动和饮食有什么建议？

  何为老化？老化自出生就开始，也是每一个人必经的历程。不可否认，生命是有限的，然而生命的奥秘就像一个无底洞，尽管科学家很早即着手进行人类生命发展的研究，但直到19、20世纪，有关人类老化现象的研究才有较为完善的理论或学说问世。

第一节　老化与衰老

一、老化的概念

老化（aging）也称衰老，是指随着生命进程机体细胞分裂、生长、修复逐渐变弱丧失的过程，产生一系列进行性、全身性的功能退行性变化，引起机体对内外环境适应能力逐渐减退，最终死亡。

我们通常是先看到人的外表变化，才发现人老了。其实人过了 25～30 岁，身体细胞死亡速度渐渐超过新生速度，各器官正常的细胞越来越少，负荷相对变大，生理功能渐渐下降，60 岁后加速老化。同时，占身体组织 1/3 以上的胶原蛋白也会先慢慢地再迅速地流失，或皱缩在一起而老化，让肌肤失去弹性和韧性，形成皱纹，看起来人就越来越老了。

老化是机体对来自内、外环境变化所致的挑战逐步失去反应性的适应能力。外在环境变化所致的挑战包括损伤、感染及精神刺激等，老年人对这些挑战的适应能力减弱，如老年人对新冠病毒的抵抗力较年轻人弱，所以老年人新冠病毒感染表现为感染率高、重症患病率高及死亡率高的特点。内在环境变化所致的挑战包括动脉逐渐硬化、细胞突变等，老年人防止动脉硬化的能力逐渐下降，导致心脑血管疾病的发生率高，对身体内因基因突变所致的肿瘤细胞的监测和清除能力下降，导致老年人肿瘤发生率增高。丧失适应能力，是老年医学实践至今所得出的关键性概念。

机体的适应能力是靠机体的调节机制实现的，由于老年人自身调节机制随着年龄的增长变得不敏感、不精确、缓慢、不能持久、不能即刻应急，也就是调节机制功能下降，到后期在遭遇任何因素挑战时无法有效应对，直至死亡。以血压和血糖为例，老年人对血压的调节机制功能下降，导致老年人容易发生体位性低血压，血压波动大。同样，老年人对血糖的调节机制功能下降，导致老年人血糖波动较大，老年糖尿病患者容易出现高血糖低血糖，甚至酮症酸中毒。老年人自身调节机制功能逐渐下降的表现让我们更具体、更形象、更深入地理解老化。

对于人类来讲，老化是一个广义的概念。这个概念包括人在身体方面的生理变化，在精神和心理方面的变化，以及在为人处世的角色方面的社会变化。可以说，老化分为生理老化、心理老化和社会老化。

二、生理性老化的表现

（一）生理性老化的主要表现

1. 人体结构成分的老化变化

（1）水分减少。60 岁以上老年人全身含水量：男性为 51.5%（正常成人男性为 60%），细胞内含水量由 42% 降至 35%；女性为 42%～45.5%（正常成人女性为 50%）。所以老年人用发汗退烧药时要注意脱水的发生。

（2）脂肪增多。随着年龄的增长，新陈代谢逐渐减慢，热量消耗逐渐降低，因而食入的热量常高于消耗量，所余热量即转化为脂肪而储积，使脂肪组织的比例逐渐增加，身体逐渐肥胖。人体脂含量与水含量成反比，脂肪含量血总胆固醇含量成平行关系，因此血脂随增龄而上升。

（3）细胞数减少，器官及体重减轻。细胞减少会随增龄而渐加剧。75 岁老人组织细胞减少约 30%，由于老年人细胞萎缩、死亡及水分减少等，致使人体各器官重量和体重减轻，其中以肌肉、性腺、脾、肾等减重更为明显，细胞萎缩最明显的是肌肉，肌肉弹性降低，人的力量减弱，易疲劳。老年人肌腱、韧带萎缩僵硬，致使动作缓慢，是反应迟钝的重要原因。

（4）器官功能下降。主要表现在各器官的储备能力减少，适应能力降低和抵抗能力减退等。

2. 代谢方面的衰老变化

（1）糖代谢的变化：老年人糖代谢功能下降，有患糖尿病的倾向。研究证明，50 岁以上糖代谢异常者占 16%，70 岁以上异常者占 25%。

（2）脂代谢的变化：随着机体的老化，不饱和脂肪酸形成的脂质过氧化物易积聚，后者极易产生自由基，血清脂蛋白也是自由基的来源，随年龄的增长，血中脂质明显增加，易患高脂血症、动脉粥样硬化、高血压及脑血管疾病。

（3）蛋白质代谢的变化：蛋白质代谢的衰老变化是人体生理功能衰退的重要物质基础，随着增龄血清白蛋白含量降低，总球蛋白增高，而且蛋白质分子可随增龄而形成大而不活跃的分子，蓄积于细胞中，致使细胞活力降低，功能下降。老年人蛋白质代谢分解大于合成，消化、吸收功能减退。随着年龄的增长，各种蛋白质的量和质趋于降低。蛋白质轻度缺乏时，可出现易疲劳、体重减轻、抵抗力降低等症状；严重缺乏时，则可引致营养不良性水肿、低蛋白血症及肝、肾功能降低等。但是，若老年人长期过量高蛋白饮食，会增加功能已减退的肝、肾等器官的负担。随着增龄，在蛋白质合成过程中易发生翻译差错，导致细胞衰老与死亡。

（4）无机物代谢的变化：随着年龄的增长，酶活力降低，细胞膜的选择性通透等功能减退，离子交换能力逐渐下降，骨关节变性，尤以骨质疏松症为甚。骨胶原、骨粘蛋白质等有机成分减少，而磷酸钙与碳酸钙等无机物增多，形成磷灰石的复合体沉积于骨基质中，容易发生骨折。

（5）能量代谢方面：男性的基础代谢较女性者高，幼年较成年者高，年龄愈大，基础代谢率愈低。人自 20~90 岁，平均每增加 10 岁，基础代谢降低 3%，到老年期，能量代谢累计下降很多，故老年人活动能力降低。

总之，老年期代谢的特点是退行性、异化性和分解性，这种倾向通常在衰老症状出现前就已开始了。

3. 适应能力的衰老变化

老年人对内外环境改变的适应能力下降。如体力活动时易心慌气短，活动后恢复时间延长；对冷、热适应能力减弱，夏季易中暑，冬季易感冒；一些年轻人很易应付的体力、脑力劳动，老年人则常难以负担；由于对体位改变时适应能力减退，老年人血压波动大；

老年人代谢能力低下，如经口或静脉注射葡萄糖负荷或静脉注射钙负荷，其高血糖或高血钙均持续时间较长。可见，老年人的内环境稳定性较年轻人低。适应能力下降的速度与老年人过去所受训练及是否仍积极从事有关活动密切相关。

（二）各系统的生理性老化

1. 皮肤系统的生理性老化

皮肤是保持身体正常生理活动的第一道防线，从面积和含量而论，皮肤是人体最大的器官。老年人皮肤的触痛、温觉减弱，表面的反应性减弱，对不良刺激的防御等功能降低，再生和愈合能力减弱，通常在40岁左右皮肤开始出现老化特征。老年人皮肤因皮脂腺分泌减少而无光泽，易裂开、搔痒，由于表面粗糙、松弛、弹性降低而出现皱纹、下眼睑肿胀，形成眼袋，皮肤毛细血管减少，变性，脆性增加，易出血（老年性紫癜）。随着增龄，皮肤神经末梢的密度显著减少，致皮肤调温功能下降，感觉迟钝，脂褐素沉积，形成老年斑。

2. 感觉的生理性变化

随着增龄，老年人机体的细胞数减少，组织器官发生退行性变，以致多种生理功能减退，如听力下降，视力减退，视野变小，嗅觉不灵，感觉迟钝，行动迟缓，步履蹒跚，对周围环境的适应能力降低，易发生感染性疾病。

3. 呼吸系统的老化

（1）鼻：鼻软骨弹性减低，黏膜及腺体萎缩，鼻腔对气流的过滤和加温功能减退或丧失，加重下位气道的负担，使整体气道防御功能下降。

（2）咽：咽黏膜和淋巴细胞萎缩，易于引起上呼吸道感染。

（3）气管、支气管：支气管黏膜萎缩，弹性组织减少，纤维组织增生，黏膜下腺体和平滑肌萎缩，支气管软骨钙化、变硬，管腔扩张，小气道杯状细胞数量增多，分泌亢进，黏液潴留，气流阻力增加，易发生呼气性呼吸困难，常使小气道萎陷，闭合。由于管腔内分泌物排泄不畅，发生感染的机会增多，内径变大，呈桶状。

（4）胸廓：因肋骨、脊柱钙化而变硬，黏膜上皮及黏液腺退化，管腔扩张，前后径变大，呈桶状。

（5）肺：肺泡壁变薄，肺泡腔扩大，弹性降低，肺组织重量减轻，呼吸肌萎缩，肺弹性回缩力降低，导致肺活量降低，残气量增多，咳嗽反射及纤毛运动功能退化；老年人咳嗽和反射机能减弱，使滞留在肺的分泌物和异物增多，易感染。

4. 循环系统的老化

（1）心脏：心脏增大，80岁左心室比30岁时增大25%，心肌细胞纤维化，脂褐素沉积，胶原增多，淀粉样变，心肌的兴奋性、自律性、传导性均降低，心瓣膜退行性变和钙化，窦房结P细胞减少，纤维增多，房室结、房室束和束支都有不同程度的纤维化，导致心脏传导障碍。

（2）血管：随着增龄，动脉内膜增厚，中层胶原纤维增加，造成大动脉扩张而屈曲，小动脉管腔变小，动脉粥样硬化，由于血管硬化，可扩张性小，易发生血压上升及体位性低血压。

5. 消化系统的老化

(1)口腔：牙龈萎缩，齿根外露，齿槽管被吸收，牙齿松动，牙釉质丧失，牙易磨损，过敏，舌和咬肌萎缩，咀嚼无力，碎食不良，食欲下降，唾液腺的分泌减少，加重下消化道负担。

(2)食管：肌肉萎缩，收缩力减弱，食管颤动变小，食物通过时间延长。

(3)胃：胃黏膜及腺细胞萎缩、退化，胃液分泌减少，造成胃黏膜的机械损伤，黏液碳酸氢盐屏障的形成障碍，致胃黏膜易被胃酸和胃蛋白酶破坏，减低胃蛋白酶的消化作用和灭菌作用，促胰液素的释放降低，使胃黏膜糜烂、溃疡、出血、营养被夺，加之内因子分泌功能部分或全部丧失，失去吸收维生素 B_{12} 的能力，致巨幼红细胞性贫血和造血障碍，平滑肌的萎缩使胃蠕动减弱，排空延迟，是引发便秘的原因之一。

(4)肠：小肠绒毛增宽而短，平滑肌层变薄，收缩蠕动无力，吸收功能差，小肠分泌减少，各种消化酶水平下降，致小肠消化功能大大减退，结肠黏膜萎缩，肌层增厚，易产生憩室，肠蠕动缓慢无力，对水分的吸收无力，大肠充盈不足，不能引起扩张感觉等，造成便秘。

(5)肝：肝细胞数减少变性，结缔组织增加，易造成肝纤维化和硬化，肝功能减退，合成蛋白能力下降，肝解毒功能下降，易引起药物性肝损害。由于老年人消化吸收功能差，易引起蛋白质等营养缺乏，导致肝脂肪沉积。

(6)胆：胆囊及胆管变厚、弹性减低，因含大量胆固醇，易发生胆囊炎、胆石症。

(7)胰：胰腺萎缩，胰液分泌减少，酶量及活性下降，严重影响淀粉、蛋白、脂肪等消化、吸收，胰岛细胞变性，胰岛素分泌减少，对葡萄糖的耐量减退，增加了发生胰岛素依赖型糖尿病的危险。

6. 泌尿系统老化

(1)肾：肾重量减轻，间质纤维化增加，肾小球数量减少，且玻璃样变、硬化，基底膜增厚，肾小管细胞脂肪变性，弹性纤维增多，内膜增厚，透明变性，肾远端小管憩室数随增龄而增加，可扩大成肾囊肿。肾单位减少，70 岁以后可减少 1/2～1/3。肾功能衰减，出现少尿、尿素，肌酐清除率下降，肾血流量减少，肾浓缩、稀释功能降低，肾小管分泌与吸收功能随增龄下降，肾小管内压增加，从而减少有效滤过，使肾小球滤过率进一步下降。肾调节酸碱平衡能力下降，肾的内分泌机能减退。

(2)输尿管：肌层变薄，支配肌肉活动的神经减少，输尿管收缩力降低，使泵入膀胱的速度变慢，且易反流。

(3)膀胱：膀胱肌肉萎缩，纤维组织增生，易发生憩室，膀胱缩小，容量减少，残余尿增多，75 岁以上老年人残余尿可达 100mL，随增龄膀胱括约肌萎缩，支配膀胱的植物神经系统功能障碍，致排尿反射减弱，缺乏随意控制能力，常出现尿频或尿意延迟，甚至尿失禁。

(4)尿道：尿道肌萎缩，纤维化变硬，括约肌松弛，尿流变慢，排尿无力，致较多残余尿，尿失禁，由于尿道腺体分泌减少。男性前列腺增生，前列腺液分泌减少，使尿道感染的发生率高。

7. 神经精神系统的老化

随着增龄，人的脑组织萎缩，脑细胞数减少。一般认为，人出生后脑神经细胞即停止分裂，自20岁开始，每年丧失0.8%，且随其种类、存在部位等的不同而选择性减少。60岁时，人的大脑皮质神经和细胞数减少20%~25%，小脑皮质神经细胞减少25%。70岁以上老人神经细胞总数减少可达45%，脑室扩大，脑膜增厚，脂褐素沉积增多，阻碍细胞的代谢，脑动脉硬化，血循环阻力增大，脑供血减少，耗氧量降低，致脑软化，约半数65岁以上的正常老人的脑部可发现缺血性病灶。老年人脑多种神经递质的能力皆有所下降，导致老年人健忘、智力减退、注意力不集中、睡眠不佳、精神性格改变、动作迟缓、运动震颤、痴呆等，脑神经突触数量减少发生退行性变，神经传导速度减慢，导致老年人对外界事物反应迟钝，动作协调能力下降。随着增龄，人的植物神经变性，功能紊乱，导致体液循环，气体交换物质吸收与排泄，生长发育和繁殖等内脏器官的功能活动的平衡失调，老年人的触觉、本体觉、视觉、听觉的敏锐性均下降，味觉、嗅觉的阈值明显升高。向中枢的传导信号明显减少，使老年人的劳动能力下降，只能从事节律较慢的活动和较轻的工作。

8. 内分泌系统的老化

（1）下丘脑：下丘脑是体内植物神经中枢。一些学者认为"老化钟"位于下丘脑，下丘脑功能衰退，使各种促激素释放激素分泌减少或作用减低，接受下丘脑调节的垂体及下属靶腺的功能也随之发生全面减退，从而引起衰老的发生与发展。随着增龄，下丘脑的受体数减少，对糖皮质激素和血糖的反应均减弱，对负反馈抑制的阈值升高。

（2）垂体：随着增龄，人的垂体纤维组织和铁沉积增多，下丘脑-垂体轴的反馈受体敏感性降低。

（3）甲状腺：老年人甲状腺重量减轻，滤泡变小，同化碘的能力减弱，T3水平降低，血清抗甲状腺自身抗体增高，甲状腺在外周组织的降解率降低，垂体前叶促甲状腺激素释放激素（TRH）刺激的反应性亦降低。

（4）甲状旁腺：老年人的甲状旁腺细胞减少，结缔组织和脂肪细胞增厚，血管狭窄，PTH（甲状腺素）的活性下降，Ca^{2+}转运减慢，血清总钙和离子钙均比年轻人低。老年妇女由于缺乏能抑制PTH的雌激素，可引起骨代谢障碍。

（5）肾上腺：老年人肾上腺的皮、髓质细胞均减少，不论性别，随着增龄，肾上腺皮质的雄激素分泌皆直线下降，使老年人保持内环境稳定的能力与应激能力降低。

（6）性腺：男性50岁以上，其睾丸间质细胞的睾丸酮分泌下降，受体数目减少，或其敏感性降低，致使性功能渐减退。女性35~40岁雌激素急剧减少，60岁降到最低水平，60岁以后稳定于低水平。

（7）胰腺：随着增龄，胰岛功能减退，胰岛素分泌减少，细胞膜上胰岛素受体减少和对胰岛素的敏感性降低，致使65岁以上老人43%糖耐量降低，糖尿病发生率高。

（8）松果体：有副垂体之称，老年人垂体产生的胺类和肽类激素减少，使其调节功能减退，下丘脑敏感阈值升高，对应激反应延缓。

9. 免疫系统的老化

随着增龄，人体免疫功能与机体衰老呈平行下降。

（1）胸腺：老年期胸腺明显萎缩，血中胸腺素浓度下降，使T细胞分化、成熟和功能表达均相应极度降低。

(2)T细胞：在抗原刺激下转化为致敏淋巴细胞的能力明显减弱，对外来抗原的反应减弱。

(3)β细胞：β淋巴细胞对抗原刺激的应答随增龄而下降，抗原和抗体间的亲和力下降，需要T细胞协助的体外免疫应答也随增龄而下降。

(4)自身免疫：随着年龄的增长，免疫器官老化，免疫细胞及细胞因子水平降低，机体的免疫功能逐渐减弱，感染性疾病发病率、肿瘤发病率、死亡率逐渐增高。

10. 运动系统的老化

(1)骨：骨老化的总特征是骨质吸收超过骨质形成。骨皮质变薄，髓质增宽，胶质减少或消失，骨内水分增多，碳酸钙减少，骨密度减低，骨质疏松，脆性增加，易发生骨折、肋软骨钙化，老年人骨质畸形，导致越活越矮。

(2)关节：老年人关节软骨含水量和亲水性黏多糖减少，软骨素亦减少，关节囊滑膜沉积磷灰石钙盐或焦磷酸盐而变得僵硬，滑膜萎缩、变薄，基质减少，液体分泌减少，关节软骨、滑膜钙化、纤维化失去弹性，血管硬化，供血不足，加重变性，韧带、腱膜、关节素纤维化而变得僵硬，使关节活动受到严重影响，引起疼痛，骨质增生形成骨刺。

(3)肌肉：随着增龄，肌细胞水分减少，脂褐素沉积增多，肌纤维变细，重量减轻，肌肉韧带萎缩，耗氧量减少，肌力减低，易疲劳，加之脊髓和大脑功能衰退，活动减少，反应迟钝、笨拙。

(三)生理性老化的特点

1. 累积性(cumulative)：老化是一个漫长的过程，是日复一日、年复一年的过程中机体一些轻微或微量变化长期逐步积累的结果。

2. 普遍性(universal)：老化是多细胞生物普遍存在的，是同种生物在大致相同的时间范围内都可表现出来的现象。

3. 渐进性(progressive)：老化是一个持续渐进的演变过程，而且逐步加重，而非跳跃式发展，往往在不知不觉中即出现了老化的征象，是不可逆的。

4. 内在性(intrinsic)：老化源于生物本身固有的特征(如遗传)，是生物固有的，不是环境造成的，但受环境影响，环境因素只能影响老化的进程，或延缓老化，或加速老化，但不能阻止老化。

5. 有害性(deleterious)：老化过程是机体的结构和功能衰退的过程，导致机体功能下降乃至丧失，对生存不利，使机体越来越容易感染疾病，终致死亡。

目前，在以上五个特点的基础上，研究者提出老化的第六个特点，即老化的可干预性，衰老虽然是内在的自发过程，但外界条件可以加速或延缓这种过程的进行，人们才有可能通过改善生活环境或抗衰老措施延缓老化过程。

三、心理老化的表现

随着岁月的流逝、年龄的渐长，人的生理衰老明显加快，与之相对应的心理衰老也随之而来。心理功能特别是认知功能出现了衰退，导致反应迟缓、记忆力衰退、抗干扰能力减弱等，认知功能老化会直接影响日常生活。关于心理老化的研究发现，随着年龄的增长，人们的心理和认知功能在某些方面得到增强，在某些方面开始下降，而在另一些方面则基本维持不变。例如，人们解决问题的能力随年龄的增加而增加，习惯基本保持不变。和生理老化过程一样，心理老化过程也是多种多样、因人而异的，并且具有很大的可塑性。

四、社会老化的表现

所谓社会老化，即社会性衰老，主要指与社会角色改变相联系的意志衰退。例如，老人退休离开了原来的工作岗位，从社会回到家庭，容易产生人生价值终结的失落感等，老人难以适应社会重新赋予的新角色，导致机体加速老化，并且易患老年人常见病。

生理衰老、心理衰老和社会衰老是密切联系、相互交织、相互影响的。但生理性衰老与心理和社会衰老可以不是平行发展的。在很大程度上讲，心理和社会衰老就意味着一个人真正地衰老，有的学者把心理衰老看成通向死亡的"催化剂"。一个人想要健康长寿，首要做的就是应该设法延缓心理衰老，使自己保持一颗年轻的心。

第二节　老化理论

老化理论从生物、心理及社会三个层面揭示人衰老的现象及原因，学习老化理论有助于护理人员对老年人提供完整的个性化的护理措施。

一、老化的生物学理论

老化的生物学理论重点探究老化过程中生物体生理改变的特性和原因。迄今，科学家根据各自的研究结果，提出了种种关于老化的学说或理论，但没有一种学说可以全面阐述人体老化的生物学机制。现有的生物老化理论可分为随机老化理论和非随机老化理论。

(一)随机化理论

随机老化理论认为，老化的发生是随机损伤积累的过程。随机老化理论的代表主要有体细胞突变理论(somatic mutation theory)、分子交联理论(cross-link theory)和自由基理论(free radical theory)等。

1. 体细胞突变理论

菲尔拉(Failla)和斯拉德(Sziland)最早提出体细胞突变理论。该理论认为，人体衰老的重要原因在于体细胞会发生自发性突变，随后突变细胞继续分裂。当突变的负荷超过临界值时，衰老和死亡便发生了。体细胞突变与种系突变不同，种系突变是发生在将成为配子(精子和卵子)的细胞中。生殖细胞的突变可传递给后代。体细胞突变不会造成后代的遗传改变，却可以引起当代某些细胞的遗传结构发生改变。绝大部分体细胞突变无表型效应。此理论可用于解释老年人为什么更容易患肿瘤。

2. 分子交联理论

分子交联理论由勃约克斯坦(Bjorksten)于1942年提出。该理论认为，随时间推移及年龄增长，由于机体长期暴露于含有化学物质和放射性物质的环境之中，生物体内的脂肪、蛋白质、碳水化合物以及核酸会形成交联，而这些交联形成最终会导致组织的弹性下降，僵硬度增加（如血管硬化）。此理论可用于解释老年人为什么会发生皮肤松弛和动脉粥样硬化。

3. 自由基理论

哈曼（Harman）于1956年正式提出自由基理论，从分子水平揭开了随机老化的序幕。该理论认为，衰老是由于自由基损伤机体所致。生物代谢过程中，细胞就会产生自由基，它是机体代谢的正常中间产物。同时，机体内存在相应的抗氧化防御系统以保证清除过多的自由基。正常情况下，机体内自由基的产生和清除处在一种动态平衡状态。随着年龄的增长，机体内抗氧化防御系统功能减退，造成自由基堆积，自由基可使细胞中的多种物质发生氧化，损害生物膜，还能够使蛋白质、核酸等大分子交联，影响其正常功能，引起体内各种生理功能障碍，最终加速机体的老化与死亡。自由基理论已成为最受关注的老化理论之一，可用于解释老年人的退行性变化。

（二）非随机老化理论

非随机老化理论认为，与年龄相关的分子和细胞水平的变化都是固有的或预设的、是受程序控制的，即老化是程序控制的过程。非随机老化理论的代表主要有神经内分泌理论（neuroendocrine theory）、免疫理论（immunological theory）、基因程控理论（theory of programmed cell death）以及端粒-端粒酶假说（telomere-telomerase hypothesis）等。

1. 神经内分泌理论

该理论认为，在中枢神经系统的控制下，通过神经内分泌系统的调节，机体完成其生长、发育、成熟、衰老乃至死亡的一系列过程。下丘脑是调节全身自主神经功能的中枢，起着重要的神经内分泌换能器作用。随着年龄的增长，下丘脑发生明显的老化改变，细胞受体的数量减少，反应减退，与神经内分泌调控有关的酶合成功能减退，神经递质含量及代谢改变等，这些改变影响了其他内分泌腺的功能及多种代谢，使机体的新陈代谢减慢及生理功能减退，从而引起衰老和死亡。

2. 免疫理论

沃尔福特（Walford）于1962年提出了免疫理论。该理论认为，发生老化的基础是免疫系统功能的逐渐下降，老化不是被动耗竭而是由免疫系统介导的主动的自我破坏。主要依据是：①老化过程中免疫功能逐渐降低。如胸腺随年龄增长而逐渐萎缩，使T细胞数目减少且功能下降，对微生物、病原体等感染的抵抗力降低，机体容易患病等。②自身免疫在导致老化过程中起着重要作用。老化过程中，T细胞功能低下，不能有效抑制B细胞，导致自身抗体产生过多，使机体自我识别功能障碍，从而诱发一些严重疾病，加剧组织的老化。如老年人常见的风湿性关节炎被认为是免疫系统自身攻击的结果。但是，免疫功能降低是否为老化的原发因素，仍有待进一步探讨。

3. 基因程控理论

在诸多老化的生物学学说中，基因程控理论受到了广泛的关注，研究得也比较充分。基因程控理论于20世纪60年代由海莽利克（Hayflick）提出。该理论认为，生物体的老化恰如计算机编码的程序控制一样，是在基因控制下，按照预定的程序进行的。生物的最高寿命呈现种属特异性，表明存在着影响基础衰老速率和长寿的种属特异性基因。该理论常用来解释不同种类的生物有不同的寿命。尽管高等动物的衰老与各种病理情况的逐渐积累有关，但是它们至少部分地受到遗传的控制，例如家族性高胆固醇血症。

4. 端粒-端粒酶假说

1973 年，苏联科学家奥洛夫尼科夫（Olovnikov）提出了老化的端粒-端粒酶假说。端粒是真核生物染色体末端由许多简单重复序列和相关蛋白组成的复合结构，具有维持染色体结构完整性和解决其末端复制难题的作用。端粒酶是一种逆转录酶，由 RNA 和蛋白质组成，以自身 RNA 为模板，合成端粒重复序列，加到新合成 DNA 链末端。该假说认为，细胞在每次分裂过程中都会由于 DNA 聚合酶功能障碍而不能完全复制它们的染色体，最后复制的 DNA 序列可能会丢失。因此，细胞每有丝分裂一次，就有一段端粒序列丢失，当端粒缩短至一定的长度时，便不能再维持染色体的稳定，细胞就开始衰老甚至死亡。研究表明，老年人的端粒与青年人的端粒相比明显缩短，可见端粒长度与细胞寿命存在着一定的相关性。尽管大量实验说明端粒、端粒酶活性与细胞衰老及永生有着一定的联系，但是许多问题用该假说还不能解释。

（三）老化的生物学理论与护理

老化的生物学理论主要研究和解释老化过程中生物体的生理改变的特性和原因，尽管目前没有一种生物学理论可以全面阐述人体老化的机制，但以下观念已形成共识：①生物老化影响所有生命体，无一例外；②生物老化是随着年龄的增长而发生的自然的、不可避免的、不可逆的以及渐进的变化；③因年龄增长引起个体老化改变的原因，根据每个人的特点而各自不同；④机体内不同器官和组织的老化速度各不相同；⑤生物老化过程不同于病理过程；⑥生物老化可增加个体对疾病的易感性，提示要有意识地防护老年人感染疾病。

老化的生物学理论可帮助护士正确认识人类的老化机制，在护理实践活动中更好地服务于老年人。例如，在对老年人进行健康评估时，正确判断体格检查和实验室检查结果，既要考虑到疾病引发的改变，也要想到生理老化所致的改变。如正常老年人可出现碱性磷酸酶轻度升高，但中度升高则应考虑为病理状态。护士可借助各种生物老化理论，结合不同个体的生理心理表现、生活经历及文化程度，指导老年人正确面对老化甚至死亡，让老年人了解到老化与死亡是不可避免的，人不可能"长生不老"或者"返老还童"。同时，在疾病护理及健康宣教的过程中，护士也可以借助这些理论，解释老年人一些生理改变及疾病发生的原因，如应用分子交联理论解释动脉粥样硬化的原因，以及应用免疫理论解释老年人对某些疾病易感性的改变等。

二、老化的心理学理论

心理学观点的老化理论主要着重了解和解释老化过程对老年人的认知、思考、心智、行为和学习动机的影响，相关的理论有需求论、人格发展理论和自我效能理论。

(一)需求论

最经典的是马斯洛的需求论,认为人在不同阶段有不同的需求,需求包括生理需求、安全需求、社交需求、尊重需求、自我实现需求,一生皆在此五种需要中来回移动,随年龄的增长,需要渐移向较高层次。当一个人达到自我实现的状态时,他所表现的行为特质是独立、自主及拥有良好人际关系的成熟人格,这是成功老化的表现。

(二)人格发展理论

弗洛伊德创立第一个人格心理学体系,即精神分析,又称为人格发展理论。弗洛伊德认为,婴幼儿期是人格发展的最重要阶段,一个人出生之后到6岁,其人格的基本模式就大致形成了。他强调婴幼儿期的生活经验对人格发展的重要意义,认为人格的适应问题,追根溯源常可以从其童年生活中找到原因。他主张人格发展经历五个阶段,即口唇期、肛门期、性蕾期、潜伏期和生殖期。这一理论至今在老年护理实践中仍有应用,比如用回归口唇期来解释老年认知症患者的"异食癖"行为问题。不过,弗洛伊德的理论忽略了人格发展的终身性。

艾里克森等人后来的精神分析认为,人格是终生发展的,人格的发展必须包括机体成熟、自我成长及社会关系三个不可分割的过程。他将人格发展从出生到死亡分为八个主要阶段(婴儿前期、婴儿后期、幼儿期、学龄期、少年期、青年期、成年期和晚年期)。他认为,老年期的任务是发展自我整合,否则会出现绝望。老年人在此期间会回顾自己过去的经历,寻找生命价值,以便接受渐进死亡的事实。老年人会努力达到一种整合感,一种生命的凝聚及完整感。若未达成,则感到彻底的绝望。自我整合的意思是接纳生命,这是前七个阶段的成熟期,包含完整的意思,表示能以成熟的心灵和威严,不畏惧死亡的心态来接纳自己,作自我肯定,也意味着对过去发生的事件不心存懊悔,且对未来生活充满乐观和进取的心态,学会面对死亡。绝望是接纳生命的反面,是指个体在老年时期觉得其一生不如意,但时间又太匆促,没有机会重新选择可以接受的生活,以后也不会有什么值得追求的,从而充满失望和无力感。艾里克森认为绝望之所以发生,是由于心智不够成熟,而成熟的心智是建立在生命的各个发展阶段心理危机任务的完成。因此,老年人能否成功整合和其人生早期发展任务的成功与否有关。老年人的发展危机,常常也是其个人经历的许多心理社会危机的顶峰。

1963年,巴特勒根据艾里克森的人格发展理论提出了怀旧治疗(回忆疗法)的设想。怀旧治疗以作为一种有效的护理干预措施被美国护理措施分类系统(nursing intervention classification,NIC)收录,成为护理领域的核心措施之一。怀旧治疗是运用对过去事件、感受和想法的回忆,以促进病人改善情绪,提高生活质量或适应目前环境的方法。目前较为广泛应用于老年领域,尤其是老年痴呆和老年负性情绪的治疗中。怀旧治疗可分为基本层次和深入层次的怀旧治疗。前者主要着重于鼓励老年人重温过去的事件和经验,重新感受该事件带来的喜怒哀乐;以及鼓励老年人与他人分享这些经验,以增进彼此了解,强化相互关系。深入层次的怀旧即"人生回顾",主要通过帮助老年人回忆过去的人生困难或挫折,协助他们接纳自己的过去,确认自己一生的价值,从而能坦然面对将来的死亡。巴特勒认为，怀旧是老年人人生回顾的正常方式，老年人回顾是不断回顾过去的人生体验，重新回忆过去尚未解决的矛盾冲突。如果老年人成功地将这些矛盾、冲突、恐惧等重新整合起来，对其人生将会具有很重要的意义。由于老年人习惯通过回忆过去，使用熟悉的知识、技能和思维方式来培养稳定的行为模式，以应对老化。回忆疗法通过分析和评价的观点来回顾过去，帮助老年人达到自我的整合，并将过去的生活视为有意义的经验，从中获得人生的满足感及自我肯定。

(三)自我效能理论

美国心理学家班杜拉提出自我效能理论，自我效能是个体对自己执行某一特定行为的能力大小的主观判断，即个体对自己执行某一行为并达到预期结果的能力的信心。班杜拉认为，人类的行为不仅受行为结果的影响，而且受人对自我行为能力与行为结果的期望的影响。他发现，即使个体知道某种行为会导致何种结果，但也不一定去从事这种行为或开展某项活动，而是首先推测一下自己行不行？有没有实施这一行为的能力与信心？这种推测和评估的过程，实际上就是自我效能的表现。所以，人的行为既受结果期望的影响，更受自我效能期望的左右，自我效能是人类行为的决定性因素。自我效能探讨个人对执行期望行为能力、益处的认识；确认个人对不执行期望行为危险性的认知；确认改变行为的障碍；提供期望行为相关的信息；协助个人实施改变行为的计划；强化改变行为和采取行为的信心。

老年人与年轻人相比，其自我效能下降。提高自我效能作为一种有效的护理干预措施，成为临床护理专科领域的核心措施之一。例如，有些老年人因为对自己的体能耐力缺乏信心，而不愿意参加户外活动；有些老年可能因为记忆下降、反应力减弱，不愿与他人交往，刻意减少外出及活动。研究发现，对自我效能的微小控制都能影响行为，如积极的词汇"聪明""有学问"等会导致老年人的"记忆自我效能"提高，而消极词汇"下降""遗忘"等则会导致老年人的"记忆自我效能"降低。护士可以以自我效能理论为指导，分析影响老年人有效活动的原因，并有针对性地设计促进老年人活动的干预项目。

(四)老化的心理学理论与护理

根据老化的心理学理论，护士在为老年人提供服务时，不仅要关注老年人各脏器、系统的结构及其生理功能的退行性改变，还应关注老年人的心理健康问题。老化的心理学理论可以为护士提供评估心理健康的方向，指导健康问题的分析与诊断，帮助制订科学合理的护理计划，指导护理效果的评价。需求论可以指导护理人员依据老年人的实际情况，满足其各个层次的需求。人格发展理论已被广泛应用于老年护理研究及实践之中，既可以应用弗洛伊德的人格发展理论来解释老年认知症患者的某些"返老还童"的行为问题，也可以用艾里克森的发展理论理解普通老年人的思想及行为，协助老年人完成生命总结回顾，在出现发展危机的时候提供适当护理支援，使老年人成功自我整合及坦然面对老化甚至死亡。自我效能理论提示在老年护理评估和计划时，必须审视所制定的策略和措施是否适合老年人的个体需求，以及如何增强老年人执行健康行为，接受治疗或护理干预的信心。

三、老化的社会学理论

老化的社会学理论主要研究、了解及解释社会互动、社会期待、社会制度与社会价值对老化过程适应的影响。社会学观点的老化理论有隐退理论（disengagement theory）、活跃理论（activity theory）、持续理论（continuity theory）、次文化理论（subculture of aging theory）等。

(一)隐退理论

隐退理论是 1961 年由卡明和亨利提出。隐退理论主要观点包括：①老年人身体衰弱，形成脱离社会的生理基础；②老年人的脱离过程可能由自己启动，也可能由社会启动（如排挤、歧视、强制性退休）；③老年人的脱离有利于晚年生活，也有利于社会的继承；④老年人的脱离过程具有普遍性和不可避免性。进入老年，就像前一个选手将接力棒交给下一个选手一样，自己的社会角色逐渐转变，这是成功老化所必须经历的过程，也是一种有制度、有秩序、平稳的权利与义务的转移。这个过程是促进社会进步、安定、祥和的完善途径，也是人类生命世代相传，生生不息的道理。该理论可用于指导老年人在适当的时候以适当的方式从社会中逐渐疏离，不再像中年期和青年期那样拼命奋斗；指导老年人适应退休带来的各种生活改变。该理论的缺陷是很容易使人将老年人等同为无权、无能、无力的人，使社会对老年人的漠视合情化、排斥合法化、歧视合理化。

(二)活跃理论

活跃理论又称为活动理论，1961 年由哈维格斯特提出。其主要的论点是：社会活动是生活的基础，是老年人认识自我、获得社会角色、寻找生活意义的主要途径。鼓励老年人继续参与社会活动，提高自身生活的满意度。老年人生理、心理和社会等各方面的健康均有赖于继续参加活动。哈维格斯特等于 1963 年、1968 年发表的美国堪萨斯市成人生活研究中指出，参加志愿者组织、教堂等各项活动的老人，能够显示多元且丰富的创造性角色（productive roles）和自我定位。其研究结果支持活动理论的观念，即高龄者若能积极参与社会活动，能满足其心理及社会层面的需求，并增进生活的适应与生活满意的程度。在现实生活中也不难发现，老年人常常有一种"不服老"的感觉，一些老年人常常有一种急迫的"发挥余热"的冲动。

这一理论可以帮助护士在照顾老年人的过程中更好地理解老年人的需求。但活跃理论也有明显的缺陷，没有注意到老年人之间的个体差异，不同的老年人对参与社会活动的需求是不一样的；同时，活跃理论没有注意到不同年龄老年人之间的差别。

(三)持续理论

活跃理论和隐退理论明显存在一些问题，对这些问题的解决促成了持续理论的诞生。1989 年，艾其利基于成人生活研究发展出持续理论。持续理论注重老年人的个体性差异，对个性的研究为理论基础。该理论强调，随着年龄的增长，个人面对老化倾向维持与过去一致的生活形态，并寻找可以取代过去角色的相似生活形态与角色，这是老年人于环境中维持老化适应的典型方式。通俗地讲就是，年轻时干什么，老了还是想干什么。老年个体能适时改变人格，适应人生不同阶段的生活，则能较成功地适应老化过程。

持续理论对护理的启示是，老年人退休后，有过多的空闲时间，根据持续理论的观念，老年人仍然有参与社会活动的需求，护理人员应了解老年人的发展及人格行为，为其制订切实可行的社会参与活动以及发展个人爱好的计划，以充实晚年生活。

(四)次文化理论

老年次文化理论于1965年由美国学者罗斯提出。罗斯提出老年人属于非主流群体(即次文化团体)，个人的社会地位是由过去的职业、教育程度、经济收入、健康状态或患病情形等认定的。同一文化团体的群体间的相互支持和认同能促进适应成功老化。目前，许多老年组织的成立，如老年大学、老年活动中心、老年人俱乐部等，其目的是给同一文化群体的老年人提供彼此互动的机会，依赖同一文化群体力量维护老年人的自我概念和社会认同，增进自我肯定与精神生活的满足。

强调老年次文化，在一定程度上可能唤起社会对老年这个特殊群体的关注，不过，由于老年人本身已经与主流社会产生了疏离，如果过分强调老年次文化，也可能会将老年人进一步从主流社会推开，加剧老年人与主流社会的疏离感。

(五)老化的社会学理论与护理

老化的社会学理论帮助护士从"生活在社会环境中的人"这个角度看待老年人，了解老年人生活的社会对他们的影响。在老化的社会学理论中，影响老化的因素有人格特征、家庭、教育程度、社区规范、角色适应、家庭设施、文化与政治经济状况等。在护理实践活动中，护士可应用社会学理论协助老年人度过一个成功愉快的晚年生活。

根据隐退理论，护士需注意评估那些正在经历参与社会活动减少的老年人，提供适度的支持和指导，以维持其平衡。活跃理论则要求护士辨别那些想要维持社会活动角色功能的老年人，并评估其身心能力是否足以从事某项活动，帮助老年人选择力所能及且感兴趣的活动。持续理论帮助护士了解老年人的人格行为，也建议护士应该评估老年人的发展及其人格行为，并制订切实可行的计划，协助老年人适应这些变化。次文化理论可以使护士认识到老年人具有自己特有的生活信念、习俗、价值观及道德规范等文化特征，在护理中应该充分利用次文化团体和组织的群体支持和认同，促进老年人的适应及成功老化。

在了解各种老化理论的同时，还应了解各种老化理论的使用范围和局限性。在以老化理论指导老年护理实践时，要根据具体情况灵活应用，不同的个体可能需要使用不同的理论。

第三节　老年人患病特点与护理策略

老年期人群患病与成年期人群患病在很多方面有较大的区别。成年期患者多数患单个疾病，器官和躯体储备功能良好，而老年人往往多种慢性病共存、个体健康状况的异质性很大。

一、老年人患病特点

(一)多病共存

多病共存的表现形式既可以是多种躯体疾病共存，也可以叠加精神心理疾病和/或老年综合征。高龄老人的共病现象更为突出，特别是高龄女性。例如，张可可（2016）[①]对北京市部分社区的调查结果显示，老年人慢性疾病的患病率达85.6%，共病率达57.0%，患有3种及以上慢性疾病占29.1%，在这些调查中，还不包括老年综合征和老年人精神心理问题。一个老年人可同时患有高血压、冠心病、高脂血症、颈椎病、白内障、衰弱综合征。

在应对方面，虽然老年人往往同时患有多种疾病，但总有轻重缓急之不同，其中有1~2种为主要的疾病，危害性大，甚至有致命性危险，要权衡利弊和缓急进行优先处理。另外，老年人身体个体差异性较大，护理上要注意采取个性化，老年人一人多病，需要多学科和综合性治疗和护理。

(二)疾病非典型表现

伴随年龄的增长，人体生理功能发生变化，常同时存在多种伴发疾患，使老年人常见疾病表现发生改变。例如，因老年人对疼痛不敏感，而出现该痛不痛；因老年人因免疫力低下，而出现该发热不发热或发热不明显，血象该升高却没有升高的情况，缺乏该有的疾病典型性症状和体征，但不该有的并发症或伴随症状较多。又如，新冠肺炎在老年人中的特点是不典型的，老年人患新冠肺炎可能没有发烧，仅表现为食欲下降、精神不好等，但老年人很容易进展到重症状态，并发症多，导致死亡率较高。老年人疾病表现不典型的另外一个表现是疾病早期即可出现失代偿症状。老年人由于生理储备功能下降，在疾病早期即可出现症状，即使是轻度器官系统功能障碍，就可有代偿功能失调而出现症状。例如，轻度甲亢即可有心衰，亦可有认知功能障碍；轻度前列腺肥大可引起尿潴留；轻度糖耐量降低可引起酮症酸中毒。有时症状还会出现相互矛盾的现象，但治疗效果相对较好，这是因为器官系统功能只是轻度障碍。

老年人疾病的不典型表现应该被视为是正常的，有功能损伤的老年患者罹患常见病时更是这样。随着身体的逐渐虚弱和伴发疾病逐渐增多，老年疾病的表现往往不同于教科书上所描述的典型症状，而不典型症状（包括疲惫、无食欲、乏力以及精神状态的改变等）常常可能是唯一的表现。当患者无法提供切实可靠的病史时，护理人员要从他的照料者、护工、朋友和其他相关人员等多方面来搜集病史。此外，还要注意用药的改变和其他细微的变化，因为这些会打乱老年人脆弱的体内稳态。因此，要重视老年患者的病情变化，护理人员应接受恰当的培训，耐心勤勉，仔细观察老年人症状、体征等微小变化，为老年人提供准确评估，及时处理。

---

① 张可可，朱鸣雷，刘晓红，等. 北京部分社区老年人共病及老年综合征调查分析[J]. 中国实用内科杂志，2016，36(5)：419-421.

（三）疾病发展迅速、突发易变、猝死率高

老年人存在免疫力下降、应激能力下降以及心脑血管疾病等多危险因素并存，导致其疾病有发展迅速、突发易变及猝死率高的特点，因此对于老年人疾病管理，要加强监护、治疗、沟通和记录，及时发现老年人疾病发展中的细微变化，及时防止疾病发生快速进展及恶化。

（四）疾病并发症多

老年人易并发意识障碍和精神症状，这与老年人脑血管硬化、血压改变、感染、毒血症和电介质紊乱等有关，护理过程中应注重观察老年人的精神和意识变化。老年人易并发起水、电解紊乱，这与老年人脑呈萎缩状态，口渴中枢敏感性降低，饮水不多有关，轻微的改变即可引起水电平衡紊乱，应注意观察皮肤弹性以及尿量的观察及监测等。老年人多有血糖、血脂、血压等异常，循环较差，易并发血栓和栓塞，预防血栓形成在老年患者护理过程中非常重要，要列入常规护理。老年人器官储备功能下降，易出现多器官功能障碍。另外，老年人免疫功能下降，老年患者易并发感染。常见易并发感染的老年人为：高龄、瘫痪、患有肿瘤、长期卧床、住院5天以上老年人，应用化疗药及抗菌素者更易发生多菌种及多重感染；老年人各类感染发生序列依次为：尿路感染、肺炎、结核、皮肤和软组织、带状疱疹、骨髓炎、菌血症、感染性心内膜炎、胆囊炎、腹腔脓肿等，与成人相比老年人发生感染的危险性明显增高。因此，对老年人要加强基础护理，做好病室的消毒和清洁工作，防止受凉感冒及交叉感染等。

（五）疾病易受心理精神因素影响

社会-心理-生物学模式与衰老的关系已被越来越多的学者认可。大量研究表明，老年躯体疾病70%~80%与心理精神因素有关。消极的情绪与情感、离退休综合征、老年性人格异常和睡眠障碍是当代老年人常见的心理障碍。所以，护理人员要学会用心理分析、心理疏导的方法解决老年人心理问题。必要时，老年人应遵医嘱，合理正确应用抗焦虑、抗抑郁药物治疗，有助于躯体疾病的控制，从而改善老年人生活质量，节约卫生资源。

（六）药物不良反应增加

老年病患者随着增龄、老化及多病共存，有时甚至伴随多脏器或多系统的功能障碍，因此多重用药和联合用药是非常普遍的。但老年人的药物吸收、分布代谢、排泄及药敏等方面都发生了变化，且个体差异性大，致使药物剂量难以掌控，药物的不良反应和毒性作用的风险也明显增加。

老年人药物不良反应的特点有：①发生率高；②症状特殊，常见症状有精神错乱、跌倒、晕厥、大小便失禁、便秘、运动失调等老年特有症状，而这些症状在一般成年人中罕见，这种特殊的症状多见于高龄、体弱老年人，这些症状与老年病的常见症状相似，容易误诊漏诊；③后果严重，老年人感染后不易控制，容易发展成重症感染等严重后果；④死亡率高。

综上，护士要掌握老年患者的用药情况，熟悉药理作用、常用剂量、副作用、注意事项，对药物的不良反应做到早发现、早处理，使药物治疗取得最佳疗效。

二、护理策略

（一）重视老年病预防和保健

老年人根据自身所患疾病和疾病风险因素，合理采取运动、营养及生活方式的调整，对生存和健康均非常有利。即便是高龄老年人，也可以从慢性疾病（如高血压、糖尿病靶器官损害）的防范中获益。免疫增效剂的应用，包括丙球、胸腺肽等，在流感肺炎球菌性肺炎、病毒感染、各类重症感染的防治中明显有效。研究显示，老年人补钙虽然增加骨密度的作用是有限的，但能有效降低骨折的发生率。老年人的疾病往往不以治愈为目标，而是延缓疾病发展及功能衰退，以达到最佳状态，该预防保健目标可以使老年人从中获益。

（二）重视客观检验和检查结果

老年人由于疾病表现不典型、记忆力减退、敏感性下降和听力障碍等，使护理人员不易获得其完整准确的病史，因此，老年人自诉病史存在不可靠的情况。在采集病史时，宜耐心细致，并要与家属核对病史的可靠性。对老年人进行体格检查与评估时应给予关注，老年人的评估较为困难，需要护理人员有扎实的理论基础，牢记老年病的特点，掌握老年病患者的特殊性。在某种程度上，家属提供的信息及线索非常重要，应给予关注。基于老年人病史的复杂及疾病起病隐匿缺乏典型表现临床等特征，实验室及有关辅助检查的客观结果是确定诊断的主要依据。

由于衰老影响着老年患者整个疾病的发生发展与预后，我们要深刻理解老年人群是真正的弱势群体，即使老年人在一些较轻的疾病或损伤时，也必须得到及时的、更审慎的、更严谨的、更严密的护理，才能取得较好的预后或效果。这是老年人疾病护理照顾的根本所在。

（裴先波）

思考与练习

一、单选题

1. 老年人肿瘤患病率高，可以用下列哪个理论解释？_____
   A. 体细胞突变理论　　　　　　B. 分子交联理论
   C. 免疫理论　　　　　　　　　D. 自由基理论
2. 老年人皮肤松弛和动脉粥样硬化，可以用下列哪个理论解释？_____
   A. 体细胞突变理论　　　　　　B. 分子交联理论
   C. 免疫理论　　　　　　　　　D. 自由基理论
3. 老年人退行性变化可以用下列哪个理论解释？_____

A. 体细胞突变理论   B. 分子交联理论

C. 免疫理论   D. 自由基理论

4. 下列哪种理论认为机体自我识别功能障碍，可诱发一些严重疾病，加剧组织的老化？_____

A. 神经内分泌理论   B. 免疫理论

C. 基因程控理论   D. 端粒-端粒酶假说

5. 下列有关老化生物学理论的主要观点，错误的是_____。

A. 生物老化影响所有有生命的生物体

B. 生物老化不受非生物因素的影响

C. 生物老化过程不同于病理过程

D. 生物老化是随着年龄的增长而发生的

6. 下列哪项不属于老化的社会学理论？_____

A. 隐退理论   B. 活跃理论

C. 预期寿命和功能健康理论   D. 次文化理论

7. 下列哪种理论强调老年人应该用一定的时间和精力来回顾和总结自己的一生，进行自我整合？_____

A. 人格发展理论   B. 需求理论

C. 隐退理论   D. 次文化理论

二、多选题

1. 人体结构成分的老化变化表现为_____。

A. 水分增多   B. 脂肪增多   C. 肌肉减少

D. 细胞数减少   E. 器官功能下降

2. 有关基因程控理论的描述，正确的是_____。

A. 体内细胞的基因有固定的生命期限

B. 体内细胞分化次数决定个体的寿命

C. 不同种类的生物有不同的寿命

D. 细胞基因的遗传决定各种生物的寿命长短

E. 同一种生物有着大致相同的最高寿命

3. 老年人蛋白质缺乏的表现包括_____。

A. 抵抗力下降   B. 营养不良性水肿   C. 低蛋白血症

D. 疲劳   E. 血糖升高

4. 哪些老年人易并发感染？_____

A. 高龄   B. 长期卧床   C. 低蛋白血症

D. 患有肿瘤   E. 瘫痪

5. 下列哪些症状常出现在老年人疾病非典型表现？_____

A. 疲惫   B. 无食欲   C. 发热

D. 乏力   E. 精神状态的改变

三、思考题

1. 简述各老化的生物学理论形成共识。
2. 论述艾里克森的心理社会发展理论在老年护理中的应用价值。
3. 论述自我效能理论如何影响老年人的健康行为。
4. 老年人患病特点有哪些？

第三章 老年综合征与老年综合评估

📖 学习目标

【识记】

1. 老年综合征的概念。
2. 老年综合评估的概念。
3. 老年综合评估的目的、特点、对象、时机及参与人员。

【理解】

1. 老年人综合评估的原则和注意事项。
2. 老年人躯体健康、精神与心理健康以及社会健康评估的内容。

【应用】

能够针对不同健康问题的老年人进行系统全面的综合评估，合理运用相关量表开展老年综合评估，善于倾听、观察，全面收集老年人健康信息；增强对老年人风险评估和功能维护的意识。

📝 案例导入及思考

张某，79岁，男，患有慢性阻塞性肺气肿多年，有高血压病，近5年血压控制不好，有痛风性关节炎活动受限。3天前出现气促，并进行性加重入院。近半年来，生活自理逐渐出现问题，情绪低落。体格检查的结果为：体温38℃，心率104次/分，呼吸30次/分，血压165/95mmHg，血氧饱和度84%，体重52kg，身高172cm，中下肺可闻及湿啰音。

请思考：

(1)如何对该老年人进行综合评估？

(2)在进行综合评估过程要注意哪些问题？

第一节 老年综合征和老年综合评估的概述

随着年龄增长，老年人器官储备能力下降，往往存在多病共存、患病后病情容易反复等情况，单用疾病本身越来越难以解释老年人的健康状况，同时老年人的健康状况还受社会和医疗因素的影响。多数老年人生存时间和功能变化的最佳预测因子是器官系统亚临床变化、生理功能和认知功能变化，而不是疾病存在与否。疾病分类学定义的各种疾病，无论单独或是联合，都不能很好地解释老年人机体功能性改变结果。随年龄增长的健康状况改变，易损害性与预后变异性，是独立于疾病的与年龄变化相关的，如在老年人中出现一系列非特异性的症状和体征，严重损害老年人多方面的功能，影响老年人的生活质量，显著缩短健康预期寿命。这些老年人群中的非特异性的症状体征概括为老年综合征（geriatric syndrome，GS）。

一、老年综合征的概念

我国学者将老年综合征定义为，由于年龄增加，功能衰退，各种损伤效应累积影响机体多个系统，表现出对外界刺激应激性差、脆弱性明显，进而出现一系列临床病象症状的症候群。这一概念也逐渐被国内外学者所认可。常见老年综合征包括尿失禁、便秘、跌倒、睡眠障碍、头晕、慢性疼痛、听力/视力障碍、认知障碍、抑郁、谵妄、衰弱、肌少症、营养不良、体重下降，以及多重用药、药物或物质滥用等，这些症候群与传统医学疾病相关综合征存在较大的差异。

传统医学综合征是由某种特定的病理过程而产生的多种临床表现的综合征，关注的是疾病本身，忽视了老年综合征对老年人群生活质量和健康的影响。而老年综合征是多种因素导致的临床表现，强调引起临床症状的原因，各种非特异性的症状相互交互，在老年人群中发生率增加。总的来说，传统医学综合征是一因多果，而老年综合征是多因一果。

目前，国内外暂未针对老年综合征开展大规模的流行病学调查，现有调查多为小样本和小范围调查，而且调查地点局限于医院、养老机构及社区，调查结果均显示老年综合征发病率较高。

二、老年综合征的发生机制

老年综合征的产生与内环境稳定调节能力下降有关。内环境稳定，是指机体功能达到最优化状态，与生理"稳定"不同，有效的内环境稳定需要机体所有代偿机制保持恰当的活性、反应性及准确性。内环境稳定涉及全身每个器官、组织和细胞，表现在生物系统的各级水平，从细胞到整体。现在，人们将老年状态或老年病的多因素特性和系统性特性也引入内环境稳定调节的机制中。随着年龄增长，机体对保持内环境稳定的调节能力下降，生理储备缺失。健康机体拥有复杂的稳态平衡网络，在遇到内部和外部不同类型和强度的干扰时，机体表现出快速而灵活的适应性，反应越特异，适应就越快越有效。随着老龄化，适应性变化的范围会越来越局限，直到一些正常的反应消失，对不同干扰的反应变得有限而刻板。有研究表明，随着年龄增长，骨组织表现出骨小梁复杂性降低，大脑神经结构复杂性降低，听觉频率范围变窄，血压的调节范围降低，心脏节律的随机性增加，这些生理系统的动态改变均与机体功能下降和衰弱有关。

对老年人来说，其系统负反馈能力的下降与其内环境稳定失调有关。在基础条件正常的情况下，很多老年人即使存在一些健康问题，仍可以维持其正常的生理功能。然而，一旦应激继续加大，则可能会对老年人内环境产生急剧影响，甚至导致内环境的全面瘫痪。老年综合征是内环境稳定失调或多种疾病造成的老年人同一种临床表现或问题，它不是特指一种疾病，而是一组老年人特有的临床症候群的统称。

三、关注老年综合征的意义

目前国内外研究对于老年综合征所包含的症候群尚不统一，仍处于研究与探索之中，同时医护人员、患者及患者家属对于老年综合征的重视程度远远没有达到应有水平。老年综合征是老年人衰老过程中出现的一系列功能减退或功能障碍的具体表现，极大程度上降低了老年人的生活质量。研究已证实，老年综合征是增加老年人患病风险和死亡风险的高危因素，也是预测住院老年患者预后及存活率的重要因素。

对老年人慢性疾病进行治疗时要认识到，实际上慢性疾病是不可治愈的，对疾病的治疗可能让老年人感受不到症状改善。而疾病以外的一些情况，比如便秘，可能与牙齿不好，摄入的果蔬少有关，也可能与运动少有关，可能是与老年人服用某种药物有关，也可能是与老年人的抑郁情绪有关，这些因素是改变的，关注多因素引起的某症候群并进行改善，可以大大提高老年人的生活质量，这就是关注老年综合征的意义所在。因此，针对老年综合征患者及时进行评估，积极采取措施，可有效地减少风险因素，降低老年综合征的发生率。

四、老年综合评估的概述

老年人的治疗和护理不同于常规某一种疾病的处理。针对老年人，应有特殊的诊治思维和诊治方法。老年人躯体上，可能有多种慢性病、老年综合征、功能损伤、多药合用等；在心理上，可能存在抑郁和认知障碍等；在社会层面上，可能存在独居、缺乏社会支持等。老年人躯体、心理及社会的问题等多种因素相互作用，共同影响老年人的健康状况。传统评估不能反映功能、心理、社会等多方面的问题，不能满足多因素影响老年人健康状况的评估需要。因此，老年人需要从多个方面进行评估，即综合评估，以发现老年人存在的和潜在的多方面问题。

(一)老年综合评估的概念

老年综合评估(comprehensive geriatric assessment，CGA)是全面关注与老年人健康和功能状态相关的所有问题，从躯体疾病、躯体和认知功能、心理状态和社会支持等多层面对老年人进行全面评估。老年综合评估包括对老年人的躯体、功能、心理、社会健康的评估。

(二)老年综合评估的目的

(1)及时发现潜在的功能缺陷，指导早期干预，促进功能恢复，改善日常生活能力，避免安全隐患。

(2)明确患者的医疗和护理需求，制定可行的治疗干预策略，降低医疗费用，节约医疗卫生资源。

(3)用于随访评估，评估干预效果，帮助调整护理计划和策略。

(4)判断老年人健康轨迹，安排患者合理使用慢性长期医疗照料等服务，是老年人健康管理的重要方法。

老年综合评估可关注老年人的实际功能状态，而使治疗主要集中于改善症状，而不是去除疾病，往往更适合于被多种疾病和伤痛困扰的老年人，因为舒适性和良好的功能状态是这一群体健康保健的首要目标。

(三)老年综合评估的特点及意义

与传统医学评估相比，老年综合评估有其独有的特点。传统医学评估是以疾病为中心，采用各种医疗检查方法诊断疾病，不适用于老年人健康状况的评估。老年综合评估是以老年人为中心，采用适当的医疗检查方法及各种量表等方法，对老年人的疾病、功能、心理及社会支持等进行评估，重点是评估老年人的功能和生活质量，而不是疾病诊断。老年综合评估结果更关注可逆转的健康问题，如可干预或逆转的老年综合征应排在结果排序首位。

对老年人进行综合评估可从整体上对老年人综合健康水平进行系统评估，以最低的成本，为老年人带来最大的益处。关于老年综合评估意义的研究结果表明，通过老年综合评估，诊断准确性增加；病死率下降，生存率升高；改善日常活动能力、认知功能，提高生活质量；降低医疗需求和费用；居住的适当性增加；居家保健和社会服务利用率上升等，这些益处都来自发达国家实施老年综合评估的经验和证据。

(四)老年综合评估的对象

老年综合评估确实有很大的意义，但评估费时费力，能从综合评估中获益的老人是综合评估的适宜对象，不能从综合评估中获益的老人则为综合评估不适宜对象。

老年综合评估的适宜对象：75岁以上、有老年综合征、患有多种慢性疾病、有功能障碍、服用多种药物、反复多次住院、有心理问题(抑郁、痴呆)或社会问题(独居、缺乏社会支持、受虐)的老年人，老年人的这些健康问题通过综合评估和评估后针对性干预可以从中获益，从而改善其健康状况。

老年评估不适宜的对象：危重症或慢病终末期卧床患者，以及健康的老年人，这些老年人的健康问题不能改善或不需要改善，不能从综合评估中获益。

(五)老年综合评估的时机

当老年人情况发生变化时，如健康状况恶化，功能衰退，居住环境发生变化，哀伤或其他不寻常的应激事件发生后，住院老年人在出院之前，均需要进行综合评估。这些变化可能导致新的健康问题出现或原有健康问题加重，所以需要进行及时评估。

(六)老年综合评估的人员

老年综合评估根据需求，由不同专业的成员组成评估团队，评估人员包括老年科医生、护理人员、药剂师、康复治疗师、营养师等，即多学科团队进行评估。根据老年人病情复杂这一特点，对老年人进行一个全面、整体的综合评估，针对老年人的健康问题制订计划，其中护理评估是重要组成部分，并且需要对参与人员进行培训。多学科团队制订的计划比单一专业人员更有效，是照顾老年人的一条捷径，也是照顾老年人的特点所在。

老年人的问题是多方面的，为了使评估过程更有效，在实际操作中，老年人综合评估可采用少而精的多学科团队，经过正确培训，采取科学、规范的评估方法，从疾病情况、认知功能、躯体功能、心理健康、社会和环境及其他方面进行综合评估。

(七)老年综合评估的内容

老年综合评估内容主要包括老年人的躯体健康评估、躯体功能状态评估、认知精神与心理健康评估、社会健康状况评估和老年综合征的评估等，老年综合征的评估可纳入躯体健康评估，也可作为独立的评估项目开展。

(八)老年综合评估的方法

根据老年人的特点及老年综合评估的内容和要求，为了全面收集客观、准确、及时的信息，对老年人进行综合评估时除进行常规的病史采集、体格检查及观察外，还经常用到心理测试。心理测试是指用标准化的量表或问卷，评估老年人的身心状况、功能状态及社会环境等。

第二节 老年综合评估的原则和注意事项

一、老年综合评估的原则

由于老年人独特的身心特点，在对老年人进行综合评估时，要遵循以下三个原则。

(一)认识老年人身心变化的特点

生理性改变和病理性改变往往在大多数老年人身上同时存在，相互影响，有时难以严格区分。生理性改变包含各种随年龄增长出现的退行性改变，可能表现为健忘、老花眼等正常老化改变。病理性改变则是由各种因素所引起的老年性疾病，如痴呆、白内障、黄斑变性等。因此，需要护理人员认真仔细实施评估，全面客观地收集老年人的健康资料，及时识别正常老化改变还是病理性改变。

老年人心理老化个体差异很大，有的老年人心理老化不明显，虽然高龄，却依然有着很好的记忆力，思维敏捷，精力充沛；有的老年人则相反。规律性的变化特点有：反应变慢、记忆力下降、任性，把握不住现状而产生怀旧、焦虑、烦躁，但老年人的情感和意志变化相对稳定。与生理性老化相比较，老年人心理发展具有更大的潜能和可塑性。

另外，同一个老年人，其生理老化与心理老化可表现为不同步。护理人员进行老年综合评估时，需要注意老年人身心变化的这些特点。

(二)认识老年人与其他人群辅助检查结果的差异

由于老年人群的特殊性，当老年人实验室检查结果出现异常时，通常有以下三种可能：①由于疾病引起的异常改变；②受老年人服用的某些药物的影响；③正常的老年期变化。多病共存和增龄性变化可能影响实验室、影像学和其他辅助检查的敏感度、特异度、预测价值和可解释性。其中，老年人正常老化导致的试验检查结果与正常成人可能存在差异，具体如下：

1. 常规检查

(1)血常规：人体外周血液中红细胞、血红蛋白和血细胞比容随年龄增加而降低，老年期比成年期低 10% 左右，但仍在成年人范围内。但贫血并非老年期生理变化，因而需要进行全面系统的评估和检查。

(2)尿常规：尿沉渣中的白细胞成人正常标准是高倍镜视野下少于 5 个，老年人尿沉渣中高倍镜视野白细胞超过 20 个才有病理意义；老年人中段尿培养污染率高，可靠性较低，老年男性中段尿培养细菌计数 $\geqslant 10^3/mL$、老年女性 $\geqslant 10^4/mL$ 为判断真性菌尿的界限，这可能与老年人尿道松弛，尿液冲刷力下降有关。

(3)血沉：成人血沉参考值：男性正常参考值为 $0 \sim 15mm/h$，女性为 $0 \sim 20mm/h$。在健康老年人中，血沉变化范围很大，一般血沉为 $30 \sim 40mm/h$ 无病理性意义，老年人如血沉 $\geqslant 65mm/h$ 才考虑感染、肿瘤及结缔组织病。

2. 生化检查

(1)尿糖：老年人肾糖阈值可能升高，也可能降低。通常，老年人多有肾小球硬化症，可导致肾糖阈提高，这些患者即使体内血糖很高，尿糖仍然可以是阴性，所以尿糖阴性的结果可能是假象。有些肾小管病变的患者，或者是过度疲劳体质衰弱的老年人，肾糖阈可能会降低，此时尽管尿糖是阳性，但是血糖并不高，称之为肾性糖尿。因此，对老年人尿糖结果需要结合血糖值和病史进一步分析。

(2)电解质：老年人血清电解质钾、钠、氯与成人无异，但男性血清钙随年龄增长逐渐下降，女性则逐年增高，女性逐渐升高的原因是随着雌激素水平的下降，导致破骨细胞活跃性比成骨细胞活跃性要高，导致血钙水平高，但骨质疏松程度逐渐严重。

(3)血脂和血糖：血清总胆固醇和甘油三酯、低密度脂蛋白随增龄而增高，高密度脂蛋白随增龄而减低。血糖随年龄升高而升高，葡萄糖耐量随增龄而降低。

(4)肝功能和肾功能：老年人往往患有多重疾病，治疗用药的种类也相应增加，多重用药会导致肝功能和肾功能的异常，所以应该提醒老年人定期复查，评估肝、肾功能。肾功能不仅会受到药物的影响，也会随着衰老发生生理性的衰退，可表现为夜尿增多，严重者会导致水电解质的失衡。

3. 肿瘤标志物

近年来，肿瘤标志物被广泛应用于恶性肿瘤的早期筛查和诊断，老年人是恶性肿瘤发生的主要人群，老年人常见的肿瘤标志物特异性较高的有甲胎蛋白(AFP)，甲胎蛋白是肝癌的特异性标志物；相对特异性的鳞状细胞癌抗原(SCCA)多见于肺鳞癌；特异性较低的癌胚抗原(CEA)在胃癌、肺癌、乳腺癌等病人体内都有可能升高。

在解释体检结果的过程中，要注意老年人多种疾病共存和非特异性的躯体损害，会降低其敏感度和特异度，从而影响老年人体检的预测价值。异常的结果可能与几种疾病中的任何一种有关。例如，啰音可能是由充血性心力衰竭、肺间质纤维化或肺炎等引起，这几种疾病都是老年人的常见病，而且常常是同时存在。又如颈部活动受限，可能是由于关节炎，也可能是由于前庭功能障碍引起的眩晕而导致的自我限制。相反，多种疾病共存也可能导致另一种疾病的体检结果不典型，例如慢性阻塞性肺疾病就会影响到共存的充血性心力衰竭的检出。因此，护理人员应该通过长期观察和反复评估，正确解读老年人的实验室检查结果，结合病情变化，确认实验室检查值的异常是生理性老化还是病理性改变所致，避免错误判断。

(三) 认识老年人疾病的非典型性表现

老年人感、知觉等生理反应降低，加之常并发多种疾病，因而当老年人患病时，常病程隐匿，缺乏典型的症状和体征，这给老年人的病情观察和护理带来了一定的难度，容易出现遗漏和错误判断。例如，部分老年人急性腹膜炎可以仅仅表现为单纯的腹部不适感、轻微腹痛甚至无症状；老年人急性心肌梗死缺乏心前区疼痛、向左肩部放射及濒死感等典型的临床表现，很难在日常护理评估中被及时发现。此外，引起老年人发热的原因也不仅仅是感染性疾病，除考虑肿瘤和结缔组织疾病外，甲状腺机能亢进、药物热等也都可能引起老年人不明发热。准确全面评估老年人是一项既需要理论知识体系又需要大量实践经验的综合能力，因此要认识老年人疾病的非典型表现，重视老年人的客观检查，尤其是生命体征和意识的评估。

(四) 着重评估功能状态和社会健康状况

年龄的增长往往伴随着活动能力的下降，在这个过程中，老年人容易出现各种功能的失衡，客观准确的评估可以帮助老年人及时发现功能状态方面存在的问题。功能状态的完整评估包括一般从基本日常生活能力、功能性日常生活能力、高级日常生活能力三个层面。社会健康状况包括社会支持、经济状况、人际关系等，良好的社会健康状况能够帮助老年人更好地适应和应对生活中出现的问题。功能状态和社会健康状况是老年人整体健康的关键因素，特别是高级日常生活能力和社会支持的评估，对切实开展老年综合评估工作有着重大意义。

二、老年综合评估的注意事项

(一) 提供适宜的环境

老年人代谢率、体温调节功能和感觉功能降低，容易受凉感冒，体检时应注意调节室内温度，以 22~24℃ 为宜；老年人对光线适应能力下降，应避免对老人眼睛的直接光线照射；老年人的注意力容易分散，环境尽可能要安静、无干扰；老年人尽管年老，但自尊心很强，在评估过程中应注意采取适当的方法保护老年人的隐私。

(二) 安排充分的时间

由于老年人反应慢、思维能力下降、患病多、病史复杂、容易疲劳等原因，在给老年人进行评估时，应注意根据患者具体情况，巧妙安排时间，分次进行短时间评估，同时留出充分的时间便于老年人回忆过往，这样既可以避免老年人疲劳，又能获得详尽的健康史。

(三)选择合适的方法进行评估

应当在全面详细的基础上，有针对性地评估病变或潜在病变部位，重点检查易于发生皮损的部位。对有移动障碍的老年人，可取合适的体位进行评估。检查口腔和耳部时，要取下义牙和助听器。在进行感知觉检查，特别是痛觉和温觉检查时，由于部分老年人不敏感，应注意不要损伤老人。

(四)注意运用沟通技巧

随着年龄的增长，人体的各个器官都出现老化，应当充分考虑各种功能衰退而产生的情况。由于老年人听力、理解力下降，在跟老年人进行语言交流时，要注意语速要慢，讲述要清楚。老人在讲述时，要认真倾听，适当给予鼓励表扬，对老人提供的信息要表示感谢。不打断老人的讲话，并适当做出反应和重复，表示已接受老人所述内容，并希望他能继续说下去。

由于老人逐渐认知障碍，而越来越无法表达和理解谈话内容，要全面了解老年人的思想、需求，必须强化非语言沟通方式，可以适当运用一些非语言沟通技巧。比如与老人保持目光接触，注意沟通的距离，运用手势等身体语言与老人沟通；面带微笑，耐心倾听；通过触摸表达对老人的关心和爱护等。在老人逐渐衰弱后，非语言沟通变得越来越重要。但在运用非语言沟通方法时，必须先了解一些重要原则，比如以非语言沟通为主，并非退回幼稚阶段，不合适的拍抚头部易让老年人感到不适应，尊重与了解老人个性和老年人的文化传统，采用老年人反应良好的特定非语言沟通方式。必要时，可从其家属或照护者处获取信息。

(五)获取客观资料

老年综合评估要尽可能减少护理人员的主观判断，以全面收集资料为基础，进行客观准确的分析判断，比如通过连续观察，有意识地收集一些特定的迹象来评估老年人的功能状态。掌握一定程度的体检技能，以收集身体状况的客观资料，避免受到老年人自身因素的影响。评估社会环境状况时，通过与老年人或是家庭成员交流了解客观准确的信息，如涉及敏感问题应当单独与老年人、主要家庭成员或主要照护者交谈。

(六)进行全面的评估

老年综合评估旨在采用多学科合作的方式评估老年人的身体健康、功能状态、心理健康和社会环境状况等，目的是关注老年人的整体情况，做到普查、筛查，而不是疾病确诊，强调以人为中心，全面系统地评估老年人的健康状况。通过早期发现、早期干预，关注存在的多种潜在临床问题，避免造成严重后果，强调综合考虑所有因素及其之间的相互影响，最大程度地提高老年人生活质量。

第三节　老年人躯体健康的评估

老年人躯体健康评估包括健康史采集、体格检查和功能状态评估，其中功能状态的评估是老年人躯体健康评估中特有的项目。

一、健康史采集

不同的场所老年人躯体健康评估的侧重点不一样。在医疗机构，侧重评估识别老年人的护理问题，辅助医疗诊断和专业护理。在社区卫生服务中心，健康体检时侧重通过评估，筛查健康问题；社区日常卫生保健时，则侧重上门访视需求，通过评估解决某个具体的护理问题，比如失能评估。

(一)社会人口学特征

老年人社会人口学特征包括姓名、性别、出生日期、民族、婚姻状况、职业、籍贯、文化程度、宗教信仰、经济状况、医保缴纳情况等。

(二)健康史

1. 现病史

当前疾病发病的时间、持续时间、主要症状是否加重、疾病的严重程度、诊疗情况、恢复程度以及对日常生活是否产生影响。

2. 既往史

有无急慢性疾病、既往的手术、外伤史，以及食物、药物过敏史等，药物的使用情况和社会活动的能力。目前可以根据医疗机构的信息系统查询老年患者的既往史，对于全面掌握老年人既往史有很大的促进作用。

3. 家族史

了解老年人直系亲属的健康状况及患病史，以及有无遗传性、传染性疾病等。

(三)老年人健康史采集中的常见问题

老年人记忆不确切、反应迟钝、表述不清楚等导致老年人提供的病史可能不可靠，另外，老年患者恐惧某些检查和治疗措施，担心治疗费用过高，汇报病史时可能会出现隐瞒症状的情况。老年人的健康史跨越数十载，易出现回忆性偏差，多渠道健康史采集，如通过家属和照顾者，或医疗团队中其他专业人员掌握的资料等，可确保健康史的全面性和准确性。

(四)病史采集技巧

①建立良好的护患关系，注意评估环境的舒适性，保护老人的隐私，与老人距离合适等，让老人感到亲切放松，取得老人的信任和配合；②当老年人汇报的病史出现矛盾或可疑时，注意要核实；必要时应求助于家属或照顾者，他们可以提供患者现在和过去的宝贵

信息，有时与患者家属的交流会有启发意义；③与老年人语言沟通有障碍时，应注意非语言沟通方式的应用；④采集健康史时要有耐心，注意询问的顺序。

与成人健康史采集相比较，老年人健康史采集时要注意两个内容的评估。根据老年人的具体情况，了解和收集老年人是否有某种或某些老年综合征的信息，必要时进行相应老年综合征的评估；与成人相比，老年人日常活动能力受限或不能参与社会活动对老人的影响很大，更容易导致不良结局，因此要评估老年人目前疾病的严重程度，及对其日常生活活动和社会活动的影响。

二、体格检查

老年人的体格检查流程同成年人一样，但因为老年人的特殊性，在做体格检查时，应注意遵循老年人综合评估的注意事项，另外要特别注意那些直接影响老年人生活质量的如视力、听力、运动等器官和系统的评估。老年人体格检查时，直接观察和功能试验占有更重要的地位。

(一)生命体征

1. 体温

老年人基础体温较成年人低，70岁以上的老人感染时常无发热表现，午后体温比清晨高 1℃ 以上，应视为发热。目前，一些具备条件的医疗机构安装了医用病人体温监护系统，可以 24h 持续监测住院病人的体温数据变化，并接入医院信息系统，既满足了体温数据采集需求，还可以通过曲线变化，帮助护理人员准确掌握体温变化。

2. 脉搏

老年人的正常脉搏与年轻人都是 60~100 次/min，正常情况下脉搏与心率相等，由于老年人常患有心肺疾病，服用降压药等，会影响心率。为老年人测量脉搏的时间每次不应少于 30s，并且应注意脉搏的不规则性。

3. 呼吸

评估呼吸时，应注意老年人呼吸的形态与节律、有无呼吸困难。老年人存在呼吸功能障碍，呼吸幅度小、力度低，在对可能患有呼吸系统疾病的老年人进行查体时，很多情况下并不能发现如干、湿啰音等典型体征。老年人正常呼吸频率为 16~25 次/min 时，大于 25 次/min 时，可能有下呼吸道感染、充血性心力衰竭或其他病变。

4. 血压

血压异常在老年人群中集中表现为单纯收缩期高血压多见、脉压增大、血压波动大、易发生直立性低血压、餐后低血压多见、高血压晨峰现象明显、白大衣高血压多见、假性高血压多见、难治性高血压多见等特征。老年人血压测量需注意以下问题：①病人取坐位测量，环境保持安静；②测量前需静坐至少 5min；③首次测量建议测双侧上肢血压，评估时取数值较高一侧；④由于直立性低血压很常见，因此初次测量血压和调整用药后，应注意站立时血压的测量；⑤老年人假性高血压很常见，由于老年人动脉逐渐硬化，导致袖带测量的血压假性升高；⑥由于老年人血压波动较大，有时需要多次测量不同时间段的血压方可诊断。老年人中体位性低血压比较常见，体位性低血压测量方法及评定：平卧

10min 后测血压，然后直立后 1min、3min、5min 各测一次，如直立时任何一次收缩压降低大于或等于 20mmHg 或舒张压大于或等于 10mmHg，则称直立性低血压，需要注意这样的老年人有跌倒的风险。

(二)头面颈部

1. 头发

随着年龄的增长，老年人头发变成灰白色，发丝变细，头发稀疏，并有脱发。

2. 眼睛及视力

老年人瞳孔缩小、反应变慢及泪腺分泌减少，易出现眼干；角膜周围有类脂性浸润，随着年龄的增长，角膜上出现灰白色云翳；老年人晶状体柔韧性变差，睫状肌肌力减弱，眼睛的调节能力逐渐下降，迅速调节远、近视力的功能下降，从而出现老视；老年人因瞳孔缩小、视网膜的再生能力减弱，使其区分色彩、暗适应能力会有不同程度的衰退和障碍。老年人眼睛异常的病变有白内障、斑点退化、眼压增高或青光眼等。

3. 耳

老年人的听力随年龄增长逐渐减退，对高音量或噪声容易产生焦虑，常有耳鸣。检查可发现老年人耳郭增大，皮肤弹性差，耳垢干燥。

4. 鼻腔

老年人鼻腔黏膜变薄萎缩，且变得干燥。

5. 口腔

由于毛细血管血流减少，老年人口唇颜色变淡，口腔黏膜及牙龈显得苍白；唾液分泌减少，口腔黏膜干燥；味蕾的退化和唾液的减少会使味觉减低。由于长期的损害、外伤、治疗性调整和老化的影响，老年人多有牙齿颜色发黄、变黑，以及牙齿缺失，并常有义齿。评估口腔时，应检查有无出血或肿胀的牙龈、松动和断裂的牙齿及经久不愈的黏膜白斑等。

6. 颈部

老年人颈部结构与成年人相似，无明显改变。脑膜受刺激、脑血管病、颈椎病、颈部肌肉损伤和帕金森病的患者，可有颈项强直的体征。

(三)胸腹部检查

1. 胸部

需要格外注意女性老年人的乳房问题，检查时应注意乳房是否有肿块，如果存在乳房皮肤异常、乳头溢液以及乳头和乳晕异常导致乳头回缩，要高度疑为乳房肿瘤。男性如有乳房发育，常常是由于体内激素改变或药物的副作用。患有慢性阻塞性肺气肿者，胸部视诊常呈桶状胸改变；由于生理无效腔增多，胸部叩诊多为过清音；胸部检查时发现与老化相关的体征有胸腔前后径增大、胸廓横径缩小、胸腔扩张受限和呼吸音强度减弱。老年人因驼背或脊柱侧弯引起心脏下移，可使心尖冲动出现在锁骨中线旁。老化有关的瓣膜僵硬和关闭不全在心脏听诊时可闻及异常的舒张期杂音，并可传播到颈动脉。

2. 腹部

老年肥胖者常常会掩盖一些腹部体征；而老年消瘦者则因腹壁变薄松弛，患腹膜炎时也不易产生腹肌紧张，但患肠梗阻时则很快出现腹部膨胀。由于肺扩张，使膈肌下降致肋缘下可触及肝脏。随着年龄的增大，膀胱容量减少，很难触诊到充盈的膀胱。老年人腹部听诊可闻及肠鸣音减少。

(四)泌尿生殖系统评估

老年女性由于雌激素缺乏使外阴发生变化，阴毛稀疏，呈灰色；阴唇皱褶增多，阴蒂变小；阴道变窄，阴道壁干燥苍白，皱褶不明显；子宫颈变短，子宫及卵巢缩小。老年男性外生殖器改变与激素水平降低相关，表现为阴毛变稀及变灰，阴茎、睾丸变小，双侧阴囊变得无皱褶。此外，随着年龄的增长，老年男性前列腺逐渐发生组织增生，增生的组织引起排尿阻力增大，导致后尿道梗阻，出现排尿困难。对老年人排尿进行评估时应注意了解排尿的次数、尿量、尿液性状以及有无尿潴留、尿失禁等异常排尿情况。根据老年病人的病情需要，可以采用排尿后留置尿管测量膀胱残余尿。

(五)神经系统评估

随着年龄的增长，神经的传导速度变慢，对刺激反应的时间延长，因此老年人精神活动能力可出现不同程度的下降，如记忆力减退，易疲劳，注意力不易集中，反应变慢，平衡能力降低，动作不协调，生理睡眠缩短等。

(六)脊柱与四肢

老年人肌张力下降、腰脊变平，导致颈部脊柱和头部前倾。椎间盘退行性改变可使脊柱后凸。老年人由于关节炎及类似的损害，致使部分关节活动范围受限，评估四肢时，应检查各关节及其活动范围、动脉搏动情况，注意有无疼痛、肿胀、畸形以及运动障碍等情况。如出现下肢温度低、皮肤溃疡、足冷痛，常提示下肢动脉供血不足。

三、功能状态评估

功能状态评估是老年人躯体健康评估中特有的重要内容。功能状态主要是指老年人处理日常生活的能力，功能的完好状态很大程度上影响着老年人的生活质量。因此，评估老年人的功能状态，有助于了解老年人的生活起居，判断功能缺失，并以此作为护理措施制定的依据，从而提高老年人的生活独立性。

进行功能状态评估时，应遵循客观评价的原则，避免主观判断的偏差和霍桑效应。老人做某些活动时，表现得很出色而掩盖了平时的状态，称为霍桑效应，在老年人功能评估时应加以注意。功能状态的评估包括多方面的内容，如日常生活能力的评估、跌倒风险的评估、感官功能的评估、用药的评估等，护理人员需要根据老年人的情况选择合适的功能评估工具进行评估。

(一)日常生活能力评估

日常生活能力是指个体在家庭、社区里对自己进行管理的能力，在日常生活中能够照顾自己的衣食住行,保持个人卫生整洁和进行独立的社区活动。老年人的日常生活能力与年龄、视力、运动功能、疾病因素、情绪因素等相关,评估包括基本日常生活能力、功能性日常生活活动能力和高级生活活动能力三个层次。

1. 评估方法

老年人日常生活能力评估的方法主要是使用量表,可以获得可观测到的准确的数据,这些量表具有统一的内容、统一评定标准,常常用于医疗机构、养老机构、保险机构和其他专业的机构,测量中使用的量表都经过一定的信效度检验,能够反映测量结果的真实性和准确性。此外,在实际评估过程中,还可以结合实际情况,用提问法或观察法进行间接评估。提问法的优点是节约时间,一般用于对患者残疾状况的筛查,应当注意尽量让患者本人回答问题,并注意区分客观存在还是主观意志;观察法则能够尽可能地排除外界的干扰,得出客观的结论,观察老年人的行走、上下床、从椅子旁站起以及穿衣、脱衣等行为,可以了解其肌肉力量、关节活动范围、步态稳定性及日常功能的困难程度,同样,解开或扣上纽扣、穿鞋和脱鞋、写一句话等,都是对其动作协调性、手灵巧性和运动计划性的简单试验手段;观察老年人看药瓶或杂志的行为,可以提供老年人视力方面的信息;通过观察老年人执行多级指令的能力,例如指鼻试验,可以提供老年人在认知、神经系统方面的宝贵信息;通过对老年人脸(如暂时性消瘦)和手(如骨间肌萎缩)的观察,可以了解其营养状况。

2. 基本日常生活能力

主要评估老年人是否能独立进行衣、食、行及保持个人卫生。基本日常生活能力是老年人最基本的自理能力,比如梳洗、平地走动、上下楼梯、大、小便控制、进食等,是老年人自我照顾、从事每天必需的日常生活的能力。这一层次的功能受限,将影响老年人基本生活需要的满足,从而影响老年人的生活质量,早期评估有利于尽早进行补救,以最大限度地保持老年人的自理能力。

基本日常生活能力可以用 Katz 指数、Barthel 指数评价量表进行测定。Katz 日常生活功能指数评价量表可用于测量评价慢性疾病的严重程度及治疗效果,也可以用于预测某些疾病的发展(见附录一表 1);Barthel 指数是目前世界上应用最广、信效度最好的残疾评定量表,既可以用来评定患者治疗前后功能状态的变化,也可以用来预测患者住院时间的长短、治疗效果和预后(见附录一表 2)。

3. 功能性日常生活能力

主要评估老年人是否能独立进行购物、家庭清洁、使用电话、做饭、洗衣、旅游等,功能性日常生活比基本日常活动更复杂,是指为了在家庭和社区中独立生活所需的关键的、较高级的技能,大多为需要借助工具的、较精细的活动,要求老年人具有比基本日常生活能力更高的生理或认知能力。功能性日常生活能力评估提示老年人是否能够独立生活并具备良好日常生活功能,虽然不反映基本病理损害方面内容,但包含了老年人的学习能力,可评估老年人身体功能与外界的相互关系。常用的量表包括 Lawton 功能性日常生活活动功能评估量表(见附录一表 3)。

4. 高级日常生活能力

主要评估老年人是否能主动参加社交、娱乐活动、职业等。高级日常生活反映老年人的智能能动性和社会角色功能，包括主动参加社交、娱乐活动、职业等。高级日常生活能力的缺失，要比日常生活能力和功能性日常生活能力的缺失出现得早，当发现老年人有高级日常生活活动能力的下降，需进一步作基本日常生活活动能力和功能性日常生活活动能力的评估。

当老年人出现独立执行自我照顾困难或是出现功能性的损伤时，护理人员协助的方向应该不同于传统的处理方式，应将重点放在老年人功能的重建上。护理人员应该协助老年人找出失去功能的原因，以及导致功能退化的危险因素，然后设法找出代偿的方法，改善老年人自我执行日常生活的能力。例如，对于洗澡有困难的老年人，应评估其浴室的设施，增设止滑地板或扶手，并建议老年人改为淋浴，老年人可以在这些协助下安全地进行洗澡。

(二) 跌倒风险的评估

跌倒在老年人中很常见，每年 1/3 居家老年人和 1/2 养老院老年人会发生跌倒，10%~25% 的跌倒后果严重。跌倒可导致骨折、软组织或脑损伤，甚至死亡，跌倒导致骨折是老年人慢性致残第三大原因，骨折导致死亡的人中老年人约占 70%。护理人员应仔细评估老年人跌倒风险并干预，能使老年人获益。

筛查和评估老年人发生跌倒的内在风险，包括询问跌倒史及惧怕跌倒的心理，并通过神经系统和肌肉关节的查体来评估老年人躯体功能，如肌力、平衡测试、步态及步速等。跌倒的评估和管理是老年护理的重要内容之一。

1. 肌力的评估

肌力主要是指肌肉主动运动时的最大收缩力。随着年龄的增长，老年人容易产生老年增龄性的骨骼肌丢失，这也是导致老年人跌倒的主要原因。应用最普遍的肌力分级方法是 6 级肌力分级标准 (表 3-1)，多应用于康复科医师的专科评估。

表 3-1　　　　　　　　　　　　　　肌力分级标准

分级	标　　　　准
5 级	能抗重力及最大阻力，完成全关节活动范围的运动
4 级	能抗重力及轻度阻力，完成全关节活动范围的运动
3 级	不施加阻力，能抗肢体重力，完成全关节活动范围的运动
2 级	解除重力的影响，完成全关节活动范围的运动
1 级	可触及肌肉的收缩，但不能引起关节的活动
0 级	不可触及肌肉的收缩

2. 不随意运动

不随意运动是随意肌不自主收缩所发生的一些无目的的异常运动，评估时应当注意不随意运动部位、幅度、速度、程度，能否产生运动效果，运动与放松的时间，有何规律，运动形式是否固定不变。常见的不随意运动可能包括痉挛、震颤、抽搐、肌纤维颤动与肌束颤动、舞蹈样动作、手足徐动症，可见于各类的神经系统病变或脑部病变，对老年人的生活起居有着严重的影响，也是老年人跌倒的重要影响因素。

3. 共济失调

这是小脑功能的客观反映，当小脑区域发生器质性病变时，会出现协调动作的障碍，常用的评估方法包括指鼻试验、指指试验、跟-膝-胫试验、轮替动作、反跳试验、闭目难立试验。

4. 关节活动度

当老年人肌力出现下降时，骨质和关节软骨会有一定程度的退化，会造成不同程度的关节功能退化、障碍，甚至功能丧失。关节活动范围可分为主动关节活动范围和被动关节活动范围，此外，还有非生理性的关节附加活动度。通过检查发现阻碍关节活动的因素，能够帮助老年人更好地判断障碍的程度，作为治疗和训练的参考，有助于早期识别，并消除跌倒发生的危险因素。

5. 平衡与步态

平衡能力障碍和步态异常是老年人跌倒的主要因素。平衡是在不同的环境和情况下维持身体直立姿势的能力，能够保持体位并可在随意运动中调整姿势，安全有效地对外来干扰做出反应。维持平衡需要良好的肌力、视觉和本体感觉。常见的评估方法有 5 分钟行走试验、闭目直立试验、垂直书写试验；步态的重要指标有步频、步长、步速，常见的病理步态包括醉酒步态、感觉性共济失调步态、肌痉挛步态、慌张步态等。平衡与步态的评估也可用量表进行评估，常用量表有 Berg 平衡量表和计时"起立-行走"测试。

(三) 感官功能评估

随着年龄的增加，老年人的感知觉水平有所下降，通过及时有效的评估，可以早期掌握老年人的身体状况，帮助老年人掌握和适应自身感知觉变化的过程，也可以指导后续锻炼，延缓增龄造成的退化，同时针对病理性原因所导致的变化，也可以及早发现影响老年人日常生活的风险和隐患，感官功能的评估包含以下几个方面：

1. 听力

听力减退是老年人最常报告的问题之一，老年人易出现老年性耳聋、耳鸣、眩晕，随着年龄的增长，听力逐渐减退，对高音量或噪声容易产生焦虑，特别是在安静的环境下更明显，如果不对听力进行早期有效的干预，可能会使老年人逐渐变得不愿意交流，甚至导致焦虑、抑郁、认知功能下降。有许多渐变的方法可对老年人的听力进行快速筛查，如老年人听力评估方法表(表 3-2)。

表 3-2　　　　　　　　　　　　　　**老年人听力评估方法**

序号	评估内容	评分	得分
1	可正常交谈，能听到电视、电话、门铃的声音	0	
2	在轻声说话或说话距离超过 2m 时听不清	1	
3	正常交流有些困难，需在安静的环境或大声说话才能听到	2	

续表

序号	评 估 内 容	评分	得分
4	讲话者大声说话或说话很慢，才能部分听见	3	
5	完全听不见	4	

注：1. 若平日戴助听器，应在佩戴助听器的情况下进行评估。

2. 推荐评价标准：0分：听力正常；1分：听力下降；2~3分：听力障碍；4分：完全失聪。

2. 视力

视力缺损是一个常见而被低估的问题，随着年龄的增长可能会出现部分生理性问题，如辨色能力下降，角膜上出现的白灰色云翳，出现老花眼等。白内障、青光眼及黄斑变性是老年人视力损伤最重要的原因，病理性的眼部疾病会导致视觉器官的损伤和功能丧失，出现病理性问题时，应当尽快进行眼科检查。在老年综合评估方面，可以评估在看电视、阅读或日常生活方面是否有困难，是否存在辨色能力减退，眼镜是否正确佩戴。应重点对老年人的视力和视觉功能进行简易筛查，快速筛查量表见表3-3。

表3-3　　　　　　　　　　　　　　**老年人视力评估方法**

序号	评 估 内 容	评分	得分
1	能看清书报上的标准字体	0	
2	能看清大字报，但看不清书报上的标准字体	1	
3	视力有限，看不清报纸大标题，但能辨认物体	2	
4	辨认物体有困难，但眼睛能跟随物体移动，只能看到光、颜色和形状	3	
5	没有视力，眼睛不能跟随物体移动	4	

注：1. 若平日戴老花镜或近视镜，应在佩戴眼镜的情况下进行评估。

2. 推荐评价标准：0分：视力正常；1分：低视力；2~3分：盲；4分：完全失明。

3. 鼻与嗅觉

老年人多有嗅觉迟钝，如果老年人对煤气等气味辨别力下降，提示老年人独立生活有一定的风险；同时，需要注意的是，嗅觉减退也是老年人帕金森病常见的症状。对老年嗅觉进行检查时，可以以水为对照，用醋、酒精、香精等含不同气味的液体对老人做检查。

4. 皮肤感觉

皮肤感觉包括触觉、温度觉和痛觉。评估老年人触觉、温度觉和痛觉是否有减退，是否造成了皮肤损伤。

(四)营养评估

老年人有独特的营养代谢特点，由于基础代谢降低，再加上老年人体力活动减少，所以活动代谢率也减少，一般而言，40岁以后，年龄每增加10岁，能量消耗量减少5%。

与成年人相比，老年人容易出现负氮平衡，微量元素的利用率也明显降低，由于味觉神经和味蕾逐渐萎缩，老年人容易出现钠摄入过多，从而加重高血压和心脑血管疾病的发生风险，所以营养合理搭配格外重要，既可以提高老年人的生活质量，降低死亡率和致残率，又能够降低家庭和社会的经济负担，因此老年人营养评估非常重要。体重可以直观地反映老年人的营养状态，可以通过对活动量、饮食状况、体重的评估，判断老年人的营养状态。体重指数作为国际上最常用的衡量人体肥胖程度和是否健康的重要指标，对老年人也同样适用，但要注意老年人的正常体重指数范围为 $20.0 \sim 26.9 \text{kg/m}^2$。此外，还可以使用营养风险筛查表 2002（nutrition risk screening 2002，NRS-2002）来评估营养状态受损情况，见表 3-4。

表 3-4 **营养风险筛查表 2002**

营养状况指标	分数
正常营养状态，BMI≥18.5kg/m²，近 1~3 个月体重无变化，近 1 周摄食无变化（与需要量相比）	0
3 个月来体重减轻>5% 或近 1 周来进食量（与需要量相比）减少 20%~50%	1
2 个月来体重减轻>5% 或近 1 周来进食量（与需要量相比）减少 50%~75%	2
BMI<18.5kg/m² 且一般情况差或 1 个月来体重减轻>5% 或近 3 个月内体重减轻>15% 或近 1 周来进食量（与需要量相比）减少 70%~100%	3

注：1 分：轻度营养受损，2 分：中毒营养受损，3 分：重度营养受损。

(五) 用药评估

用药评估是老年综合评估中不可或缺的重要部分。由于约半数老人患有三种及以上疾病，老年人多重用药普遍。老年人因其独特的药物代谢动力学和药物效应动力学特点，容易出现以下问题：①肝脏血流量的减少，药物的首过效应减弱，如果不注意剂量，可能会发生药物毒性反应；②老年人肾小球和肾小管功能减退，经肾脏排泄的药物排泄减少，容易蓄积中毒，用药后应当注意监测肾功能；③对中枢神经系统药物、心血管药物、抗凝药物等的敏感性增加，应用成年人剂量可能产生过量和毒性作用；④无法耐受药物之间的交互作用而产生的副作用；⑤老年人用药的依从性比一般人差，容易出现忘记服药或者重复服药，造成相当多的药物问题。因此，用药的评估应该列入功能评估之内，老年人用药管理在老年人护理中非常重要。

第四节 老年人心理健康的评估

老年人随着年龄的增长，会发生感知记忆衰退、思维能力下降、反应缓慢迟钝，情绪情感及性格也会发生变化。这些特征性的老年心理活动会影响其躯体健康和社会功能状态，老年人心理健康是老年人综合评估的重要组成部分。评估主要从认知功能评估、情绪情感评估和人格评估三方面进行，即心理过程的知、情、意三个维度。

一、认知功能的评估

认知反映了个体的思维能力，是认识、理解、判断、推理事物的过程，并通过行为和语言表达出来。认知功能损害是老年人的常见问题，但由于年龄和人们的固有印象，老年人的认知损伤并未得到足够的重视和充分的诊治，认知功能受损影响着老年人独立生活能力和生活质量。认知功能评估能够客观反映认知是否有损害、损害的程度及认知损害的特征和变化，常用访谈、观察和心理测试法来评估，主要评估老年人的记忆力、想象力、判断力、观察力、思维和表达能力等。

临床上，护理人员若观察到老年人突然出现功能退化、行为障碍，除了考虑可能的生理因素，还应该考虑到心理和认知等方面的问题。在已确定的认知功能失常的筛查中，对老年人的测试常采用的是画钟试验、简易智力状态检查和简易操作智力状态问卷等方法进行评估。

(一)画钟试验

画钟试验(clock drawing task，CDT)是一种筛查早期认知障碍的神经心理学工具。徒手画钟表是一项复杂的活动，除了空间构造技巧外，涉及记忆、注意、抽象思维、设计、布局安排、数学、计算、时间和空间定向概念等多种认知功能。该筛查工具操作简单，只需要一支笔和一张纸，其灵敏度和特异度均较高，并且受种族、社会经济等因素影响小，目前最常用的是自发画钟。

一般画钟试验的引导语是："请您在这儿画一个钟表，填上所有的数字，并指示 11 点 10 分。"在引导过程中，要严格避免"指针"之类的词汇，评分最常采取四分法：①画出封闭的圆(表盘)1 分；②表盘的 12 个数字正确 1 分；③将数字安置在表盘的正确位置 1 分；④将指针安置在正确的位置 1 分。

(二)简易智力状态检查

简易智力状态检查(mini-mental state examination，MMSE)主要用于筛查有认知缺损的老年人，使用简单，适用于社区和人群普查和初筛，其主要用途为检出需要进一步诊断的对象(见附表 4)。评估内容包括定向力、短期记忆、长期记忆和注意力，需要结合被试者的教育背景，适用于评定老年人认知状态改变的前后比较。对老年人进行健康评估时，无论是否出现认知功能损害，都要筛查，以后作为对照。

(三)简易操作智力状态问卷

简易操作智力状态问卷(short portable mental status questionnaire，SPMSQ)由 Peiffer 于 1975 年编制，适用于评定老年人认知状态改变的前后比较。问卷评估包括定向、短期记忆、长期记忆和注意力四方面的 10 项内容(表 3-5)。评估时，向被试者直接询问，被试者回答或操作正确记"1"。问卷满分 10 分，评估时需要结合被测试者的教育背景做出判断。错 2~3 项者，表示认知功能完整；错 3~4 项者，为轻度认知功能损害；错 5~7 项者，为中度认知功能损害；错 8~10 项者，为重度认知功能损害。受过初等教育的老年人允许错 1 项以上，受过高等教育的老年人只能错 1 项。

表 3-5 简易操作智力状态问卷

问题	注意事项	对或错
1. 今天是几号?	年、月、日都对才算正确	
2. 今天是星期几?	星期对才算正确	
3. 这是什么地方?	对所在地有任何的描述都算正确；说"我的家"或正确说出城镇、医院、机构的名称都可接受	
4-1. 你的电话号码是多少?	经确认号码后证实无误即算正确；或在会谈时，能在 2 次间隔较长时间内重复相同的号码即算正确	
4-2. 你住在什么地方?	如没有电话才问此问题	
5. 你几岁了?	年龄与出生年月日符合才算正确	
6. 你的出生年月日?	年、月、日都对才算正确	
7. 现任的国家主席是谁?	姓氏正确即可	
8. 前任的国家主席是谁	姓氏正确即可	
9. 你的孩子叫什么名字?	要特别证实，只需说出一个与他不同的名字即可	
10. 从 20 减 3 开始算，一直减 3，减下去	如有出现任何错误或无法继续进行，即算错误	

二、情绪与情感的评估

情绪情感是指人在认识客观事物的过程中所引起的人对客观事物的某种态度的体验或感受，是人和动物共有的心理现象。情绪和情感的评估是老年精神心理评估的重要组成部分，随着年龄的增长，老年人的情感体验相对敏感，表达方式更为含蓄内敛，点滴小事都可能会影响老人的情绪情感，加之社会地位和环境的改变，老人更容易产生消极情绪，导致他们出现情感障碍，有碍身心健康，甚至影响寿命，焦虑和抑郁是情绪障碍常见类型。

(一)焦虑

焦虑是指个体受到威胁时的一种紧张的不愉快的情绪状态。访谈和观察被评估老人是否有焦虑症状，也可以通过与其子女及其配偶交谈获得。另外，可以用心理测试方法，常用的量表有汉密顿焦虑量表和状态特质焦虑问卷。

汉密尔顿焦虑量表由 Hamilton 于 1959 年编制，是最早精神科临床中常用的量表之一，主要用于评定神经症及其他患者的焦虑症状的严重程度。该量表包括 14 个项目(见附录一表 5)。《CCMD-3 中国精神疾病诊断标准》将其列为焦虑症的重要诊断工具，临床上常将其用于焦虑症的诊断及程度划分的依据。评估时，应由经过训练的两名评定员进行联合检查,采用交谈与观察的方式,检查结束后,两名评定员各自独立评分。若需比较治疗前后的症状和病情的变化,则于入组时评定当时或入组前一周的情况,治疗后2~6周,再次评定,进行比较。

状态特质焦虑问卷是由Spieberger等编制的自我评价问卷。能直观地反映被测者的主观感受。该量表包括40个条目,第1~20项为状态焦虑量表,21~40项为特质焦虑。每项进行1~4级评分。由受试者根据自己的体验选择最合适的分值。凡正性情绪项目均为反序计分,分别计算状态焦虑量表与特质焦虑量表的累加分,最小值20分,最大值80分。状态焦虑量表与特质焦虑量表的累加分,反映状态或特质焦虑的程度,分值越高,说明焦虑程度越严重(见附录一表6)。

(二) 抑郁

抑郁是个体失去其某种重视或追求的东西时产生的情绪体验,是一种最常见的情绪反应。老年人常因退休、空巢、身患重病等而出现情绪低落。可以通过访谈和观察,综合判断老年人有无抑郁情绪的存在。常用的评定量表有汉密顿抑郁量表和老年抑郁量表。

汉密顿抑郁量表应用最为普遍,适用于所有成年人,量表中有24项,所有问题指被测者近几天或近一周的情况(见附录一表7)。大部分项目采用0~4分的5级评分法。由经过训练的两名专业人员对被测者进行联合检查,然后各自独立评分。总分能较好地反映疾病的严重程度,病情越重,总分越高。总分超过35分,可能为严重抑郁;超过20分,可能是轻或中等度的抑郁;如小于8分,则无抑郁症状。

老年抑郁量表专用于老年人,目前有多个版本、多种语言的量表,目前在老年人中较为常用,具有较好的信效度。该量表共30个条目,包含以下症状:情绪低落,活动减少,易激惹退缩痛苦的想法,对过去、现在与将来的消极评分(见附录一表8)。每个条目要求被测者回答"是"或"否",其中第15、7、9、15、19、21、27、29、30条用反序计分(回答"否"表示抑郁存在)。每项表示抑郁的回答得1分。该表可用于筛查老年抑郁症,但其临界值仍然存在疑问。用于一般筛查目的时建议采用:总分0~10分,正常;11~20分,轻度抑郁;21~30分,中重度抑郁。

(三) 人格的评估

人格通常指一个人在漫长的生命历程中,逐渐形成的稳定、持续的心理特点,以及行为方式的总体。性格特点是人格的特征表现。个体形成的性格特点与身心障碍有关,某些性格特点常是老年人许多疾病发生的基础原因。老年人性格变化的共同点包括:以自我为中心,性格内向,适应能力下降,缺乏灵活性,好猜疑,办事谨小慎微等。人格评定常用方法包括观察法、访谈法、问卷法。常用工具有明尼苏达多重人格测定量表和艾森克人格问卷。

明尼苏达多重人格测定量表于1945年正式出版,现在通用的是1966年出版的修订版,其内容范围很广,包括健康、身心症状、神经病学障碍、运动障碍、性、宗教、政治、社会态度、教育、职业、家庭、婚姻问题、许多常见的神经症或精神病行为表现,如强迫观念的行为、妄想、幻觉、牵连观念、恐怖症等。关于该量表的信度报道不尽一致,但还是有应用价值的，所以至今仍然广泛应用。

艾森克人格问卷对分析人格的特质或结构具有重要作用，艾森克搜集了大量有关的非认知方面的特征，通过因素分析，提出决定人格的三个基本因素：内外向性（E）、神经质（N）和精神质（P），人们在这三方面的不同倾向和不同表现程度构成了不同的人格特征。目前，该测试已被广泛应用于心理学研究于实际应用、医学、司法、教育、人才测评于选拔等诸多领域。

第五节　老年人社会健康的评估

老年人的综合评估除涉及生理、心理健康外，还应包括其社会健康状况，对老年人的社会状况和社会功能进行评定，具体包括角色功能评估、家庭评估、环境评估及文化评估。

一、角色评估

角色是指对具有某种特定社会职位的个体所规定的标准和期望。老年人退休后在家庭和社会中的角色发生了变化，角色的变更容易引起老年人的不适应。老年人身上容易产生一些矛盾：老有所为与身心衰老的矛盾、老有所养与经济保障不充分的矛盾、安度晚年与意外刺激的矛盾。对老年人的角色评估，其目的是明确被评估者对角色的感知、对承担的角色是否满意，有无角色适应不良，以便及时采取干预措施，避免角色功能障碍给老年人的身心健康带来不良影响。

老年人的角色功能评估可以通过访谈、观察两种方法进行，了解老年人在不同角色承担、角色认知和角色适应方面是否正常。评估内容包括以下几项：

（一）角色的承担

1. 一般角色

了解老年人过去从事的职业、担任的职务以及目前担任的角色。例如：过去的职业是什么？现在有无工作？对老人而言，什么事才是重要的？有效的评估有利于防范老年人退休带来的不良后果，同时也可以判定老人是否适应目前的角色。

2. 家庭角色

询问老年人过去以及现在的情况，了解老年人家庭地位的变化和角色的变化，有助于判断老年人家庭角色状态。例如：是否照顾孙辈？老伴还在不在？对家庭是否满意？评估时要求护理人员持客观评价、尊重事实的态度。

3. 社会角色

社会角色是指与人的社会地位、身份相一致的一整套权利、义务和行为模式。询问老年人是否了解自己的角色权利和义务，评估老年人社会关系状态及其对每日活动是否明确。例如：老人对自我一生评价如何？朋友多吗？喜欢参加集体活动吗？如有不明确的反应，则提示社会角色缺失或不能融入社会；如有不明确的表述，则提示可能有认知或其他精神功能障碍。

(二)角色的认知

询问老年人对自己角色的感知和别人对其所承担角色的期望，老年期对其生活方式、人际关系方面的影响。同时，还应询问别人对其角色期望是否认同。

(三)角色的适应

评估老年人对自己承担的角色是否满意，以及与自己期望的角色是否相符。例如：您现在过得好吗？观察有无角色适应不良的身心行为反应，如头痛、头晕、疲乏、睡眠障碍、焦虑、抑郁、忽略自己和疾病等症状。

二、家庭评估

家庭是老年人主要的生活场所，融洽的家庭关系、良好的家庭环境有助于老年人身心健康。家庭评估主要是了解老年人家庭对其健康的影响，以便制定有益于老年人疾病恢复和健康促进的护理措施。家庭评估的内容主要包括：家庭成员基本资料、家庭结构、家庭成员的关系、家庭功能、家庭压力。可以采用访谈法进行评估，比如：您退休了吗？老伴身体好吗？您有几个子女？他们经常来看您吗？子女做什么工作？你们二老经常聊天吗？一起活动吗？您的生活由谁来照顾？等等。目前有成熟的家庭功能评估工具，如最常用APGAR 家庭功能评估表，通过评分可以了解老人有无家庭功能障碍及其障碍的程度。该量表包括适应度 A(adaptation)、合作度 P(partnership)、成长度 G(growth)、情感度 A(affection)和亲密度 R(resolve)的评估，见表3-6。

表3-6　　　　　　　　　　　　　　APGAR 家庭功能评估表

项　　目	经常	很少	得分
1. 当我遇到困难时，可以从家人处得到满意的帮助	2	1	0
2. 我很满意家人与我讨论各种事情以及分担问题的方式	2	1	0
3. 当我喜欢从事新的活动或发展时，家人能接受并给予帮助	2	1	0
4. 我很满意家人对我表达情感的方式以及对我愤怒、悲伤等情绪的反应	2	1	0
5. 我很满意家人与我共度美好时光的方式	2	1	0

三、环境评估

随着社会老龄化和小家庭的日益增多，独居老人的数量随之增多。老年人的健康与其生活的环境是息息相关的，如果环境因素的变化超过了老年人体的调节范围和适应能力，就会引起疾病。所以，在对老年人的健康状况进行综合评估时，一定要对老年人的生存环境进行评估。通过这种评估，可以减少影响老年人生活环境的不良物理因素和社会因素，补偿老年人机体缺损的功能，帮助老年人选择一个良好的独立生活环境，让老年人有一个安全、省力、方便、适用、舒适、美观的生活环境。

(一)物理环境

物理环境主要指老人的居住环境，是老年人生活场所，即生活和休闲的地方，评估时，应了解老人的生活环境/社区中的特殊资源，以及老人对目前生活环境/社区的特殊要求，其中，居家安全环境因素是评估的重点，评估环境中是否有妨碍与不安全因素，如地面是否平坦、有无台阶等障碍、有无管线或杂物放置、浴室是否有防滑措施、电源是否妥当等。其中，有专门的老年人居家环境安全评估表可以使用，当评估出老年人居住环境存在安全隐患时，提示要对老人居住环境进行改善。

(二)社会环境

除了物理环境，社会环境也与老年健康有密切的关系。我们对老年人社会环境的评估着重于经济环境、社会关系、社会支持和生活方式。

在社会环境因素中，对老年人的健康以及患者角色影响最大的是经济环境，护士要了解老人的经济来源、家庭经济情况及医疗费用的支付形式。老年人对社会支持有很大的依赖性，了解老年人的各种社会关系(家庭成员、亲友、朋友、邻居等)网络情况，老人是否可以从中获得精神和物质的支持。评估老年人的生活方式，如饮食、睡眠、休息、娱乐、吸烟、饮酒等，若存在不良生活方式，应进一步了解其对老年人的影响。

可以通过交谈与观察来评估老年人是否有社会支持和关系网络，如家庭关系是否稳定、家庭成员是否相互尊敬，家庭成员向老年人提供帮助的能力以及对老年人的态度，另外，也可以通过对老年人和邻居间的关系、与亲戚朋友邻居同事等的接触频率、参与社会团体情况和参与社会活动的频率等来评估老年人是否有社会孤立的倾向。对住院患者，还应该了解医院相关支持系统的情况，如医院提供的服务是否安全有效等。对老年社会关系和社会支持的评估还可通过社会关系量表和社会支持量表进行。

四、文化评估

价值观、信念和信仰、习俗是文化的核心要素，与人的健康密切相关，决定着人们对健康、疾病、老化和死亡的看法及信念，是老年人文化评估的主要内容。文化对个体的健康会产生双面影响，老年文化评估能帮助我们了解老年人的文化差异，为制定符合老年人文化背景的个体化的护理措施提供依据。

(一)价值观

价值观是指一个人对周围的客观事物(包括人、事、物)的意义、重要性的总评价和总看法，是社会成员用来评价行为、事物以及从各种可能的目标中选择符合自己目标的准则。价值观是通过人们的行为取向及对事物的评价、态度反映出来的，是世界观的核心，是驱使人们行为的内部动力，它支配和调节其社会行为，涉及社会生活的各个领域。

不同的文化有不同的价值观，个体的健康行为通常与价值观是一致的。个体通过自己的价值观来决策自己的健康行为。评估价值观一般采用以下问题：

1. 你认为自己健康吗？

2. 你认为你是如何患病的？

3. 你对自己所患疾病是如何认识的？

4. 你认为你的生活受到疾病的影响吗？

(二)信仰

信仰是指对圣贤的主张、主义或对神的信服和尊崇，并把它奉为自己的行为准则。信仰与崇拜经常联系在一起，但是与崇拜还是不同。概括地说，信仰是人对人生观、价值观和世界观等的选择和持有。

对信仰的评估可以通过提问来了解老年人的宗教信仰及其依赖程度，例如：

1. 宗教信仰对你来说有多重要？

2. 你是否因宗教信仰而禁食某种食物？

3. 你有无因宗教信仰而必须禁做的事情？

4. 在你家中，谁与你有相同的信仰？

5. 你经常参加哪些宗教活动？你做了些什么？

6. 住院对你参加以上宗教活动有何影响？有无恰当的方式继续完成？你需要我们为你做些什么？

7. 你的宗教信仰对你在住院期间的检查、治疗、饮食、起居、用药等有何特殊要求？

(三)信念

信念是认知、情感和意志的有机统一体，是人们在一定认识基础上确立的对某种思想或事物坚信不疑并身体力行的心理态度和精神状态。

信念与健康有密切联系。个体的信念是自身经历的积累，文化因素对老年人疾病的判断有很大的影响。对老年人进行信念的评估时，应了解疾病、健康的信念、文化背景对其健康的影响。

对信念的评估可以通过提问来了解老年人的信念，例如：

1. 你认为引起你的健康问题是什么原因？

2. 你是如何发现该健康问题的？

3. 该健康问题对你产生了哪些方面的影响？

4. 该健康问题的严重程度如何？

5. 发作时持续多长时间？

6. 你认为你应接受何种治疗？

7. 你希望通过该项治疗达到哪些效果？

8. 你的病给你带来多少问题？

9. 你对这种病最害怕的什么？

10. 对你来说健康是什么？不健康又是什么？

11. 通常你在什么情况下才认为自己有病并就医？

(顾耀华　陈冀玉)

思考与练习

一、单选题

1. 老年综合评估的对象是_____。
   A. 疾病晚期　　　　　B. 虚弱老年人　　　　C. 重度痴呆
   D. 健康和少病老年人

2. 老年人躯体健康评估不包括下列哪项？_____
   A. 健康史的采集　　　B. 身体评估　　　　　C. 功能状态的评估
   D. 社会功能的评估

3. 关于生存质量的概念，下列说法错误的是_____。
   A. 生存质量是一种健康测量技术
   B. 世界卫生组织对生存质量的概念主要强调个体的主观评价
   C. 生存质量主要测量个体或群体的健康不良程度
   D. 生存质量的测量具有文化依赖性

4. 采集老年人病史时获得重要线索主要依靠_____。
   A. 全面的护理体检　　B. 详细询问病史
   C. 各种化验检查　　　D. 仔细阅读病例

5. 老年人社会支持评估常采用_____。
   A. 观察　　　　　B. 访谈　　　　　C. 心理测试　　　　D. 观察和访谈

二、多选题

1. 常见老年综合征有_____。
   A. 跌倒　　　　　B. 尿失禁　　　　C. 疼痛　　　　　D. 多重用药
   E. 十二指肠溃

2. 老年综合征的危害_____。
   A. 与其他老年疾病互为因果　　　　B. 缩短预期寿命
   C. 降低生活质量　　　　　　　　　D. 给家庭增加照护负担
   E. 给社会造成经济负担

3. 老年综合评估的意义有：_____。
   A. 改善个人功能健康状况
   B. 提高老年生活质量
   C. 为医疗机构制定个性化防治疗方案提供依据
   D. 减低医疗费用
   E. 增加医疗机构工作人员工作负担

4. 老年综合评估包括_____。
   A. 躯体健康评估　　　　　　　　　B. 躯体功能状态评估

  C. 心理健康评估　　　　　　　　　D. 社会健康状况评估

  E. 老年综合征的评估

5. 老年人健康史采集中的常见问题有_____。

  A. 记忆不确切　　　B. 反应迟钝　　　C. 表述不清楚

  D. 容易发怒　　　　E. 隐瞒症状

三、思考题

1. 简述老年人综合评估的原则。

2. 简述老年人综合评估的注意事项。

3. 简述老年人健康史采集时可用到的技巧。

第四章　老年综合征的护理

📖 学习目标

【识记】

1. 5 个老年综合征的概念。

2. 5 个老年综合征的危险因素，其中的不可干预因素及可干预因素。

【理解】

1. 5 个老年综合征的临床特点或表现。

2. 5 个老年综合征的发生机制及不同老年综合征之间的关系。

【应用】

能够运用护理程序对老年人的 5 个老年综合征进行评估、判断并实施护理。

📝 案例导入及思考

患者，女，78 岁，近 1 年自觉四肢乏力，体力活动明显减少，步行距离较以前缩短，连续步行一般不超过 400m，走过一个房间尚无困难，但从椅子上起身或走上 10 级台阶则有些困难，近 1 年内跌倒 1 次，另外有 2~3 次差一点跌倒；跌倒前后不伴有头晕、心悸，无意识丧失及肢体活动障碍；稍活动即感疲劳，行走速度减慢；食欲下降，近 1 年体重减轻 4kg。高血压病 30 年，2 型糖尿病病史 20 年，现服用替米沙坦（80mg，1 次/d）控制血压，阿卡波糖（50mg，3 次/d）、二甲双胍（500mg，2 次/d）控制血糖，有脑梗病史，长期服用阿司匹林、降脂药、活血化瘀中成药、鱼油制剂及钙剂等，目前血压、血糖控制一般，血压 140/65mmHg，餐前血糖 7.0mmol/L，三餐后 2h 血糖 7.0~12.0mmol/L 左右，1 个月前检测糖化血红蛋白为 7.0%。否认慢性胃肠道疾病、类风湿性关节炎、冠心病等。无药物过敏史。个人史、婚育史、月经史、家族史无特殊。体格检查：体温、血压、脉搏、呼吸正常范围，神志清晰，身高 155cm，体重 50.5kg，体重指数（BMI）20.8kg/m²。心、肺、腹、神经系统未见明显异常，四肢、关节无疼痛，活动度正常，双下肢不肿。

请思考：

(1) 该老人有哪些老年综合征？

(2) 如何对这些老年综合征进行评估和病情观察？

(3) 如何采取综合护理干预措施改善该患者的老年综合征？

第一节 老年人衰弱

随着全球老龄化进程，衰弱（frailty）已成为国际老年医学领域的研究热点。衰弱是一种老年综合征，常见于高龄和共病的老年人。老年医学中十分重要的一个理念即为识别、评估、治疗衰弱的老年人，预防衰弱导致的独立性丧失和其他不良后果。在老龄化社会中，衰弱老年人的构成比很高而且不断增加，关注衰弱已经成为共识。85岁之后，老年人在生物学上的易损性尤其明显，表现为衰弱和耐受打击的能力下降，因为生理代偿能力减弱，他们越来越依赖外部帮助，以维持生命和自主健康状态。

一、衰弱的定义

老年衰弱是指一组由于机体退行性改变和多种慢性疾病引起的机体易损性增加的老年综合征。其核心是老年人生理储备减少或者多系统异常，外界较小的刺激即可引起负性临床事件的发生。衰弱是老年综合征的核心，是跌倒、营养不良、肌少症、多重用药及睡眠障碍等其他老年综合征的危险因素。

老年医学专家和老年病学专家一致认为，衰弱是易损性增加和维持自体稳态能力降低的一种临床状态。易损性增加与年龄相关，也与身体失能和疾病状态相关，但存在本质上的不同。维持自体稳态能力降低也与年龄的增长相关，主要表现为多个生理系统功能储备的下降。在衰弱的发生发展中，骨骼肌、激素、免疫、炎症等起关键作用，自主神经、中枢神经系统也发挥一定的作用。

衰弱的主要表现是随年龄增加，肌肉含量减少，因为身体瘦体重指数主要受肌肉重量的影响。身体成分改变引起身体瘦体重指数明显下降是老龄化的重要表现，瘦体重指数下降到一定数值即提示衰弱。炎症、激素、神经的完整性、营养状态、体力活动及其他一系列的生理因素调节着与年龄相关的肌肉力量和肌肉含量。这些生理系统的作用是引起年龄相关的整体功能障碍的主要原因，其作用远超过肌肉减少症本身。与之前的理论一致，易损性增加及衰弱的临床表现是由多个系统而非任何单一系统的失调所致。

老年人有衰弱、失能和多病共存的状态。多数学者认为衰弱、失能和多病共存有交叉，相互影响，衰弱和多病共存可预测失能，失能可加重衰弱和多病共存，多病共存又可促使衰弱的进展，但三者完全是不同的概念。失能和残障并非衰弱，不是所有的衰弱老人都失能；反之，也并非所有失能的老人都衰弱。慢性病有可能导致衰弱，但并非总是如此，二者不存在必然关系。同样，不是所有多病的老人都衰弱，也并非所有衰弱的老人都多病。

由于衰弱定义、测量工具和测量人群的差异，现有研究中报道的老年人衰弱的发生率有较大差异。一般认为，在65岁以上人群中，衰弱的患病率估计为10%~25%，在85岁以上人群中高达30%~45%。上述临床调查观察到大量老年人随着年龄增长出现不能单独用疾病来解释的易损性，健康状态和临床表现的显著改变。这些情形包括肌肉质量减少、衰弱、步态减慢、活力和参与能力的下降，还可能有难以解释的体重减轻，且经常多种情况并存。衰弱老年人的致残率和死亡率均高于非衰弱老年人，他们的生活质量较低。衰弱的老年人处于高危状态，其发生多种不良健康事件的风险高，其中包括失能、独立性丧失、寄居、跌倒、受伤、急性疾病、住院、恢复缓慢或不完全以及死亡，另外，这类人群的耐受力低下，住院或侵入性治疗时发生并发症的风险高。总的来说，衰弱老年人对疾病、外界刺激的承受能力都普遍偏低，一旦出现一种问题，极有可能导致一系列连锁反应，使老年人身体出现严重问题。衰弱增加出现不良后果的危险，可归结为维持稳态的能力下降和打击时易损性升高的缘故。打击可以是内源性的（例如感染）或外源性的（例如环境改变）。有证据显示，除临床表现为衰弱的人群外，还存在亚临床衰弱的老年人群，他们没有衰弱的临床表现或由其引起的不良后果，但是在面对打击时易损性增高。有临床报道一老年人群表现了高度的衰弱或已经出现不良后果，尤其已出现失能和独立性丧失。他们的储备能力和复原能力降低至某一水平，很可能在 6~12 个月内死亡，而且对包括康复治疗在内的各种治疗均无反应。根据有没有衰弱临床表现和后遗症来区分易损性的做法，符合老年人衰弱为一连续病变的概念，连续病变是构成老年人健康状况差异性的基础因素。

研究证据提示，衰弱可能是一种即将要发生的健康和功能状态恶化，需要即刻识别，并关注衰弱状况，以预防失能和其他相关后果的发生。老年医学就是研究如何通过干预来预防或减少衰弱老年人患病和丧失独立性。衰弱老年人群的管理需要大量临床专业知识识别衰弱或易感人群，并通过准确诊断和有效干预来预防不良后果或衰弱本身的发生。衰弱的老年人需要的是社区健康服务以及长期的医疗保健服务。

二、衰弱的危险因素

老年衰弱的病理生理机制尚不明确，主要通过系统功能失调等对机体产生影响，主要表现在神经系统失调、内分泌失调、消化系统紊乱、激素水平失调等相关系统功能障碍。遗传因素、不良生活习惯、多病、营养不良、年龄的增加以及独居等，均是衰弱的危险因素，并会促进衰弱的发展，增加其他疾病发病甚至死亡的风险。

（1）遗传因素。不同人的生理状态与遗传因素密切相关，不同种族、地区的老年人在衰弱的发病率上有差异，可以说遗传因素与衰弱有着密切关系。

（2）不良的生活方式。抽烟、熬夜、酗酒等均可促使衰弱的发生，不良的生活习惯还可以从增加其他疾病的发病率来间接增加衰弱的发生风险。

（3）与慢病、多病共存有关。研究发现，冠心病、脑卒中、髋部骨折、慢性阻塞性肺病、糖尿病、关节炎等共病患者发生衰弱的概率较高；而恶性肿瘤、肾衰竭、艾滋病等疾病也可促使患者发生衰弱。

（4）生长发育因素。研究表明，若生长发育前期机体营养供给充足且注重体育锻炼，则可延缓衰弱的发生；反之，若在生长发育前期机体经常饥饿、营养不良，则会增加老年期衰弱的发生。

（5）营养不良。日常营养摄入量不足或营养评分较差的老年人易发生衰弱，所以老年人要注意日常营养搭配，及时补充缺乏的营养物质，降低衰弱的发生风险。

（6）精神心理因素。若老年患者出现忧郁、焦虑、痴呆等问题，也可增加衰弱的发生率，多见于独居的缺乏精神支持的老年人。

三、衰弱的临床表现

衰弱老年人可有以下一种或几种临床表现：①非特异临床表现：虚弱、疲惫、无法解释的体重下降和反复感染；②跌倒：平衡功能下降和步态受损，即使轻微的疾病或刺激也不足以维持步态完整性而致跌倒；③谵妄：应激时可导致脑功能障碍加剧而出现谵妄；④波动性失能：功能状态变化较大，常表现出功能独立和需要照顾交替出现。

四、衰弱的评估

当老年人出现以下症状时，要怀疑是否发生了衰弱：①出现不明原因的体重下降（不明原因是指没有主动节食、没有接受手术或出现消耗性疾病）；②出现乏力，容易极度疲劳，时常感到疲惫困倦，使不上力；③活动能力下降；④情绪低落、兴趣降低，甚至出现认知障碍等脑功能异常。

常用老年人衰弱评估工具有躯体衰弱（physical frailty）评估工具、衰弱指数（Frailty Index，FI）、临床衰弱量表（clinical frailty scale）三种。

躯体衰弱（physical frailty）的评估：躯体衰弱是与躯体功能相关的衰弱症状，躯体衰弱包括了衰弱的核心症候群。普遍使用是 Freid 衰弱评估标准及 FRAIL 量表，见表4-1和表4-2。

表4-1　　　　　　　　　　　　　**Fried 衰弱评估标准**

序号	监测项目	男性	女性
1	体重下降	过去1年中，意外出现体重下降>4.5kg 或>5.0%体重	
2	行走时间（4.57m）	身高≤173cm：≥7s 身高>173cm：≥6s	身高≤159cm：≥7s 身高>159cm：≥6s
3	握力（kg）	BMI≤24.0kg/m²：≤29 BM24.1~26.0kg/m²：≤30 BM126.1~28.0kg/m²：≤30 BMI>28kg/m²：≤32	BM1≤23.0kg/m²：≤17 BMI23.1~26.0kg/m²：≤17.3 BMI26.1~29.0kg/m²：≤18 BMI>29.0kg/m²：≤21
4	体力活动（MLTA）	<383kcal/周 （约散步2.5h）	<270kcal/周 （约散步2h）
5	疲乏	CESD 的任一问题得分2~3分 您在过去的1周内以下现象发生了几天？ (1)我感觉我做每一件事都需要经过努力； (2)我不能向前行走 0分：<1d；1分：1~2d；2分：3~4d；3分：>4d	

注：BMI 为体重指数；MLTA 为明达休闲时间活动问卷；CESD 是流行病学调查用抑郁自评量表；散步60min 约消耗150kcal；具备表中5条中的3条及以上的，被诊断为衰弱综合征；不足3条的，为衰弱前期；0条的，为无衰弱健康老年人。

表 4-2 **FRAIL 量表**

序号	条目	询问方式
1	疲乏	过去 4 周内大部分时间或所有时间感到疲乏
2	阻力增加/耐力减退	在不用任何辅助工具及不用他人帮助的情况下,中途不休息爬 1 层楼梯有困难
3	自由活动下降	在不用任何辅助工具及不用他人帮助的情况下,走完一个街区(100m)较困难
4	疾病情况	医生曾经告诉你存在如下疾病中的 5 种以上:高血压、糖尿病、急性心脏疾病发作、脑卒中、恶性肿瘤(微小皮肤癌除外)、充血性心力衰竭、哮喘关节炎、慢性肺病、肾脏疾病、心绞痛等
5	体重下降	1 年或更短时间内出现体重下降≥5%

注:具备表中 5 条中的 3 条及以上的,被诊断为衰弱;不足 3 条的,为衰弱前期;0 条的,为无衰弱健壮老年人。

衰弱指数(frailty index,FI):考虑到躯体、精神和社会等维度均会对人体的稳态造成影响,Rockwood 2005 年提出"衰弱指数",该评估方法项目较多,需要专业人员进行评估,本书未列出该量表。

临床衰弱量表(clinical frailty scale):为了便于临床使用,Rockwood 团队又提出了临床衰弱量表。该表采用了临床简单的临床参数,纳入了共病、认知损害和功能情况,从临床主观上判断,见表 4-3。

表 4-3 **临床衰弱量表**

衰弱分级	定 义
等级 1 非常健康	身体强壮、积极活跃、精力充沛、充满活力,定期进行体育锻炼,处于所在年龄段最健康的状态
等级 2 健康	无明显的疾病症状,但不如等级 1 健康,经常进行体育锻炼,偶尔(如季节性地)非常活跃
等级 3 维持健康	存在的健康缺陷能被控制,除常规行走外,无定期的体育锻炼
等级 4 脆弱易损伤	日常生活不需他人帮助,但身体的某些症状会限制日常活动,常见的主诉为白天"行动缓慢"和"感到疲乏"
等级 5 轻度衰弱	明显的动作缓慢,工具性日常生活活动需要帮助(如去银行、乘公交车、干重的家务活、用药),轻度衰弱会进一步削弱患者独自在外购物、行走、备餐及干家务活的能力
等级 6 中度衰弱	所有的室外活动均需要帮助,在室内上下楼梯、洗澡需要帮助,可能穿衣服也会需要(一定限度的)辅助

续表

衰弱分级		定　义
等级7	严重衰弱	个人生活完全不能自理，但身体状态较稳定，一段时间内不会有死亡的危险（<6个月）
等级8	非常严重的衰弱	生活完全不能自理，接近生命终点，已不能从任何疾病中恢复
等级9	终末期	接近生命终点，生存期<6个月的垂危患者，除此之外无明显衰弱迹象

对于用衰弱评估工具诊断为衰弱的老年人，应当要做一些常规检查，进一步检查排查器质性疾病及抑郁症等。

五、衰弱的预防与干预

积极预防和治疗衰弱对老年个体、家庭及社会都有很大的益处，尤其是对早、中期衰弱的干预，效果良好。识别导致衰弱的可逆性因素（如抑郁、失眠），通过老年综合评估、进行多学科团队干预（包括制定营养和运动方案、治疗抑郁和睡眠障碍、合理补充维生素D3），衰弱有望得到不同程度的纠正与逆转。

中华医学会老年医学分会提出的《老年患者衰弱评估和干预中国专家共识》根据衰弱病因和病理生理变化，结合现有证据，提出以下预防与干预方法：

(一)运动锻炼

抗阻力运动和有氧运动是预防及治疗衰弱状态的有效措施。值得注意的是，在老年衰弱人群中，即使最衰弱的老年人也可以从任何可耐受的体力活动中获益。可根据老年人的具体情况制定安全、科学、个性化的运动干预，即使是重度衰弱的老年人也可以通过选择被动运动的方式进行康复。

(二)营养干预

营养补充包括能量、蛋白质和维生素D等。富含亮氨酸的必需氨基酸混合物可以增加肌肉容量改善衰弱。健康成人需要蛋白质0.83g/(kg·d)，老年人日常所需略高于年轻人，推荐量为0.89g/(kg·d)，衰弱患者合并肌少症时建议补充量为1.2g/(kg·d)，应激状态时，补充量增加至1.3g/(kg·d)，当血清25-羟维生素D水平低于100nmol/L时，可考虑每日补充800IU维生素D，同时联合补充钙剂，以改善下肢力量和功能。有研究发现，只有加上运动锻炼，营养补充剂才可以起效，单独使用并不能达到肌肉质量、力量的增加或功能改善。

(三)关注衰弱老人共病和多重用药管理

衰弱的预防和治疗应包括积极管理老年人现患共病，尤其是重视处理可逆转疾病，老年衰弱患者常合并抑郁、心力衰竭、肾功能不全、认知障碍、糖尿病、视力听力问题、骨关节病等。评估衰弱老年人用药合理性，根据Beers标准、老年人不适当处方筛查工具

（STOPP）及 START 标准核查用药情况，及时纠正不合理用药。

（四）多学科团队合作的医疗护理模式

衰弱老年人是综合评估最大的获益人群，需要采用多学科团队（包括老年医学科医师、专科医师、护理人员、临床药师、营养师、康复医师、社会工作者等）合作模式，以改善功能为目标，尊重患者意愿，针对不同的群体（社区老年人、养老机构老年人和住院老年人等），采取长期、个体化、连续性的医疗护理模式，延缓衰弱老年人功能减退，改善不良临床结局。

（五）减少医疗伤害

对衰弱老人来说，一些有创检查和治疗常导致并发症，有时会增加患者负担并损害其生活质量，因此，对中、重度衰弱老人应该仔细评估患者情况，避免过度医疗行为。

（六）药物治疗

关于衰弱的药物治疗，目前尚无可靠证据，是未来的研究重点，正在研究的有激素类似物（睾酮和生长素替代治疗）、血管紧张素转化酶抑制剂（能够阻止活动能力减退及肌肉力量的下降）、抗炎类药物、中药、抗氧化物等。

综上所述，做好基础疾病的控制和护理，关注由基础疾病导致的继发性衰弱；减少老年人社会经济和环境中的应激；指导老人通过参与各种活动等方式释放不良情绪，改善认知功能，均可延缓衰弱的进展。严重不良情绪及认知障碍，则需要进行心理或精神科专业诊治。

第二节　老年人肌少症

肌肉骨骼系统在保持体位、完成运动、保护重要内脏器官及机体内环境稳态等方面发挥着重要作用。肌肉与骨骼不仅位置毗邻、功能相辅，并受到神经、内分泌、免疫、营养、力学刺激的系统性调节，以及两者间内分泌、旁分泌和机械力学的局部相互调节。随着社会人口老龄化，肌肉骨骼疾病已经成为重要的公共健康问题。当老年人骨骼肌量逐渐减少，肌力逐年下降，并逐步发展到难以站起、平衡障碍、极易摔倒、骨折等情况时，就是老年人肌少症。老年人肌少症严重影响老年人的生活质量，使老年人基本的日常生活能力下降，一定程度上还增加了非常规就诊和临床不良事件。肌少症、骨质疏松症和骨折的发生均随增龄而增加，肌少症和骨质疏松症相伴出现，被统称为活动障碍综合征（dysmobility syndrome）。

一、肌少症的定义

肌少症（scarcopenia）又称为骨骼肌减少症或骨骼肌衰减症，定义为与增龄相关的进行性全身骨骼肌量减少，和/或骨骼肌力量下降，或骨骼肌生理功能减退。目前认为，肌少症是导致躯体衰弱的主要机制之一，与不良健康结局风险增加有关。现有研究一致认为，肌少症是源于能量的产生和利用的改变，伴随着肌肉质量的减少（骨骼肌含量下降，定量参数）和肌肉功能的下降（骨骼肌功能下降，定性参数），肌肉力量和运动耐力下降，发动速度减慢，体力活动进一步减少，疲劳感增强或者"精疲力竭"。虽然它与每个人能完成体力活动的量直接相关，但"疲劳"和"耗尽"主要由细胞生产或消耗能量的改变引起。肌肉减少可以导致肌肉减少性肥胖，进一步削减分解代谢状态，加重老年性厌食，使营养摄入减少，改变体力活动所需的能量消耗比例。食物摄取量低和体力活动耗能高的不匹配导致肌肉进一步损失，进一步减少瘦体重指数。这些变化和能量代谢失调在特别严重时便会导致机体临床变化。当力量、行走速度和体力活动都严重受损时，机体会迅速向衰弱发展。

肌少症是一种在老年人群中发病率较高的老年综合征，根据不同诊断标准，在不同人群中的患病率各有不同，在 60 岁以上社区老年人群中，患病率为 9%~30%，80 岁以上老年人中的发患病率可以高达 67.1%。根据 2020 年《中国科技博览》的数据显示，50 岁以后，肌肉含量每年减少 1%~2%，但是肌肉力量的下降速度约为每年 1.5%，60 岁以后则每年减少约 3%。肌肉含量和力量下降速度在久坐的人群中更高，久坐的男性中的下降速度是女性的 2 倍。然而，一般来说，男性的肌肉含量比女性更多，寿命却比女性更短。60~69 岁的女性患病率为 8.8%，男性患病率为 13.5%，超过 80 岁的女性患病率大于 16%，男性患病率为 29%。70 岁以上的老年健康社区居住人群中，仅有 10% 的女性患有肌少症。随着年龄增长，肌肉的流失速度越快，若有疾病等因素，可造成更大的影响，因此不同老年人肌肉流失的情况不同。

肌少症是失能（活动性）事件的预测因素。健康老年人肌肉含量和肌肉力量增加对特殊的体力活动影响甚微，但是肌少症的老年患者骨骼肌含量少量增加就可以导致体力活动的明显增强。肌肉含量和肌肉力量对于健康老人的行走速度影响甚微，而对于肌少症老人则有很重要的影响。识别肌少症的临床表现，做到早发现、早预防、早诊断、早治疗，可提升老年人群的生活质量，减少医疗费用，对社会健康老龄化具有重要的意义。

二、肌少症的危险因素

肌少症是与增龄相关的疾病，是环境和遗传因素共同作用的复杂疾病，涉及多种风险因素和机制。

（一）年龄

年龄是导致老年人肌少症的主要原因，随着年龄的增长，激素水平发生变化、线粒体功能减退、炎症及细胞因子增多等导致骨骼肌分解代谢大于合成代谢，肌肉逐渐流失，在老年期，随着 II 类纤维比 I 类纤维明显减少，星形细胞的数量及其募集能力逐渐下降。

（二）营养不良

营养不良会导致蛋白质缺乏，从而加剧肌肉的进一步丧失。全球 86% 以上的住院老人和 38% 的社区老人均有营养不良症状，日本调查数据显示，平均每 3 位老人中就有 1 人营养不良。中国绝大多数老年人存在营养不均衡，其中 70% 以上的老年人营养不足。此外，随着年龄的增长，25-羟维生素 D 的水平下降。老年人维生素 D 缺乏非常普遍，多项研究证实，维生素 D 缺乏是肌少症的风险因素。低水平的 1，25-二羟维生素 D 与骨骼肌含量减少紧密相关，与骨骼肌力量下降、平衡失调、跌倒风险增加相关。禁食的老年人肌肉蛋白合成率下降，尤其是包括线粒体蛋白在内的关键蛋白；老年厌食症及其导致的肌少症的潜在机制是由蛋白质摄入减少引起的。

(三)活动

体力活动减少是导致各年龄阶段肌肉含量和力量下降的一个重要因素。终身体育锻炼能推迟年龄相关的骨骼肌减少。研究表明，卧床引起的少动在导致肌肉含量减少之前已导致肌肉力量的下降。台湾荣总医院研究数据显示，卧床第二天与第一天相比，蛋白质合成率下降约 30%；蛋白质合成率下降导致肌肉含量下降，以小腿肌肉减少为例，住院老人、健康成年人和健康年轻人差异很大，老年人小腿肌肉减少 1kg 只需要 3 天，健康成人小腿肌肉减少 1kg 需要 10 天，健康年轻人小腿肌肉减少 0.5kg 需要 28 天。缺乏运动对老年人肌肉的影响与卧床机制大致类似。老年人由于多种原因，长期卧床和缺乏运动的比例较高，因此，缺乏运动是老年人肌少症的一个重要原因。

(四)慢性炎症状态

诸如慢性阻塞性肺疾病、心力衰竭、恶性肿瘤，在老年人中非常普遍，并且与血浆炎性细胞因子升高、体重减轻、肌肉含量减少密切相关。

(五)基因

基因是引起骨骼肌力量变异性的主要因素，可能是促进肌少症的个体易感性的因素。基因流行病学研究表明，36%~65% 的个体骨骼肌力量、57% 的下肢功能、34% 的日常生活活动(activities of daily living, ADL)可以用遗传因素解释。

在肌少症的多种危险因素中，有些因素是不可改变的或是不容易改变的，如遗传因素、慢性疾病、长期服药等；有些因素则是可以得到改善的，比如卧床、缺乏运动和营养问题等。

三、肌少症的临床表现及危害

肌少症缺乏特异的临床表现，患者可表现为虚弱、容易跌倒、行走困难、步态缓慢、四肢纤细和无力、体重丢失等，可以出现低蛋白血症。

当骨骼肌减少比例不断增加时，躯体功能逐渐下降，甚至丧失。当骨骼肌减少 10% 时，免疫功能降低，感染风险增加；当减少 20% 时，肌肉无力，日常生活功能下降，跌倒风险增加，伤口愈合延迟；当减少 30% 时，肌肉功能进一步下降，不能独立坐起；当减少 40% 时，死亡风险明显增加。

四、肌少症的诊断标准

鉴于肌少症对老年人健康和生活质量的重要影响，国际肌少症工作组建议对有躯体功能下降(或无力)或正常步速<1.0m/s(4m 路程)的患者用双能 X 线进行身体组分检查,并特别提出对有下列情况的老年人进行肌少症的重点筛查:①有明显的功能、力量、健康情况下降者,自诉有活动困难;②有反复跌倒史;③近来有意外的体重下降(体重下降>5%);④住院后的老年人;⑤患有其他慢性疾病,如 2 型糖尿病、慢性心力衰竭、慢性阻性肺病、慢性肾病、类风湿关节炎等。筛查常用肌少症筛查问卷(SARC-F)见表 4-4。

表 4-4 肌少症筛查问卷(SARC-F)

评估项目	询问内容	评分
S-力量 (strength)	举起或搬运 10 磅物体(约 4.5kg)是否存在困难	0 分—没有困难 1 分—稍有困难 2 分—困难较大或不能完成
A-辅助行走 (assistance walking)	步行穿过房间是否存在困难,是否需要帮助	0 分—没有困难 1 分—稍有困难 2 分—困难较大,需要使用辅助器具,需要他人帮助
R-起立 (rise from a chair)	从椅子或床起立是否存在困难,是否需要帮助	0 分—没有困难 1 分—稍有困难 2 分—困难较大,需要使用辅助器具,或需要他人帮助
C-爬楼梯 (climb stairs)	爬 10 层台阶是否存在困难	0 分—没有困难 1 分—稍有困难 2 分—困难较大或不能完成
F-跌倒 (falls)	过去 1 年内的跌倒情况	0 分—没有跌倒 1 分—跌倒 1~3 次 2 分—跌倒 4 次及以上

评价:以上 5 项总分相加,如 SARC-F 总分≥4 分,提示存在肌少症风险,需进一步进行肌肉力量评估;总分<4 分,提示无肌少症风险,可过段时间再次进行筛查。

对于筛查有肌少症风险老年人,按照肌少症诊断流程,完善肌肉质量、肌肉力量和肌肉功能三个方面进行。肌肉力量应用上肢握力来判断,一般取优势手(通常是右手)最大握力。肌肉功能用步速评估,测量步速被认为是一种快速、安全、可靠的监测全身肌肉功能的方法。肌肉质量采用双能 X 线(DXA)吸收法测量小腿围或生理电阻抗法(BIA)测量四肢骨骼肌量,或 MRI、CT 测量。有肌少症风险的老年人肌量诊断阈值低于参照青年健康人峰值的 2 个标准差。

肌少症诊断流程:①同时测定肌肉力量(握力)和骨骼肌功能(日常步速),若握力与步速不降低,则无肌少症;②若握力和/或步速降低,则测定肌量,若肌量正常,排除肌少症;若肌量减少,则诊断为肌少症。

诊断肌少症要求在肌肉量减少的基础上,伴有肌肉力量和或肌肉功能的下降。

五、肌少症的预防和干预

对于老年人，有多种因素可以削弱其肌肉或使其肌肉向功能障碍甚至残疾发展，可以采取营养和运动和药物等干预措施减缓或逆转这个过程。

(一) 营养

肌少症营养与运动干预中国专家共识推荐所有肌少症和可能肌少症的老年人进行必要的营养筛查。老年人合成蛋白质能力下降，需要比年轻人更多的蛋白质进行肌纤维的合成，对于非肌少症的老人，建议每日摄入 1.0~1.2g/kg 蛋白质预防肌少症；对于明确诊断的肌少症老人，建议每日摄入 1.2~1.5g/kg 蛋白质；对合并严重营养不良的肌少症，每日需补充 1.5g/kg 以上蛋白质，其中优质蛋白质比例最好能达到 50%，并均衡分配到一日三餐中。营养不良的老年人中，蛋白质摄入量减少是阻力训练等干预治疗提高骨骼肌力量的一个障碍。对不能自由进食的老人，可以补给营养补充剂。乳清蛋白较大豆蛋白对肌蛋白的合成更具支持作用，乳清蛋白主要存在与肉蛋奶中。在必需氨基酸中，亮氨酸是近年的研究热点，补充氨基酸尤其是亮氨酸可帮助维持肌量。亮氨酸一方面可抑制肌肉合成代谢抵抗，另一方面还有促胰岛素分泌的作用，从而维持血糖调节平衡，减少肌蛋白分解，并可通过改善骨骼肌线粒体的数量和质量来影响骨骼肌代谢。补充维生素 D800~1000IU/d 可改善肌肉质量和下肢功能。

(二) 运动或锻炼

少动与制动是老年人肌少症发生和恶化的重要促发因素。运动，尤其是抗阻运动能显著增加老年人肌肉量和肌肉力量。因为锻炼(肌肉收缩)可释放肌肉生长因子(如胰岛素样生长因子和机械生长因子)，从而促进蛋白质合成，这是肌肉再生过程。阻力训练可明显改善老年人的骨骼肌含量、骨骼肌力量和骨骼肌质量(根据肌肉含量校正的肌肉力量)。随机对照试验已经证实，阻力训练，如举重，可以增加肌纤维骨骼肌蛋白的合成，骨骼肌力量的提高是改善骨骼肌含量、质量和神经细胞适应(干预、激活模式)共同作用的结果。美国运动医学学院(American College of Sport Medicine，ACSM)和美国心脏协会(American Heart Association，AHA)建议，一周非连续的 2 天或更多天的以 70%~90%单次可重复最大值训练，是增加肌肉大小和力量的最适合训练强度，也适用于衰弱老人。有氧训练不会像阻力训练那样导致肌肉肥大，但是它会刺激肌肉蛋白合成，激活星形细胞，增加肌肉纤维区域。有氧训练能够减少身体脂肪，包括肌肉内脂肪，相对于减轻体重，这对改善骨骼肌功能非常重要。体闲的体力活动不足，会阻止骨骼肌含量下降，但是有氧训练和阻力训练可改善平衡、减轻疲乏、增加疼痛释放、减轻心血管病的危险，并且能改善食欲。尽管阻力训练和有氧训练都可以对保持和改善老年人骨骼肌含量和力量有帮助，但是阻力训练是阻止或治疗肌少症的最好方法。

据文献报道，每天 30 分钟的有氧运动或每周 2 次的抗阻力运动(如坐姿抬腿、静力靠墙蹲、举哑铃、拉弹力带等)可显著改善肌少症患者的功能状态和体能指数。肌少症专家诊疗共识建议肌少症患者应在营养补充的基础上进行抗阻训练，并同时联合有氧、拉伸和平衡运动，以改善躯体功能。对于合并慢性疾病的老年人，需在疾病控制稳定后制定个性化的运动处方，以避免不适当运动造成的不良风险。

(三)药物

在药物干预方面，可使用激素、肌酸、抗氧化剂、长链 Omega-3 脂肪酸等，目前还在研究探索阶段，缺乏有效的临床应用证据支持。

研究显示，在肌少症的防治过程中，护理人员的积极参与可提升老年人的生活质量，减轻卫生负担。

第三节 老年人跌倒

不同于其他年龄段人群跌倒，老年人跌倒会带来严重的后果和惨重的代价，不仅增加医疗费用，而且会导致老年人失去身体活动技能和独立生活能力，降低其生活质量。

随着年龄的增长，人的反应力下降，保护反应不协调，而且还会有骨质疏松等合并疾病。老年人跌倒有着更高的受伤率。跌倒导致的如骨折、严重的软组织损伤和脑外伤等情况在社区老年人中的发生率为 15%～50%，在养老机构中的发生率可达 10%～25%。骨折多发生的部位为髋部、骨盆、股骨、椎骨、肱骨、手部、前壁、腿和踝等，在跌倒老年人中，骨折发生率大约为 3%。另外，在老年人中，跌倒是脑损伤和脊椎损伤的第二大原因。

超过 65 岁的老年人 1 年之中因跌倒造成相关损伤而需要到急诊就诊的概率大约为 5%，其中，几乎有 50% 的老年人患者需要入院进行治疗。60 岁以上老年人中，20% 活动受限的事件是跌倒受伤所造成。除了导致即时的活动受限之外，老年人跌倒后活动受限的时间可能长达数月甚至更久，造成长时间活动受限的原因是身体功能的不协调和担心再次跌倒。50% 以上跌倒的老年人由于担心再次跌倒，会减少 10%～25% 的活动。在美国，跌倒相关损伤差不多花费了 65 岁以上老年人 6% 的医疗费用，非预期受伤是超过 65 岁老人的第 5 大死亡原因，其中，男性的病死率显著高于女性。

一、跌倒的定义

跌倒(fall)是指突发的、不自主的、非故意的体位改变，倒在地上或更低的平面上，按照国际疾病分类(LCD-10)对跌倒的分类，跌倒包括以下两类：一是从一个平面至另一个平面的跌倒，二是同一平面的跌倒。

老年人跌倒有三大特点：高发生率、高致残率、高死亡率。跌倒可以使老年人失去行动功能和独立照顾自己的能力，导致各种并发症甚至死亡，有可能需要长期照护。老年人多有骨质疏松，跌倒后最常见的骨折部位是髋部骨折，而髋部骨折对于老人来说可能是致命性的，因为老年人髋部骨折卧床易发生严重的并发症，髋部骨折被称为"人生最后一次骨折"。50% 的老年人髋部骨折后不能回家或者独立生活，据统计，发生髋部骨折的老年人，一年内的死亡率可能会超过 20%，最高甚至能达到 50%。跌倒是老年人意外损伤和死亡的主要原因之一。

二、跌倒的危险因素

当一个人失去重心又没有足够的能力重新保持平衡时，就会跌倒。老年人发生跌倒的危险因素很多，主要包括两大类：内在危险因素（生理、病理、心理和药理等）和外在危险因素（社会和环境等），通常是多种因素相互作用的结果。

（一）内在危险因素

内在危险因素是指老年人自身身体状况所决定的危险因素，包括生理因素、病理因素、药物因素和心理因素。

1. 生理因素

（1）步态与平衡功能下降：步态的稳定性下降和平衡功能受损是引发老年人跌倒的主要原因。步态包括步高、步长、连续性、直线性、平稳性等特征，它们与老年人跌倒危险性之间存在密切相关性。老年人为弥补其活动能力的下降，可能会更加谨慎地缓慢踱步行走，造成步幅变短、行走不连续、脚不能抬到一个合适的高度，引发跌倒的危险性增加。此外，老年人中枢控制能力下降，对比感觉降低，躯干摇摆较大，反应能力下降、反应时间延长，平衡能力、协同运动能力下降，从而导致跌倒危险性增加。

（2）感觉系统（如视力、听力）退化，会增加跌倒的风险。感觉系统提供足够的保持平衡的信息，包括视觉的、听觉的、本体感觉和前庭的良好功能。老花眼的老年人经常佩戴多焦透镜，其对距离的深度感觉易出现混淆，导致错误判断而跌倒。随着年龄增长和内耳疾病的发生，前庭功能也会受到损害。如在夜间行动时，受损的前庭功能会导致平衡失调。骨突关节和周围神经的机械感受器可以接受本体感觉，而随着年龄增加，本体感觉的功能不全会导致平衡失调，致使老年人在不平坦的地面或者在夜间行走时因为视觉输入减少而失去平衡。

（3）骨骼肌肉系统：老年人关节、韧带以及肌肉结构的改变和退化是引起跌倒的常见原因。年龄增加、静止不运动等因素使肌肉重量和肌力逐步下降，老年人可能不再具备灵敏、精确和有利的防跌倒反应能力。

平衡、肌肉力量和步态的不协调是最主要的可逆转的危险因素。不协调可能是因为一些感觉系统、神经系统或肌肉骨骼系统疾病所导致的，同时因为缺乏运动、老年性疾病和药物作用等功能消退。

2. 病理因素

（1）神经系统疾病：帕金森病患者由于姿势步态异常，典型表现为"慌张步态"，平衡性差，容易导致跌倒的发生。阿尔海默病患者的执行功能、注意力、定向力的损害均会增加跌倒风险。

（2）心脑血管疾病：如体位性低血压、脑梗死、小血管缺血性病变等，可以导致大脑供血不足，发生头晕致跌倒的发生。

（3）影响视力的眼部疾病：白内障、青光眼和黄斑病变会影响视力，从而增加老年人跌倒的风险。

3. 药物因素

老年人每天服用超过4种药物的现象很常见，因为他们通常同时患有多种慢性疾病或者同时有几个主诊医生，导致联合使用多种药物。用药的种类越多，跌倒的风险越大。很多药物会影响人的意识、精神、平衡从而引起跌倒。镇痛催眠药、抗抑郁药，尤其是阿片类药物，会降低警觉或抑制中枢；抗高血压药、抗心律失常药、利尿药会减少大脑的血供；氨基糖苷类抗生素、大剂量利尿药可引起前庭功能异常；噻嗪类药物导致椎体外系反应增多等，均会增加老年人跌倒的风险。

4. 心理因素

跌倒与抑郁、沮丧、焦虑等不良情绪有关。社区中能独立活动，但遇事急躁、性格固执的老年人跌倒的危险因素较高。另外，害怕跌倒的心理也是跌倒的高危因素。害怕跌倒是指在进行某些活动时，为了避免跌倒而出现的自我效能或信心降低，在此心理的作用下，老年人的害怕程度越高，跌倒的发生概率就越高。

（二）外在危险因素

外在危险因素主要指的是社会以及环境影响，与内在危险因素相比，外在危险因素更容易控制。

1. 环境因素

环境因素主要是老人生活环境对跌倒风险的影响，比如地面湿滑或者拥挤，都会增加老年人跌倒的风险。不过这类因素容易控制，可以有效预防。家庭环境安全是需要关注的重点，因为老年人平衡性和灵活性下降，既往未被认为是危险的环境因素也可能成为老年人的危险因素。

2. 行为因素

老年人采取的一些行为也是增加跌倒风险的因素，会增加跌倒的可能。平衡失调或者体力差的老年人可能会做一些他们力所不能及的行为，如爬梯子、挂窗帘、跑步去接电话等。而那些被禁止上床或者有密切观察照顾的老年人就较少因不当行为导致跌倒。

3. 社会因素

老年人的教育和收入水平、卫生保健水平、享受社会服务和卫生服务的途径、室外环境的安全设计，以及老年人是否独居、与社会的交往和联系程度等因素，都会影响其跌倒的发生率。

三、老年人跌倒的预防和干预

老年人的跌倒大多不是意外，而是潜在的危险因素导致。老年人的跌倒是可以预防和控制的。国内外研究显示，对老年人的跌倒进行积极的预防和干预可以大大降低老年人的跌倒发生率和减少跌倒的危害。

（一）跌倒的预防

1. 运动锻炼

锻炼在跌倒的预防中有重要的作用，老年人规律的体育锻炼可以增强肌肉力量、柔韧性、协调性、平衡能力、步态稳定性和灵活性，从而减少跌倒的发生。适合预防老年人跌倒的运动有太极拳、散步等。研究发现，太极拳可以将跌倒的可能性减少一半；专门的平衡训练也可以减少跌倒的发生，如练习单腿站立，双腿尽量靠拢站立，走直线，坐立练习等。

2. 合理、正确用药

正确指导老年人用药，如对于服用镇静、安眠药的老年人，告知其未完全清醒时勿下床活动；服用降糖、降压、利尿药的老人，应遵医嘱服药，勿乱用药，并注意用药后的反应；对于大量饮酒的老年人，多做健康知识宣传，避免饮酒过量引起跌倒等。

3. 生活方式

跌倒的预防主要应从生活方式的调整着手。改变久坐的生活方式、参加运动可以减少跌倒的发生率。全国调查显示，老年人的跌倒一半以上是在家中发生的，因此，家庭环境非常重要，将杂物运离家庭，让居室内无障碍，以方便老人安全活动；紧急时有获得帮助的呼叫装置，在卫生间和床头装呼叫电话，卫生间有防滑和扶手等设施；衣服要宽松舒适，鞋要合适，鞋对保持老年人躯体稳定性有重要作用；放慢起身、下床的速度，避免睡前饮水过多，以免夜间多次起床，必要时晚上床旁放置小便器；避免在他人看不到的地方独自活动。

助行器是很多老年人出行的首选，助行器的使用看起来简单，实则不简单，不当的使用会造成腰酸背痛、摔倒，甚至更加严重的后果，选择合适的助行器，如合适长度、顶部面积较大的拐杖。将助行器及经常使用的物件等放在触手可及的地方；听、视力有障碍的老年人应佩戴视力补偿设备、助听器及其他补偿设备。

4. 防治骨质疏松

防治骨质疏松也是老年人预防跌倒的措施之一。老年人要加强膳食营养，保持均衡的饮食，适当补充维生素 D 和钙剂，增强骨骼强度，可降低跌倒后损伤的严重程度。

(二) 跌倒风险筛查与评估

护理人员所有接受常规检查的老年人都应该询问跌倒的风险，如果既往发生过跌倒，应至少每年有 1 次风险询问。

老年人跌倒的筛查和评估应遵循一定的工作流程。

(1)筛查问题："您在近 1 年内有无跌倒或撞到其他物体(墙壁、椅子等)?"回答"是"者，需要做移动/平衡能力的评估。

(2)初筛试验：Mose 跌倒危险因素评估量表是专门用于预测跌倒可能性的量表。由跌倒史、>1 种疾病诊断、行走辅助、静脉治疗、步态、认知状态 6 个条目组成。总分 125 分，评分 0~24 分提示无跌倒风险；25~45 分为跌倒低风险；>45 分为跌倒高风险，见表 4-5。

表 4-5 **Morse 跌倒风险评估量表**

项目	评价标准	得分
1. 跌倒史	近三个月内无跌倒史	0
	近三个月内有跌倒史	25

续表

项目	评价标准	得分
2. 超过 1 个医学诊断	没有	0
	有	15
3. 行走辅助	不需要/完全卧床/有专人扶持	0
	拐杖/手杖/助行器	15
	依扶家居行走	30
4. 静脉输液/置管/使用特殊药物	没有	0
	有	20
5. 步态	正常/卧床休息/轮椅代步	0
	虚弱乏力	10
	平衡失调/不平衡	20
6. 认知状态	了解自己能力，量力而行	0
	高估自己能力/忘记自己受限制/意识障碍/躁动不安/沟通障碍/睡眠障碍	15

评分标准：跌倒低危人群：<25 分；跌倒中危人群：25~45 分；跌倒高危人群：>45 分。

（3）进一步检查：

①起立行走计时试验（timed up-and-go test，TUGT）：该试验主要了解老年人的移动能力和步态，适用于能行走的老年人，如步态不稳，可使用助步器来测试。嘱受试者从椅子（座高 46cm）上起身，尽快向前走 3m，然后转身走回椅子坐下（共 6m）。记录完成试验的时间，正常人<10s，≥15s 为阳性，20s 内完成者表示能独立活动，20~29s 完成者表示有轻度依赖，≥30s 完成者为重度依赖。还要观察受试者有无坐立不稳、起坐困难、转身不连续、身体摇晃、路径偏移、抬脚高度降低、步幅缩小、走路磕磕绊绊、脚下打滑或几乎跌倒等，如发生跌倒，则说明有严重异常。该试验的敏感度为 88%，特异度为 94%。不能完成试验者可能有髋、膝、踝关节病变，下肢或背部肌无力，小脑共济失调，帕金森病，脑卒中后遗症等疾病。

测步速（gait spend）是检测老年人移动能力的另一个评估方法，正常步速>1.0m/s，步速下降是疾病发生的征兆，也是预测将来失能的一个重要指标。

②5 次起坐试验（five-times sit-to-stand test，FTSST）：该试验主要了解老年人下肢肌力。受试者双手交胸前，从椅子（座高 46cm）上起立并坐下 5 次，尽可能快且不用手臂支撑，完成时间正常<10s。如完成≥10s 或不能完成 5 次起坐，表明下肢股四头肌无力和跌倒风险高，对预测将来发生功能障碍很有价值。

③改良 Romberg 试验：该试验主要了解老年人平衡功能。让受试者先两脚分开站立，与肩同宽，如能保持平衡，可依次并脚站立，前后半脚站立，前后脚站立，每一步骤分别评估睁眼和闭眼的平衡性，记录维持平衡的时间，正常>10s。如 10s 内不能维持平衡者，

则跌倒风险增加。睁眼时不能维持平衡，提示视觉平衡能力受损；闭眼时不能维持平衡，则提示本体感平衡能力受损；睁眼、闭眼都不能维持平衡，提示小脑病变。

上述定性试验异常时，应进一步做前庭平衡功能检查，不仅可检测有无行动障碍，而且能量化其严重程度，辨别出步态和平衡项目中最易受影响的部分，有利于制订治疗计划。

(三)跌倒风险干预

一旦确定老年人存在跌倒风险，就需要制订个性化的综合多学科治疗计划，包括：①平衡、灵活性的改善，加强体力的锻炼；②感觉系统缺陷(视觉、听力、前庭和本体感觉)的纠正；③直立性低血压的评估和治疗；④腿部疾患的治疗；⑤环境的评估，如需要，可使用辅助器械。以改善平衡和灵活性为指导的物理治疗，是预防跌倒的重要措施之一。在物理治疗师指导下，渐进式锻炼可以帮助老年人增强信心，减低跌倒的风险。教育老年人一旦跌倒时如何从地面上爬起来，以预防长时间卧倒在地的情况。对活动受限的老年人，可配备急救电话设备，便于及时呼救。此外，应进行骨质疏松症的治疗，可以降低跌倒导致骨折的概率。

(四)老年人跌倒的处理

老年人发生跌倒的瞬间保护性反射能力较差，根据身体跌落地面的着力点不同，造成的损伤也有不同特点。当臀部着地时，易发生髋部股骨颈骨折；当向前扑倒时，易发生股骨干、髌骨、上肢前臂骨折；当发生头部着地时，往往有头部外伤，以及脑震荡、脑挫伤、脑出血等。跌倒产生的直接损伤最常见的是软组织损伤，其次是骨折，在跌倒的老年人中发生内脏损伤的也较为多见。

2011年9月6日《老年人跌倒干预技术指南》提出：老年人跌倒后，不要急于扶起，要分情况进行跌倒后现场处理。

(1)首先将跌倒老人就地置于平卧位，测量生命体征。

(2)检查确认伤情：①询问跌倒情况及对跌倒过程是否有记忆，如不能忆起跌倒过程，提示可能为晕厥或脑血管意外，需行 CT、MRI 等检查确认；②询问是否有剧烈头痛或口角歪斜、言语不利、手脚无力等，如有，则提示可能为脑卒中，处理过程中注意避免加重脑出血或脑缺血；③检查有无骨折，如查看有无肢体疼痛、畸形、关节异常、肢体位异常、感觉异常及大小便失禁等骨折的特征性表现。

(3)对于有外伤、出血者，立即止血包扎，对骨折进行初步固定。

(4)如果老年人试图自行站起，可协助其缓慢起立，之后坐下或卧床休息，并继续观察。

(5)对跌倒后意识模糊的患者，特别注意：①有呕吐者，将头偏向一侧，并清理口腔、鼻腔呕吐物，保证气道通畅；②有抽搐者，移至平整软地面或身体下垫物，防止碰、擦伤，必要时使用牙间垫等，以防止舌咬伤，注意保护抽搐肢体，防止肌肉、骨骼损伤；③如发生呼吸、心跳停止，应立即进行胸外心脏按压，或行口对口人工呼吸等措施。

(6)紧急处理后，要注意病情观察。对生命体征进行监测，警惕跌倒延后的内出血及休克的发生。注意观察老年人意识、瞳孔变化，肢体活动情况，语言是否清晰，跌倒后大小便的状况，警惕有无脑损伤等。跌倒后，老年人可能功能发生障碍而卧床，应根据其日常生活活动能力，提供相应基础护理；预防压疮、肺部感染、尿路感染等并发症；指导并协助老年人进行相应的功能锻炼、康复训练等，预防废用综合征。

（7）跌倒恐惧的健康指导。针对跌倒后出现恐惧心理的老年人进行心理护理，帮助其分析产生跌倒的原因，共同制定针对性的措施，以减轻或消除其恐惧心理。

老年人的跌倒可防可控，应定期对老年人进行跌倒风险的评估，一般一年一次，高危者半年一次，发现问题，及时干预。针对多个危险因素综合干预，能大幅度降低跌倒风险。加强运动不仅可使跌倒风险降低，同时可降低跌倒后损伤程度。预防家中跌倒的最佳方式是改造家庭环境和加强运动。最大限度降低损伤的策略是加强骨质疏松及肌少症的筛查及干预。对反复跌倒者，应采取安装髋部保护装置和降低床的高度等措施。

第四节　老年人压力性尿失禁

老年人尿失禁是指由于膀胱不能维持正常的控尿功能，尿液不自主地从尿道口溢出或流出的一种老年综合征。随着年龄的增长，神经和内分泌系统功能下降，老年人控尿能力下降，尿道括约肌松弛，从而导致尿失禁。尿失禁患病率随年龄及衰老程度而增加，老年女性较老年男性高 1.3~2 倍。在社区老年女性中，各种尿失禁的患病率约为 35%，老年男性约为 22%；在养老院中，老年人尿失禁患病率约为 60%。

按照失禁的表现不同，老年人尿失禁可分为五种，同一患者可同时具有多种尿失禁。①压力性尿失禁：普遍存在于老年女性，以腹压增强（例如咳嗽、喷嚏、大笑以及运动时）所导致的尿液不随意流出为临床特征，通常仅少量漏尿，漏尿程度可逐渐增加。②急迫性尿失禁：由一些下尿路及神经疾病所引起。该类型的尿失禁表现为突发的强烈尿意，伴有对漏尿的恐惧，随后出现尿失禁，与强烈的逼尿肌无抑制性收缩有关。③充盈性尿失禁：目前特指急慢性尿潴留以及压力性或急迫性尿失禁伴有大量残余尿，导致膀胱压力上升到一定程度，超过尿道阻力时，尿意不自主溢出。④无阻力性尿失禁：尿道阻力完全丧失，膀胱内无法储存尿液。⑤反射性尿失禁：完全的上运动神经元病变导致排尿没有感觉，排尿依靠脊髓反射，不自主地间歇排尿。在老年人众多类型尿失禁中，约 50% 为压力性尿失禁。

一、压力性尿失禁的定义

压力性尿失禁（stress urinary incontinence）是指喷嚏、咳嗽、举东西、大笑或运动等腹压增高时出现不自主的尿液自尿道外口渗漏。正常女性 60 岁以上，约有 50% 的人会经历压力性尿失禁；80 岁以上的女性，这个比例可能会增加到 70%。男性老年人患压力性尿失禁比例低很多，大约为 12%。

目前关于压力性尿失禁的机制不完全清楚。排尿的控制依赖于盆底肌肉、结缔组织的完整、尿道括约肌和尿道黏膜的正常闭合以及正常的神经支配，这些组成部分中的一个或多个受损，就可能出现尿失禁的症状。盆底肌肉承托和支持着膀胱、子宫、直肠等盆腔脏器，除了使这些盆腔脏器维持正常的位置之外，盆底肌肉还参与控制排尿、排便、维持阴道的紧张度等功能。老年女性经历了妊娠、分娩或者其他导致腹压增加的因素，如肥胖、慢性咳嗽，以及衰老后激素水平的下降等，这些因素可导致老年女性盆底肌肉松弛。松弛的盆底肌肉无法支撑膀胱、子宫、直肠等腹腔内器官，可能导致这些器官下移及功能失常，出现相应的尿失禁、盆腔器官脱垂、便秘/失禁等症状。除上述原因外，也可能因为疾病、手术或先天因素等原因导致盆底缺陷而引起盆底支撑能力下降。

多种综合因素导致盆底肌肉松弛以致膀胱颈及尿道下移，尿道括约肌功能不全，致使尿道阻力不足以防止尿液漏出。漏尿程度有轻有重，少的只有几滴尿，多的可能是膀胱内大部分或全部的尿液。老年女性容易发生盆底肌松弛，而且女性尿道短而直，故压力性尿失禁以老年女性为主。而男性压力性尿失禁则多见于前列腺手术后尿道外括约肌损伤、会阴部及尿道损伤及尿道手术后等。

二、压力性尿失禁的危害

压力性尿失禁对大多数老人的生命无直接影响，但是它会造成身体的异味、反复尿路感染以及皮肤溃烂等，如会阴部及大腿内侧皮疹、皮肤感染、溃烂等蜂窝组织炎，长期会阴部潮湿导致泌尿道逆行性感染，严重者可影响双肾功能。尿失禁还有间接影响，如频繁漏尿，去卫生间次数增加，可能导致失眠、骨折等；因漏尿导致不敢出门，从而影响老年人的社交活动，可能会产生抑郁，严重影响其生活质量，增加照顾者的负担等。总之，它对老年患者的人际关系、家庭以及社会经济负担和精神负担带来巨大的压力，严重影响老年患者的生命质量。

三、压力性尿失禁的评估与诊断

压力性尿失禁的评估或诊断常用到以下方法：

(一)病史评估

病史评估包括对一般情况、压力性尿失禁症状、妊娠分娩情况、长期腹压增加的问题等的评估。与腹压增加有关的尿失禁症状包括在大笑、咳嗽、喷嚏、跳跃或行走等各种腹压增加状态下，尿液是否不自主漏出，停止腹部增加动作后，漏尿是否随即终止。

(二)体格检查

尿道周围皮肤状况，有无潮湿、瘙痒等；会阴部皮肤是否有红肿、发炎、溃疡等；是否因为漏尿导致压疮发生。

(三)盆腔器官脱垂定量分度法

盆腔器官脱垂定量分度法是美国泌尿协会及美国妇科手术医师协会制定的，用于评估盆底肌肉松弛，支撑作用减弱导致的盆底器官如膀胱、阴道、子宫及直肠等下移/脱垂的程度。此定量分度法是利用阴道前、后壁及顶端上的 2 个解剖点与处女膜平面之间的关系来界定盆腔器官的脱垂程度，这需要专业医生进行判断。

(四)尿垫实验

该实验用于检查漏尿的程度。实验持续 1h，头 15min 饮水 500mL；随后 30min 步行、上下台阶；后 15min 坐站 10 次，咳嗽 10 次，原地跑 1min，拾物、洗手；60min 后结束，称尿垫重，排尿，测尿量。该实验方法简单易行，特异性较高，敏感性却不强。1h 漏尿 ≤1g 为轻度；1h 漏尿 ≤10g 为中度；1h 漏尿<50g 为重度；1h 漏尿≥50g 为极重度。

(五)膀胱抬举实验

患者站立，两足分开，食指和中指插入阴道抬举膀胱颈，咳嗽时不漏尿，则为试验阳性，该方法适用于压力性尿失禁的诊断。

(六)压力性尿失禁程度

根据漏尿的程度，压力性尿失禁临床上常可分为三度：Ⅰ度：一般活动及夜间无尿失禁，腹压增加偶发尿失禁，不需要佩戴尿垫；Ⅱ度：腹压增加及站立活动时有频繁的尿失禁，需要佩戴尿垫；Ⅲ度：起立活动或卧位立位变化时即有尿失禁，严重影响生活及社交活动。

四、压力性尿失禁的干预及治疗

目前，对压力性尿失禁，老年人存在一些不正确的认识，比如，有的老年人认为压力性尿失禁是随年龄增长自然发生的现象，偶尔少量漏尿不用上医院看病；有的老年人则把尿失禁当做一种耻辱，不敢对别人说；有的老年人不知道压力性尿失禁应该如何就医。以上不正确认识导致我国老年人压力性尿失禁的就诊率非常低。

实际上，老年人压力性尿失禁是一种可以改善甚至治愈的老年综合征。近年来，随着对老年人压力性尿失禁发病机制的深入理解，已出现了多种新兴的治疗手段，主要分为四大类：

(一)物理疗法

采用盆底电刺激法，可通过增强盆底肌肉的力量，提高尿道闭合压来改善控尿能力，但这种方法不作为治疗压力性尿失禁的常规方法。对于不能主动收缩盆底肌肉的患者，可采用生物反馈和盆底肌刺激的方法。

(二)药物治疗

例如，可使用雌激素和 α 受体促进剂丙咪嗪，但由于药物的副作用，其应用受到争议。

(三)盆底肌锻炼

盆底肌锻炼(pelvic floor muscle training, PFMT)又称为 Kegel 运动，是压力性尿失禁患者的一线治疗方法(A 级证据)，由患者主动式的收缩运动来强化盆底肌肉，达到加强尿道括约肌的力量，增加尿道阻力的目的。

1. 盆底肌锻炼的方法

首先，确定盆底肌的位置。通过进行控制排尿的动作，可以感觉到盆底肌群的位置，控制排尿时会缩紧肛门附近的肌肉，也自然包括阴道四周的肌肉。会感觉到以肛门和阴道为中心的肌肉向上向内拉，这群肌肉就是骨盆底肌肉群。

确定好了要锻炼的肌肉群，具体训练方法包括瞬时运动、持久运动。瞬时运动的方法，如收缩盆底肌肉1秒，放松，重复再做，开始时每天做两组，每组20次，然后逐渐增加次数。持久运动的方法，如每一次收缩时间达到尽可能长，之后慢慢放松，重复再做，开始时每天做两组，每组20次，然后逐渐增加次数。瞬时运动和持久运动时间安排可以根据具体情况进行循序渐进的设计。运动的全程正常呼吸，保持身体其他部位放松。可以用手触摸腹部，盆底肌肉收缩时腹部肌肉应该是放松的，如果腹部有紧缩的现象，则提示运动的肌肉有误。

2. 盆底肌锻炼的注意事项

①运动前应先排空膀胱；②饭后1小时较不适合进行此练习；③在轻松、自然且没有压力的环境下练习；④双腿、腹部及臀部的肌肉尽量不要收缩；⑤练习的质比量更为重要，动作的正确是成功的关键；⑥每天喝水量至少达1500~2000mL；⑦有阴道或泌尿系统感染时要暂停练习；⑧如有不适，要立即停止练习；⑨要有恒心与养成练习的习惯。

盆底肌锻炼适用于轻、中度压力性尿失禁患者，一般6~8周为一疗程，4~6周患者盆底肌肉会有改善，12周效果明显。压力性尿失禁的老人想长期保持训练的效果，需要持续做盆底肌锻炼，使盆底肌锻炼成为生活的一部分。

(四)手术疗法

对压力性尿失禁患者，手术干预是有效的。压力性尿失禁的女性患者，如果年纪较大，伴有骨盆严重下垂或者有尿潴留，药物治疗无效，则要考虑手术治疗。手术的主要适应证为：①非手术治疗效果不佳或不能坚持，不能耐受，预期效果不佳的患者；②中重度压力性尿失禁，严重影响生活质量的患者，或者生活质量要求较高的患者；③伴有盆腔脏器脱垂等盆底功能病变需行盆底重建者。

目前有许多新的微创手术，如各种吊带术、悬吊术及胶原物的填充等，其原理是通过不同路径或方法将尿道吊起，以加强盆底对膀胱颈和后尿道的支撑，减少腹压增大时膀胱颈的下移程度，从而减少漏尿的发生，控制尿液溢出。

五、压力性尿失禁老年人的护理

护理人员除指导老年人盆底肌锻炼及评估治疗的效果外，日常生活照护也非常重要。护理人员要指导老年人维持会阴部皮肤干燥与清洁。告知老年人不能通过减少水分摄入的方法减少漏尿，应维持充分的水分摄取，保持足够的尿量，以防止发生泌尿系统感染，根据个别老年人的需要，可以制定排尿时间。另外，对于有长期腹压增加问题的老年人，还要进行生活方式的干预，如对于过度肥胖的患者，应要求其减重，研究显示，减少8%体重可减少压力性尿失禁的发生；对于有吸烟习惯和患有呼吸道疾病的老年人，应要求其戒烟，以控制呼吸道疾病；对有慢性便秘的老年人，要治疗便秘等。

老年人压力性尿失禁是一种可防可控的老年综合征。对于尿失禁千万不可轻视，需全社会重视外，更需要患者更新观念，要及时到正规医院找专科医师检查治疗。

第五节　老年人便秘

便秘（constipation），是老年人常见的一种老年综合征之一，常见症状是排便次数明显减少，每2~3天或更长时间一次，无规律，粪质干硬，常伴有排便困难感。老年人便秘的患病率随着年龄增长呈上升趋势，便秘程度也随着增龄而加重，严重影响老年人的生活质量。

一、便秘的特征及危害

便秘的主要表现是大便次数减少，间隔时间延长，或正常，但粪质干燥，排出困难，或粪质不干但排出不畅；可伴腹胀、腹痛、食欲减退、嗳气反胃、大便带血等症状，常可在左下腹扪及粪块或痉挛的肠型。便秘是老年人的常见问题，据有关调查资料显示，便秘在60岁以上的老年人中经常发生，老年人便秘者占28%~50%。

老年人常常患有高血压、动脉硬化和冠心病等疾病，而患有高血压、脑动脉硬化又经常便秘的老人，如果排便时用力过猛，会使全身肌肉紧张、血管收缩，而导致血压骤升。同时，由于排便时用力，患者胸腔和腹腔的压力也会增大，致使血液冲至脑内血管，造成颅内压力剧增，导致脑血管破裂而发生脑出血。

便秘会引起肛肠疾患。便秘时，老年人排便困难，粪便干燥，可直接引起或加强肛门直肠疾患。如直肠炎、肛裂、痔疮等。衰弱的老年人如果有便秘的症状，可以导致严重的并发症，如粪便嵌塞、便失禁、尿潴留。

便秘可导致胃肠神经功能紊乱。便秘时，粪便潴留，有害物质被吸收会引起胃肠神经功能紊乱而致食欲不振、腹部胀满、嗳气、口苦、肛门排气多等表现。较硬的粪块压迫肠腔，使肠腔狭窄及盆腔周围结构，阻碍结肠扩张，使直肠或结肠受压而形成粪便溃疡，严重者可引起肠穿孔。有便秘的老年人更容易焦虑、沮丧和对健康认知不良。

因此，老年人必须重视便秘，出现或者诊断了便秘后，要及时治疗，以免由此引发各种意外。

二、便秘的危险因素

（一）不良生活习惯

（1）没有养成定时排便的习惯。有些老年人没有养成定时排便的习惯，常常忽视正常的便意，致使排便反射受到抑制而引起便秘。

（2）饮食习惯不良。食物过于精细和摄入的总量不足是老年人功能性便秘的常见危险因素之一，有许多研究显示，膳食纤维可影响结肠传输时间、粪便量和肠蠕动次数。在英国，以麦麸、蔬菜和水果形式为主的膳食，由于纤维摄入较少，容易引发便秘。对欧洲老年人的社区研究表明，那些坚持地中海饮食(富含水果、蔬菜、橄榄油)的人便秘的发生率较低(50 岁及以上的人中便秘发生率约为 4.4%)。

（3）活动量减少。特别是因卧床或乘坐轮椅，会因缺乏运动性刺激以推动粪便的运动。对居住在家的老人而言，适当的身体锻炼(包括平时的散步)有助于减轻便秘症状。行动不便(在调整年龄和并发症后)是养老院老年人使用强效泻药的最强独立危险因素，而卧床的老年人肠道运输时间可达三周。

(二)精神心理因素

近年来，人的精神心理因素对胃肠动力影响的研究成为热点，较多的研究证实，长期抑郁和焦虑可致功能性便秘，焦虑可加重盆底肌肉的紧张度，尤以女性及老年人为著。流行病学调查显示，精神因素是便秘发病的高危因子。

(三)药物

老年人服用的某些药物也可以导致便秘。许多老年人患有慢性病，需要长期服用药物，如一些抗高血压药物，以及使用阿托品、鸦片类、氢氧化铝、口服肠道抗生素等，这些药物均可引起便秘。此外，长期用泻药治疗便秘，会加重便秘。多重用药本身会增加老年人便秘的风险，尤其是平均每天服用 6 种处方药的老人。由于铁元素的吸收会引起便秘，因此所有的补铁药物(硫酸铁、富马酸亚铁、葡萄糖铁)都会造成成年人便秘。

(四)生理功能减退

老年人生理功能减退是便秘的重要原因。老年人的脏器功能已发生生理性衰退，肠道蠕动能力下降，易导致粪便滞留在肠道内。老年人的直肠肌和腹肌已发生萎缩，肌张力低下，致使排便无力，粪便不易排出。

(五)胃肠道器质性病变

老年人胃肠道发生器质性病变的概率较大，要注意老年人便秘是否与器质性疾病有关。常见器质性病变如肠道肛门器质性病变引起的肠道狭窄或阻塞，盆底肌松弛导致的直肠前突等，均会导致粪便排出困难；全身性疾病导致肠道蠕动障碍等。

(六)疾病因素

1. 糖尿病

现有研究发现，超过一半的糖尿病门诊患者有便秘的症状。糖尿病自主神经病变可导致结肠运输减慢和胃结肠反应性障碍，然而，1/3 有便秘的糖尿病患者没有神经症状。有糖尿病和便秘的衰弱老年人的结肠运输时间非常长。

2. 神经系统疾病

帕金森病患者多巴胺能神经元变性和肌间神经丛中路易体的增加延长了结肠的运输(与年龄、体力活动、药物无关)；帕金森病患者存在骨盆底肌协同失调，排便时肛门内外括约肌和耻骨直肠肌的反常收缩或不舒张导致直肠排出障碍，引起排便困难。老年认知症患者易患直肠运动障碍,部分原因是忽视了排便的冲动。抑郁、心理困扰和焦虑等,也与老年人自评便秘增加有关。

3. 代谢紊乱

低钾血症和低镁血症会导致神经系统功能障碍,使得乙酰胆碱对肠道平滑肌的刺激减弱,从而使肠道传输时间延长。

4. 便秘型肠易激综合征

便秘型肠易激综合征是一种常见的肠易激综合征亚型,通常影响老年女性。流行病学调查显示,肠道运动频率的变化确实和年龄有关,便秘也更多发生在那些有并发症的老年人身上。

三、便秘的评估与诊断

老年人便秘的原因通常是多方面的。老年人综合评估(评估医疗、功能和除了肠道以外的社会心理因素)是识别所有诱因的关键。便秘可能是唯一的临床表现,也可能是某种疾病的症状之一。对于便秘患者,应了解病史,进行体格检查,必要时做进一步的检查,以明确是否存在消化道机械性梗阻,有无动力障碍。

(一)病史采集及体格检查

详细了解老年人便秘的起病时间和治疗经过,近期排便习惯的改变,排便次数,有无排便困难、费力,大便是否带血;是否伴有腹痛、腹胀、恶性、呕吐及能引起便秘的其他系统疾病,尤其要除外器质性疾病。如病程在几年以上病情无变化者,多提示功能性便秘。体格检查能发现便秘存在的一些证据,如腹部有无扩张的肠型,是否可触及存粪的肠襻。进行肛门和直肠检查时可发现有无直肠脱垂、肛裂、肛管狭窄,有无嵌塞的粪便,还可估计静息时和用力排便时肛管张力的变化。

(二)实验室检查

1. 粪便检查

观察粪便的形状、大小、坚度、有无脓血和黏液等。在直肠便秘时,由于直肠平滑肌弛缓,排出的粪便多呈块状;而痉挛性结肠便秘时,粪便呈羊粪状。粪便常规及隐血试验是常规检查的内容。

2. 直肠指检

直肠指检是常规检查手段,有助于发现直肠癌、痔疮、肛裂、炎症、狭窄、坚硬粪块堵塞及外来压迫、肛门括约肌痉挛或松弛等。当直肠便秘时,可查到直肠内有多量干燥的粪块存在。

3. 其他辅助检查

(1)结肠镜检查:对引起便秘的各种结肠病变,如结肠、直肠癌,肠腔内息肉等的诊断有极大的帮助。

(2)胃肠道传输实验:常吞服一定数量不透 X 线的胶管碎片作为标志物,定时拍摄腹片(例如在服用标志物后 24h、48h、72h),可了解到标志物在胃肠道内运行的速度及分布情况，正常情况下服标志物后 48~72h，大部分标志物已排出。如果是直肠性便秘，可见标志物在结肠中运行很快，最后聚积于直肠；如果是结肠性便秘，则标志物分布于空肠和直肠之间。

四、便秘的类型与防治

(一) 功能性便秘

老年人最常见的便秘类型是功能性便秘。功能性便秘是指非器质性或药物因素所致便秘。因老年人全身肌肉张力减退、咀嚼功能和消化功能下降，以及不良的生活方式等，易发生功能性便秘。

功能性便秘防治方法：

(1) 养成定时排便的习惯：良好的排便时间为清晨胃结肠反射最强时，可鼓励老年人于起床时空腹状态喝下一杯温开水，刺激大肠蠕动，长期坚持，形成定时排便的条件反射。

(2) 调整饮食：老年人平时应多吃些含纤维素多的食物，如全麦面粉、糙米、玉米、芹菜、韭菜、菠菜和水果等，老年人咀嚼功能不好，这些纤维素类的食物可以打碎后摄入，以增加膳食纤维，刺激和促进肠道蠕动。

(3) 适当多饮水：老年人每天早晨空腹时最好能饮一杯温开水或蜂蜜水，以增加肠道蠕动，促进排便。

(4) 适当运动：老年人应适当地运动，对于因病长期卧床的老年人，家人可给其做腹部按摩，由右上腹向左下腹轻轻推按，以促进其肠道蠕动。

(5) 保持乐观的情绪：精神紧张、焦虑等不良情绪可导致或加重便秘。老年人要经常保持心情愉快，不要经常生气上火，以避免便秘的发生。

(6) 药物治疗：建议规范治疗，如应用内服乳果糖保持大便软化、内服西沙比利促进胃肠蠕动、内服酵母菌改善肠道菌群的三联疗法，避免单用泻药通便。老年人要在医生的指导下使用通便药物，切不可自行用药。应尽量避免口服硫酸镁、蓖麻油、番泻叶等强刺激性药物，以免导致腹泻、水电解质混乱，长期使用还可以导致肠道蠕动减慢，使便秘加重。

(二) 痉挛性便秘

有少数老年人一有便意就迫不及待地要解大便，但解出又硬又小的细条状大便，有排便不尽感，反复多次大便。这是老年人中一种特殊类型的便秘，痉挛性便秘。痉挛性便秘是由于结肠运动过于强烈，引起结肠痉挛，肠腔过于狭窄，使大便无法通过而导致便秘，又称为肠道易激综合征，其特点是便秘腹泻交替，或者是长期腹泻。其主要原因是精神因素，其便秘特征是饭后即出现下腹疼痛，立刻产生便意，迫不及待排出又硬又小的细条状粪便，并且一次排便量很少。

痉挛性便秘防治与功能性便秘有不同之处。防治措施有：①在饮食上要低纤维、低渣饮食，禁食刺激性食物，防止胃肠蠕动过快；②适当增加脂肪摄入，脂肪有润肠作用，脂肪酸可促进肠蠕动，有利排便，但不宜摄入过多；③多饮水及饮料，如早晨饮蜂蜜水等，以保持肠道粪便中的水分，以利通便。

(三)梗阻性便秘

梗阻性便秘属于器质性便秘，是由于肠内或肠外的机械性梗阻，使肠内容物运行障碍所引起的便秘。这种便秘大多起病后会伴有其他症状，如腹胀、腹痛，甚至恶心、呕吐、停止排便排气等肠梗阻的症状，患者必须接受医学检查来判断病情，明确肠梗阻的原因。若为器质性病变引起的，如直肠癌、结肠癌等，则应首先治疗原发疾病，去除病因。非器质性便秘的预后一般良好。膳食纤维对改变粪便性质和排便习性很重要，因为纤维本身不被人体吸收，能使粪便膨胀，刺激结肠运动，这对于膳食纤维摄取少的便秘患者可能更有效。含膳食纤维最多的食物是麦麸，以及水果、蔬菜、燕麦、玉米、大豆、果胶等。注意，如有粪便嵌塞，则应先排出粪便，再补充膳食纤维。

（顾耀华　裴先波）

思考与练习

一、单选题

1. 衰弱非特异性表现不包括_____。
   A. 疲劳
   B. 无法解释的体重下降
   C. 反复感染
   D. 情绪低落
2. 肌少症的定义包括_____。
   A. 肌肉质量的减少
   B. 肌肉力量下降
   C. 肌肉功能减退
   D. 以上都对
3. 老年人臀部着地髋部疼痛，不能站立行走，应考虑_____。
   A. 股骨颈骨折
   B. 腓骨骨折
   C. 胫骨骨折
   D. 髌骨骨折
4. 为了预防患者跌倒，尽量调整床的高度_____。
   A. 随患者意愿
   B. 升高床的高度
   C. 降低床的高度
   D. 方便医护人员操作
5. 男性，70岁，有高血压病史22年，早晨重复服用了降压药，出现头晕、乏力，测血压90/50mmHg，此时从患者安全角度护理上应注意_____。
   A. 活动受限
   B. 恶心
   C. 呕吐
   D. 防跌倒
6. 女，50岁，下蹲或腹部用力时，出现不由自主的漏尿，其诊断初步考虑是_____。
   A. 充盈性尿失禁
   B. 急迫性尿失禁
   C. 反射性尿失禁
   D. 压力性尿失禁
7. 压力性尿失禁患者腹压增加及站立活动时有频繁的尿失禁，需要佩戴尿垫，严重程度为_____。

    A. I 度   B. II 度   C. III 度   D. IV 度

8. 尿垫实验 1h 漏尿达 30g，漏尿程度为_____。

    A. 轻度   B. 中度   C. 重度   D. 极重度

9. 下列哪项不是便秘的危害？_____

    A. 加重心脑血管疾病   B. 增加结直肠癌的风险

    C. 尿路感染   D. 肛裂

10. 痉挛性便秘防治措施不包括_____。

    A. 高纤维饮食   B. 减少刺激性食物

    C. 适当增加脂肪摄入   D. 多饮水

二、多选题

1. 肌少症的危险因素有_____。

    A. 增龄相关   B. 慢性炎症   C. 缺乏锻炼   D. 营养

    E. 疾病相关

2. Fried 衰弱评估内容包括_____。

    A. 体重下降   B. 行走时间   C. 握力   D. 体力活动

    E. 疲乏

3. 骨骼肌质量测定方法有_____。

    A. 双能 X 线吸收法（DXA）   B. 生物电阻抗测量分析法（B1A）

    C. CT 和 MRI   D. 步行实验

    E. 平衡实验

4. 肌少症的危害有哪些？_____

    A. 跌倒   B. 住院日延长   C. 衰弱、失能

    D. 生活质量下降   E. 死亡率或致残率增加

5. 下面哪类患者有跌倒的风险？_____

    A. 步态不稳者   B. 血压不稳者   C. 有跌倒史

    D. 使用抗胃酸药物者   E. 不服老的老人

6. 预防老年患者跌倒的观察要点包括_____。

    A. 患者的神志、自理能力、步态

    B. 患者的用药、既往病史、目前疾病的状况

    C. 评估环境因素的影响如地面、各种标识、灯光照明、病房设施

    D. 掌握病人目前的饮食情况

    E. 精神状态

7. 老年患者应用哪类药物，会增加跌倒的危险性？_____

    A. 抗高血压药   B. 抗心律失常药   C. 阿片类药

    D. 利尿剂   E. 头孢类

8. 下列哪些是压力性尿失禁的危险因素？_____

  A. 多胎自然分娩史　　B. 难产史　　　　　　C. 肥胖

  D. 高龄　　　　　　　E. 慢性咳嗽

9. 老年人发生便秘的因素有_____。

  A. 焦虑、抑郁　　　　B. 饮食不合理　　　　C. 生理功能减退

  D. 活动减少　　　　　E. 没有养成定时排便的习惯

10. 下列有关便秘的叙述中正确的是_____。

  A. 排便频率减少

  B. 排便困难，粪便干结

  C. 习惯性便秘多发生于中老年人

  D. 正常排便的标准 1 次/天

  E. 便秘伴呕吐、肠绞痛提示肠梗阻

三、思考题

1. 衰弱老年人可有哪些临床表现？

2. 衰弱的综合干预措施有哪些？

3. 肌少症的临床特点是什么？哪些老年人是肌少症的重点筛查对象？

4. 肌少症综合干预措施有哪些？

5. 简述跌倒风险筛查与评估的方法。

6. 论述老年人发生跌倒的现场处理方法。

7. 论述盆底肌肉锻炼的方法及注意事项。

8. 简述功能性便秘的防治方法。

第五章　老年人日常生活护理

📖 学习目标

【识记】

1. 老年人日常生活护理的目标及注意事项。
2. 影响老年人睡眠的因素及护理措施。
3. 老年人运动锻炼应遵循的原则。
4. 老年人营养摄取的影响因素。

【理解】

1. 老年人常见安全问题的护理。
2. 老年人皮肤瘙痒的原因及护理措施。
3. 老年人睡眠呼吸暂停综合征的原因及护理要点。
4. 老年人活动的重要性及影响因素。

【应用】

1. 能够应用所学老年人饮食与营养知识指导吞咽障碍老年人进餐。
2. 能够根据老年人活动强度的判断正确指导老年人的运动。
3. 能够运用语言及非语言的沟通技巧与老年人进行有效沟通。

📝 案例导入及思考

张先生，男，75岁，退休前是大学老师。主诉皮肤严重瘙痒半年余。半年来不得不搔抓止痒，常用烫水洗澡来缓解瘙痒，瘙痒难忍，影响睡眠；有尿频(夜尿3~4次)，有轻微前列腺增生症状。

经问诊，张先生有吃海鲜的习惯，喜抽烟。半年前(夏天)外出旅游，当时空气潮湿闷热，开始出现皮肤瘙痒，使用烫水洗澡。目前气候干燥，皮屑增多，皮肤瘙痒问题更加严重。体格检查全身多处皮疹及抓伤痕迹。患者对皮肤问题非常焦虑，坐卧不安，经其他检查没有发现与瘙痒有关的躯体疾病。

请思考：

(1)该老年人皮肤瘙痒的原因是什么？

(2)针对该老年人皮肤瘙痒问题，应该采取哪些护理措施？

第一节 概 述

日常生活是以家庭为基点，具有重复性的日常消费行为、交往活动和思想观念活动的总和，主要属于个人和私人领域。老年人的日常生活护理涉及居室环境、个人卫生、沟通、饮食、排泄、活动、睡眠、安全管理等多方面的内容。老年人的日常生活护理强调帮助老年人在疾病和功能障碍状态下维持和恢复基本的生活自理能力，使其适应日常生活，或在健康的状态下独立、方便地生活。

一、老年人日常生活护理的目标

老年人因老化而健康受损，患各种慢性疾病的风险增高。对老年人，我们不仅要强调老年人的生理状况，而且应注重其生活功能方面是否健康。老年人日常生活护理中要遵循以下目标：

(一)最大限度发挥老年人的残存功能

随着年龄的增长，恢复老年人机体功能是很困难，甚至是不可能的。因此，既要满足老年人的生理需要，还要充分调动老年人的积极性，鼓励和指导老年人做力所能及的事，以保持残存的功能退化或丧失，尽量让老年人作为一个独立的个体参与家庭和社会生活，最大限度地发挥其残存功能。满足老年人的精神需要，延长其健康寿命，是日常生活护理的目标。

(二)最大限度发挥老年人的主动性，扩大其生活空间

由于老化，老年人的移动能力下降，生活空间缩小，其日常生活自理能力逐渐减退，甚至丧失。移动能力丧失的老年人长期卧床不起，往往会产生孤独、依赖等退行性心理，从而丧失活动的主动性，与外界失去联系也会使老年人逐渐失去整理居室、装扮自己等日常活动的动力，最后形成恶性循环。要鼓励老年人积极参与医疗照护的计划、决策和实施，让卧床不起的老年人离开床，以扩大其生活空间。

(三)最大限度恢复和维持老年人生理-心理-社会的完满状态

老年人生活空间的扩展可以通过借助助行器或轮椅等辅助器具来实现，然而老年人所接触的人与事物给其心理带来影响的心理空间更需扩大，以进一步使其产生扩大生活空间的主动性，而生活空间的扩大又会对心理产生有益影响，使其产生完成日常生活活动的动力，从而达到护理的最终目标，即最大限度地恢复和维持老年人生理-心理-社会的完满状态。

二、老年人日常生活护理的注意事项

(一)对老年人主动性的关注

老年人由于老化或疾病治疗需要而无法独立完成日常生活活动时，需要护理人员提供

部分协助或完全性护理。老年人由于种种原因,会对护理人员产生强烈的依赖心理,甚至为了得到他人的关注而要求提供过多的帮助。在制订护理计划前,要对老年人进行全面的评估,既要注意其丧失的功能,还应注意其残存的功能。在心理方面,应通过观察、访谈等途径评估其是否存在心理问题,如抑郁、孤独等,了解其是否存在过度的依赖思想。护理人员无法包揽一切,必须充分调动老年人的主动性,鼓励其最大限度地发挥残存功能的作用,尽可能在日常生活活动中自理,同时护理人员应提供一些针对性的社会心理支持,满足老年人精神需要。

老年人生病卧床期间,不适当的护理可能导致老年人肌肉流失、关节僵直等废用性萎缩,一旦发生废用性萎缩,恢复正常非常困难。为了预防这种情况的发生,对于肢体功能有障碍的老年人,护理人员要鼓励其发挥自己的残存功能,用健侧帮助患侧、上肢帮助下肢或借助器械等方式,对四肢肌肉及关节进行被动和主动运动,必要时护理人员或照顾者给予补偿性被动运动,以防止长时间卧床导致废用性萎缩。

总之,在日常生活护理中,护理人员应注意对老年人进行适当的照顾与协助,对老年人的照顾既要满足老年人的生理心理需要,还要充分调动老年人的主动性,满足其精神需要,护理过度与护理不足都会带来相应的危害。

(二)对老年人安全的保护

1. 针对相关心理的护理

老年人有两种常见的心理状态可能会危及其安全,一是不服老,二是不愿意麻烦别人。尤其是日常生活中的小事,只愿意自己动手,如有的老年人想自己倒开水,但因没有足够力量控制暖瓶而导致烫伤;有的老年人因自尊心而选择独自上卫生间,不愿接受他人的帮助,结果难以走回房间甚至发生跌倒等。对此,要针对老年人进行有效的健康指导,使其正确评价自身的健康状况和能力。护理人员要熟悉老年人的生活规律和习惯,及时给予指导和帮助。为了减少老年人因需要他人照顾而带来的无用感、无助感,要注意给予其充分的尊重和理解。

2. 针对常见安全问题的护理

老年人常见的安全问题包括噎呛、跌倒、坠床及交叉感染等,护理人员应意识到其重要性并积极采取预防措施,以保证老年人的安全。

(1)防噎呛。随着年龄的增加,老年人吞咽障碍的发生率也随之增加。研究发现,在老年住院患者中吞咽障碍的发生率为30%~55%,需要长期照护的老年患者中吞咽障碍的发生率高达59%~66%。吞咽障碍可引起营养不良、脱水、吸入性肺炎、窒息,甚至死亡。因此老人进食要注意:①坐位进食:老年人进食应取坐位,卧床的老年人应侧卧并抬高床头,切忌仰卧位进食;②集中注意力:老年人进餐时应精力集中,勿谈笑或一边吃饭一边看电视;③注意食物性状:老人食物应细软,避免食用过于干燥、粗糙的食物,避免进食粉状食物;吃干食易噎食者,备水或汤类;喝稀食易呛咳者,应将食物加工成糊状;在进食蛋黄、栗子、糯米团子等食物时,更应小口缓慢进食;④进食量及速度适宜:避免一次性进食过多,应少食多餐、细嚼慢咽。

(2)防坠床。引起老年人坠床的原因很多,如老年人平衡感减退、心脑血管病引起眩晕、直立性低血压、药物原因、室内光线原因等。特别是独居老年人,坠床较多见。有坠床危险的老年人,在入睡期间应有专人守护或定时巡视;意识障碍的老年人应加床挡保护;体胖、翻身幅度较大的老年人,应在床旁用椅子护挡,以防翻身时坠床摔伤。老年人卧室的床不宜太矮,床边应配床挡和扶手,床垫不宜过软,气垫床不宜充气太足,室内可安装声控感应地灯,这样既方便老年人有抓扶的地方,也能使其看清地上的鞋物,避免踩空坠床。

(3)防止交叉感染。老年人免疫力下降,对疾病的抵抗力减弱,应注意预防感染。特殊时期,如流感暴发时,应注意不宜过多会客,必要时可谢绝会客。感染性疾病病人之间尽量避免互相走访,尤其是有发热、呼吸道感染症状的老年人更不应串门。生活的居室要多开窗通风,勤洗手。

(三)对老年人个别性的保护

1. 对个别性的保护

每个人的社会经验和生活史不同,其思维方式和价值观也不尽相同。个别性就是指每个人所具有的个别的生活行为和社会关系,以及与经历有关的自我意识。如社会经验丰富的老年人,为社会贡献毕生精力,为家庭做巨大奉献,从生活经历而来的自我意识很强烈,如果被忽视或受到侵害其尊严更易受损伤。对老年人个别性的关怀,首先是尊重其本性和个性,关怀其人格和尊严。

2. 对个人隐私的保护

老年人需要在私密空间中开展一些日常生活行为,如排泄、沐浴、性生活等。为保证老年人的隐私和舒适的生活,尽量为其提供一个独立的私密空间。但现实生活中,由于经济水平、身体状况及行为习惯上的差异,没有条件给老年人提供单独的空间,以保护隐私,要因地制宜,必要时可采用屏风或窗帘进行遮蔽。

(四)环境调控与安排

在老年人的生活环境与安全方面,要注意尽量去除影响其健康生活的因素,或调整环境因素,使其能补偿老年人机体缺损的功能,促进老年人日常生活功能的提高。

1. 室内环境

(1)温湿度:老年人体温调节能力减弱,室温应以 22~24℃为宜,以免温度过低而着凉感冒。室内的湿度 50%~60%为宜,湿度过高,会导致人体汗液不宜排出,因而引起老年人烦躁、疲倦、食欲不振;湿度过低,则会因上呼吸道黏膜的水分大量丧失,而引起老年人口干舌燥,甚至咽喉肿痛、声音嘶哑。

(2)通风:老年人居室应经常开窗通风,保持室内空气新鲜。特别是不能去厕所而在室内排便时,易导致房间异味。部分老年人因嗅觉迟钝而对气味不敏感,或因害怕冷空气引起感冒而拒绝开窗。护理人员应加强宣教,及时清理排泄物及被污染的衣物,在征求老年人同意的情况下开窗通风。

(3)光线色彩:老年人对光的适应能力差,因此要注意室内的采光。夜间使用人工光源时应能调节亮度,保证有适当的照明,或用地灯,以免老年人起夜时发生跌倒。老年人对色彩感觉的残留较强，故可将门上涂以不同的颜色，以帮助其识别不同的房间，也可在墙上用各种颜色画线，以指示厨房、厕所等的方位。

2. 室内设备

(1)床单位：老年人的床应综合考虑高度、宽度及床垫软硬度等多种因素，其中最重要的就是高度。对于能下床的老年人，床的高度应便于其上下床及活动；对于卧床的老年人，则应便于医护人员的诊疗与护理。床上用品最好选用纯棉材质的，以保证舒适性。床上方应安装床头灯及呼叫铃。

(2)冷暖设备：有条件的情况下，室内应有冷暖设备，但要慎重选用设备的种类，以防发生事故，如煤气炉有造成煤气中毒的危险，同时易引起空气污染及火灾；热水袋宜造成烫伤；暖气片易造成居室空气干燥。

3. 厕所、浴室与厨房

(1)厕所：应设在老年人卧室附近，且地面上避免有障碍物或台阶。夜间应有适当的照明，以防跌倒。坐便器的高度应根据老年人身高、习惯和腿部肌肉力量来综合衡量，以52~57cm为宜，且两侧要安装扶手，以帮助老年人坐、起。

(2)浴室：周围应设有扶手，铺防滑砖。对于不能长时间站立的老年人，可用淋浴椅坐着洗澡，浴室内应设有排风扇，将蒸汽排出，以免湿度过高而影响老年人的呼吸。卫生间需配置呼叫设备。

(3)厨房：地面要注意防滑，水池与操作台高度应适合老年人身高，且煤气开关应便于操作，用按钮可点燃者较好。应设置燃气泄漏报警、火灾报警器、紧急呼叫按钮等安全保障设施，以帮助老年人应对紧急事件。

第二节　与老年人的沟通与交流

沟通与交流是社会生活的基础，是两个人或群体间通过语言、姿势、表情或其他信号等方式，相互分享和交换信息、意念、信仰、情感与态度，以使双方能够相互理解。沟通可分为非语言性沟通和语言性沟通两种类型。

一、非语言性沟通技巧

非语言沟通是指不使用词语，而是通过身体语言来传递信息的沟通方式，伴随着语言沟通而存在的一些非语言的表达方式和情况，包括面部表情、目光的接触、身体的姿势、触摸及手势等。老年人由于认知能力下降，无法理解和表达谈话内容，从而对非语言沟通产生依赖。因此，要注意正确、恰当地使用非语言沟通技巧，尊重和了解老年人的个性及文化背景，以达到有效沟通的目的。

(一)触摸

触摸作为一种最亲密的沟通行为，可以跨越语言的界限，传递触摸者对老年人的支持、关心和爱护等情感，起到语言无法起到的作用。触摸是一种无声的安慰，是一种有效的沟通方式。但使用不当，则会侵犯老年人的尊严或产生一些误解等。因此，在该沟通模式过程中，应注意以下事项。

（1）了解老年人的文化及社会背景。触摸是一种个体化的行为，对不同的人具有不同的含义，受年龄、性别、文化、宗教信仰等的影响，触摸的表达因人而异。在与老年人沟通过程中，应先了解对方的文化及社会因素，清楚触摸的意义，避免因触摸不当而导致老年人产生不被尊重的感觉。

（2）清楚适宜的触摸部位。触摸最易被接受的部位是手，握手是最不受威胁的触摸，可接受的部位还有手臂、肩膀等。老年人不乐意被触摸的其他部位是，如头部、面部、颈部、前胸部等。

（3）渐进地开始触摸。触摸应建立在相互认识的基础上，应注意观察老年人对触摸的接受程度，给予适当的触摸，以促进有效交流。例如，单手握老年人时，注意观察老年人脸部有无紧张、排斥等表情，若面部表情放松，则可以进一步双手握住老年人。

（4）避免老年人受威胁或受刺激。注意观察老年人手部有无不宜触摸的情况，如皮肤破损或伤口。注意触摸的力度，要轻柔、不犹豫，表达对老年人的热情与关爱，给予老年人安抚、鼓励等积极作用。对于部分视、听力下降的老年人，应事先确定老年人知道触摸者的存在，以免造成惊吓。

（5）实现护理活动中接触的功效。通过专业的护理活动与老年人直接接触，避免了双方的紧张、不自然，也避免了老年人受到威胁的反应。如搀扶步态不稳老年人活动，协助卧床老年人翻身，给予高热老年人乙醇擦浴等。

（6）正确认识老年人给予的触摸。老年人常以抚摸表达对年轻人的关爱、肯定及鼓励和对他人表示谢意等。在与老年人沟通过程中，要尝试适当地接受并正确理解老年人给予的抚摸，如拍肩、拉手等。

（二）身体姿势

身体姿势可以体现一个人沟通时特定的态度及当时包含的特定意义，可以反映态度、情绪、自我概念和健康状况。当言语无法表达清楚时，身体姿势能有效地辅助表达。与老年人进行口头表达时，要面对着老年人，以利于其观察口形的变化，并通过缓和、明显的肢体动作来进行有效的辅助表达。与无法口头表述清楚的老年人交往时，可鼓励他们用身体语言来表达，以强化沟通内容，还可利用一些让老年人感到亲近的身体姿势，缓解老年人的紧张，如挥手问好，主动搀扶老年人坐下等。

（三）倾听

倾听是沟通技巧的核心部分。积极有效的倾听将有助于激发老年人的谈话欲望，收集更多重要信息，加深彼此的理解，进而获得老人的信任。在与老年人沟通时，需集中注意力，耐心倾听。

1. 适当的身体姿势

倾听不仅包括生理的过程，还包括认知和情感过程。身体面向老年人适当前倾，可以表达出倾听者对谈话很感兴趣，也可以用头部动作和丰富的面部表情回应对方。与坐轮椅的老年人交谈时，应注意不要俯身或利用轮椅支撑身体来进行沟通，应选择合适的高度与老年人相对而坐，维持双方眼睛于同一水平，以利于平等的交流与沟通。

2. 目光接触

眼神的交流是人际沟通最传神的非语言表现，主要用于表达感情、控制及建立沟通者之间的关系。眼神的交流可以让老年人感受对方的善意与尊重。因此，在与老年人沟通时，应正面对老人，并保持眼神正视对方，以便双方都能看到彼此的面部表情，感受彼此的真诚。

3. 良好的态度

倾听是有效地用脑、眼、耳与心的过程。倾听时，要集中注意力去感受对方所想要传达的信息，个人面部表情要平和，不要紧绷或皱眉；说话声音要略低沉、平缓，且要让老年人感受到说话者的热情；说话时应倾身，以表示对老年人的话题感兴趣，但应小心不要让老年人有身体被侵犯的不适。

4. 适时的反馈

在倾听过程中，不时对老年人点头或说"嗯""是"，表示赞同，用脸部表情来表达自己惊喜、欢乐、担心、感兴趣等情绪，同时要注意观察老年人面部表情，以体会其内心的正向情感或负向情感。应适时给予老年人清楚的反馈，鼓励与协助老年人表达他们内心的担心和焦虑，以减轻其烦躁。

二、语言性沟通技巧

语言性沟通是指使用语言、文字或符号进行的沟通。语言是工作人员与老年人交谈、交换思想的重要工具，可以起到安抚、慰藉等作用。

(一)选择合适的语言沟通形式

性格外向的老年人可以通过口头沟通的形式来抒发情感和促进社交互动，性格内向的老年人则以书面沟通的形式来帮助其加强记忆，以增强安全感。因此，在与老年人沟通时，理解并尊重其选择的沟通形式。口头沟通时，接受老年人喜欢发问、表达重复的语言沟通特点，可以通过使用老年人熟悉的方言来激发其沟通的兴趣。书面沟通时，使用较大的字体和浅显易懂的词语，对关键的词可用不同的颜色或字体的粗细加以强调说明，必要时，可使用简单的图表或图片来交流。

(二)温和舒缓的交流语调

说话者的语调可以影响所传达信息的含义，从而影响沟通的效果。老年人随着年龄的增长，听力逐渐下降。沟通时，要注意自己的音量要高，但语调合适，否则会使老年人产生不适或不被尊重的感受。另外，勿使用命令的语气，言辞需温和而不激烈，可运用商量或建议的口吻，以免引起老年人的反感。情绪会直接影响说话者的语调，因此，要学会控制自己的情绪，避免因情绪不佳而影响双方的沟通。

(三)注意语速、用词

老年人的记忆力与理解力随着年龄的增长而逐渐减退。因此，要选择合适的、易理解的词语与其进行沟通，避免使用网络用语或专业术语等。例如，护士遵医嘱告知老年人服药次数时，避免使用"bid 口服"，而应告知"每日两次"。为了实现有效沟通，注意语速缓慢，吐字清晰，当强调某个内容时，可以使用停顿，以便给老年人一定的时间去消化和理解，必要时可请老年人重复所说的内容。

(四)注重语言修养

语言能起到征服人的心灵作用，成为人们相互理解的纽带。与老年人沟通过程中，正确使用礼貌性语言、鼓励性语言和安慰性语言。尽量使用敬语和谦词，如问老年人年龄，应该说"您高寿"；称呼老年人时，可以在其姓氏前面加个"老"字，尽量避免直呼其名，多用"您""请""谢谢"等礼貌性语言以表达对老年人的尊重。患有慢性疾病的老年人常有不安、焦虑、烦躁、抑郁等不良情绪，需使用安慰性和鼓励性的语言给予他们关心、理解、支持，以帮助其树立战胜疾病的信心。

三、促进有效沟通的方法

(一)促进老年人沟通的常用措施

1. 非语言沟通的有效措施

(1)营造一个光线充足、安静舒适的沟通环境，与老年人交流时应面对着老年人，保持在其视线内，利于目光的接触。

(2)鼓励用点头、拍肩等非语言的沟通形式给予回应，以表示对老年人的支持和鼓励。

(3)以平等、诚恳的态度来引导和促进老年人交流，及时调节自我情绪，并注意观察老年人的面部表情和肢体语言。

(4)保持语调平和，给予充分的时间和耐心，老年人未完全表达意思时，应避免作片面或匆促的回应。

(5)适当运用日历、报刊、文字、图表等实物以发挥提醒作用，克服老年人记忆减退，增加沟通效果。

2. 语言沟通的有效措施

(1)了解老年人的健康状况、家庭情况、性格特点等，根据所获得的信息采取适合老年人的沟通方式及技巧。

(2)沟通前，先作自我介绍，说明相关的信息和周围环境，以增强老年人的信任及对环境的认识。

(3)用词易通俗易懂，避免使用抽象、专业术语及网络词语。当不了解老年人谈话的内容时，应及时坦言，避免随意下结论或虚假保证。

(4)说话简短得体，尽量一次谈话围绕一个中心内容，针对老年人重点关心的问题进行沟通。

(5)主动倾听并鼓励老年人畅所欲言，恰当使用幽默，帮助老年人释放紧张情绪，激发谈话的兴趣。

（二）与患病老年人沟通的常用措施

1. 听力下降的老年人

老年人耳道神经末梢及听神经功能减退，从而影响信息的收集和传导。与听力下降老年人沟通时应注意：

（1）环境：选择安静典雅的环境，尽量减少环境中影响老年人注意力的因素。

（2）评估：交谈前，先判断老年人两耳的听力情况，选择听力好的一侧与之沟通。

（3）面对面沟通：沟通时面对面而坐，以便老年人清楚看到对方口型和面部动作，必要时可运用适当的手势、姿势、眼神等非语言沟通技巧。

（4）恰当的音量：可稍加音量但切忌大声吼叫，以免让老年人感到对话者不满的情绪，而产生误解。

（5）助听器选用：经专业人员测试后，根据老年人的听力情况选择合适的助听器。

2. 视力下降的老年人

随着年龄的增长，老年人因血管硬化变性而出现眼内血液供应减少，从而导致视力显著下降，影响老年人接受信息的能力。与这类老人沟通时，最好选择有声语言，避免使用非语言方式交流。当老年人视物困难，应轻声告知姓名和所处的位置，让其熟悉声音，切忌突然出现或离开。对于完全看不见的老年人，注意及时对发出的声响作出解释，同时给予老年人足够的时间和耐心对沟通的内容作出反应，鼓励其充分表达内心的感受，并给予心理疏导。

3. 认知障碍的老年人

认知障碍老年人的语言表达能力、思维活动及适应能力等均减退，从而影响其对信息的理解及记忆。因此，与其沟通时，要评估其教育水平和理解能力，选择合适的语言表达方式，采取不同的方法和角度与其沟通。沟通时，必须明确自我介绍，说明与老年人的关系，以免对老年人造成惊吓。说话的内容不宜过多，以免信息太复杂，导致老年人分心。注意把握说话的速度，重要的内容需反复强调，如果老年人的教育水平允许，可帮助其记录在笔记本上，发挥提醒作用。

4. 言语障碍的老年人

与言语障碍老年人沟通时，可让其使用写字板、卡片、图画、眼神、手势等非语言沟通方式传递信息。针对说话意愿存在问题的老年人，需利用每天的日常生活活动促进交流，当老年人说不出话或说奇怪的话时，不应回避，主动与老年人握手，以表示尊重和理解。采用言语障碍老年人能接受的方式与其对话，如"是这个意思吗""这个可以吗"等，同时注意观察老年人的反应，尽力猜出其想法，引导老年人更好地生活。

第三节　老年人的皮肤清洁与衣着卫生

皮肤是人体最外层的器官组织，主要承担着保护机体、调节体温、感觉、吸收、分泌及排泄等功能。经过长年的外界刺激，人体的皮肤逐渐老化，生理功能和抵抗力降低，以致发生各种不适，甚至皮肤疾病的机会增加，因此保持皮肤清洁，讲究衣着卫生，是老年人日常生活护理必不可少的内容。

一、老年人的皮肤清洁

(一)老年人皮肤的特点及常见问题

老年人表皮细胞减少和再生缓慢,使皮肤真皮层变薄,加上皮下脂肪减少,胶原变得松弛且失去饱满度,弹性纤维的减少使得皮肤的弹性变差,于是产生皱纹、松弛和变薄,下眼睑出现所谓的"眼袋"。皮下汗腺萎缩,使得汗液分泌减少,使皮肤的排泄和调节体温的功能下降,也让老年人中暑的概率增加。皮下毛细血管减少,血流量降低,直接影响皮肤营养的供给,所以老年人皮肤表面干燥、无光泽,不润滑,严重的可出现糠皮状脱落,老年人易患皮肤瘙痒症,老年人的足部(脚掌、脚趾、脚外侧边)角质增厚发生并蒂、干裂现象。皮肤中对外部环境的感受器减少,对冷、热、痛等感觉反应迟钝,老年人易产生碰伤、压伤及烫伤等。老年人的痛觉阈值升高,因而对疼痛不敏感,会造成疾病诊断及治疗的延误。同时,老年人皮肤色素沉着,颜色加深,同时还可出现老年斑和老年痣等。

由于老年人皮肤的老化,老年人常见皮肤问题有瘙痒症、脂溢性皮炎、皮肤擦疹、肛门会阴瘙痒、带状疱疹、蜂窝组织炎等,另外,老年人皮肤肿瘤的发生率也较其他年龄阶段发病率高。

(二)老年人皮肤的一般护理

1. 皮肤清洁

老年人应注意保持皮肤卫生,尤其是褶皱部位,如腋下、肛门、外阴、女性乳房下等的清洁。沐浴可以清除污垢,保持毛孔通畅,利于预防皮肤疾病,应可根据季节特点和自身习惯选择合适的沐浴频率,建议夏季可每天温水洗浴,冬季则每周沐浴两次。合适的水温可促进皮肤的血液循环,建议沐浴的室温调节在 24~26℃,水温则调节在 40℃ 左右为宜,以免烫伤或着凉;沐浴时间以 10~15 分钟为宜,时间过长易发生胸闷、晕厥等意外。洗浴时,应选用弱酸性的温和皂液,避免碱性肥皂的刺激,以保持皮肤 pH 值在 5.5 左右。沐浴后应用柔软的毛巾轻擦,以防损伤角质层。晚间宜用热水泡脚,一方面则可去除角化层,另一方面则可缓解身心疲劳,提高睡眠质量。已有手足皲裂的老年人可在晚间沐浴后涂上温和的护肤用品,再戴上棉质的手套、袜子,穿戴一晚或 1~2 小时,可有效改善症状。

2. 头发保养

老年人的头发与头部皮肤的清洁也很重要。老年人由于头皮生理性退化、萎缩及皮肤毛囊数目减少等原因,头发会出现干枯、变细、脱发、变白等变化,做好老年人头发的清洁和保养,可减少头发脱落,改善形象。根据自身头发的特点定期洗头,油性发质的老年人可每周清洗 2 次,干性发质的老年人则可每周清洗 1 次。选用适合自己头皮性质的洗护用品,皮脂分泌旺盛者可用温水或中性肥皂,头发干枯者可选用含脂皂清洗,并适当使用护发素、发膜等护发产品。另外,应尽量减少染发、烫发的次数,以降低对头皮的伤害。每天可适当地摄入对头发有益的食物,如黑芝麻、黑豆、核桃等。

(三)老年人皮肤瘙痒及护理

全身瘙痒是老年人常见的主诉，是由位于表皮、真皮之间结合部或毛囊周围游离神经末梢受到刺激所致，老年人搔抓后引起局部皮肤受损，损伤后又可加重瘙痒，如此恶性循环，最终成为顽疾。

1. 常见的原因

(1)局部皮肤病变：老年激素水平生理性下降，皮脂腺功能减退而引起的皮肤萎缩、干燥、粗糙。老年人皮肤的干燥会使表皮以下的皮肤附属器进一步萎缩，促使皮脂腺周围或者汗腺毛囊周围的炎症因子的产生，从而刺激末梢神经，导致瘙痒症状。

(2)全身性疾病：慢性肾功能衰竭的患者有80%~90%伴有瘙痒。肝胆疾病引起的胆汁淤积时可在黄疸出现前或伴黄疸同时出现瘙痒。糖尿病、某些恶性肿瘤及药物过敏均可引起全身瘙痒。

(3)心理因素：精神问题或情绪困扰也可导致老年人皮肤瘙痒。如焦虑、抑郁、紧张、烦躁等不良情绪如果得不到合理的宣泄，就会被压抑到无意识中，从而被转换成躯体症状，使皮肤的敏感性增加，产生皮肤瘙痒症状。

(4)其他因素：如内衣过紧或为化纤等刺激类材质、过频洗澡、洗澡水过热、使用碱性肥皂沐浴或洗涤衣物及气候变化等。有的老年人可能会对花粉、灰尘或者食物过敏，比如对海鲜过敏或者对羊肉过敏者，在食用这种食物之后，就会导致皮肤出现瘙痒或肿胀等问题。

2. 护理措施

(1)一般护理：保持皮肤的清洁卫生，按需洗澡，洗澡的水温不宜过高。忌用碱性肥皂，适当使用润肤用品。清淡饮食，少食辛辣刺激性食物。

(2)对因处理：根据瘙痒的病因逐个检查进行筛排，并作出对因治疗，积极防治原发疾病。

(3)对症处理：局部冷敷以降低神经对痒的敏感性；遵医嘱全身应用抗组胺药或局部使用止痒药膏；若出现糜烂、渗出或继发感染者，局部涂搽抗生素软膏。

(4)心理护理：加强与老年人交谈，鼓励其表达内心的感受。通过谈话与交流，对老年人进行针对性的心理疏导，鼓励积极配合治疗和护理。

二、老年人的衣着卫生

根据老年人皮肤的特点，在服装选择方面，首先考虑实用性，即是否利于老年人的健康及穿脱方便。

(一)衣服材质的选择

老年人对寒冷的抵抗力随体温中枢调节功能的衰弱而下降，因此，在寒冷季节要特别注意衣服的保暖功效，同时也要考虑衣服的重量合适，以免影响老年人的活动。夏天应选择透气性和吸湿性较好的衣服，比如棉质衣服。还要考虑到衣服材料对皮肤的刺激，老年人应慎重选择衣服的材料，尤其是内衣等贴身物。毛织品、化纤织品，看起来轻、柔软，

101

但对皮肤有一定的刺激性，尤其是化纤织物中的成分可能会成为过敏原，容易引起过敏性皮炎。

(二)衣服款式的选择

衣服的易穿脱性对老年人非常重要，即使是生活不能自理者，也要尽量鼓励和指导其参与衣服的穿脱过程，以尽可能最大限度地保持和发挥其残存功能。为方便部分功能障碍的老年人穿脱，可以在衣服拉链上留有指环，以便于拉动。上衣尽量以前开襟为主，衣服的纽扣不宜过小，以方便老年人自行系扣。此外，安全性也是老年人选择衣服款式所必须考虑的。老年人平衡感较差，应避免裤子或裙子过长，以免绊倒。衣服要合身，但不宜过紧，以免压迫胸部。

(三)鞋子的选择

老年人应选择带有防滑功能的鞋子，以防止发生跌倒。老年人选择的鞋子应注意大小合适，鞋子太小，会因挤压和摩擦造成皮肤破损；鞋子太大，则会因行走时不跟脚而跌倒。鞋底应避免太硬、太薄、太平，鞋底太硬、太薄，行走时会因脚部肌肉的萎缩而硌脚；鞋底太平，则无法为足弓提供足够的支撑而易产生疲劳感。

第四节　老年人的休息与睡眠

一、休息

休息是指使一段时间内相对地减少活动，使身体各部分放松，处于良好的心理状态的过程。休息并非意味着不活动，变换活动方式也是休息，如长时间家务劳动后，可站立活动一下或者散散步。老年人需要相对较多的休息，需注意以下几点：①有效休息应具备的三个条件：充足的睡眠、心理的放松、生理的舒适。简单地用卧床限制活动，并不能保证老年人处于休息状态，有时甚至会引起老年人的厌烦，反而影响休息的效果。②长期卧床会导致老年人肢体运动功能减退，甚至出现静脉血栓、压疮、坠积性肺炎等并发症。因此，卧床老年人的休息方式要进行适当的调整。③老年人变换体位时，动作要慢，注意预防体位性低血压或跌倒等意外的发生，坚持"三个半分钟起床法"，即苏醒后不宜马上坐起，在床上保持苏醒状态躺半分钟；再坐半分钟；然后两条腿下垂床沿半分钟，最后才开始下床和活动。④看书、看电视也可以作为休息的形式，但时间不宜过长，距离不宜过近，角度不宜过高或过低，以免光线的刺激引起眼睛的疲劳。

二、睡眠

(一)老年人的睡眠特点

老年人大脑皮质功能减退，新陈代谢减慢，体力活动减少，所需的睡眠时间也随之减少，一般老年人每天在6小时左右。老年人的睡眠模式随年龄的增长而发生改变，出现睡眠时相提前，表现为早睡、早醒，或睡眠过程呈碎片化；还会出现多相性睡眠模式，即睡眠时间在昼夜间重新分配，表现为夜间睡眠减少，白天瞌睡增多。老年人入睡前的觉醒期有所延长，由躯体疾病、精神疾病、环境因素及情绪等多种因素导致入睡困难，影响睡眠。而睡眠质量的下降则可导致烦躁、精神萎靡、食欲减退、疲乏无力，甚至疾病的发生，直接影响老年人的生活质量。

(二)促进老年人睡眠的护理措施

1. 满足身体舒适的需要

只有在舒适和放松的前提下，才能保持老年人正常的睡眠。因此，应积极采取措施，从根本上消除影响老年人睡眠的因素。在睡前，帮助老年人进行漱口、擦浴、整理床单位等个人卫生护理，协助其采取舒适卧位，放松关节和肌肉，控制疼痛及减轻身体各种不适的症状等。

2. 创造良好的睡眠环境

老年人睡眠的安全、舒适性主要依赖于良好的睡眠环境。应保证居家的通风良好，保持适宜的温湿度，减少外界环境的不良刺激。加强居室管理，保证居室的安全、安静、整洁、舒适，夜间拉上窗帘，尽量熄灯，以免光线直接照射老年人眼部而影响睡眠。

3. 减轻心理压力

轻松愉悦的心情有助于睡眠，而焦虑、紧张、恐惧等情绪则影响老年人睡眠。护理人员要善于观察，及时发现老年人的心理变化；要加强沟通，寻找并解决影响老年人睡眠的原因。如果入睡困难，应积极帮助患者转移注意力，针对其心理特点给予个性化的护理措施。

4. 正确应用镇静药

镇静剂可以帮助睡眠，但存在抑制机体功能、降低血压、影响胃肠蠕动和意识活动等不良反应，因此护理人员必须掌握镇静药的应用方法及毒副作用，并注意观察老年人用药后的睡眠情况及身心反应。告知老年人尽量避免使用药物助眠，必要时在医生的指导下根据具体情况选择合适的药物。

5. 建立良好的睡眠习惯

分析影响老年人睡眠的生理、心理、环境及生活方式等因素，鼓励患者建立良好的生活方式和睡眠习惯。如合理安排日间活动，白天适当锻炼，晚间固定就寝时间；睡前避免饮用咖啡、浓茶或摄入大量不易消化的食物。睡前可根据自己的兴趣爱好选择短时间的放松方式，以促进睡眠，如阅读、听音乐等。

(三)常见老年人睡眠问题及护理

1. 失眠

失眠是一种个体长期存在入睡和维持睡眠困难、早醒或低质量睡眠的症状。老年患者失眠患病率较其他年龄段高，超过65岁的老年人群近一半有失眠症状。

(1)诊断标准：国际疾病分类(ICD-10)对非器质性失眠的诊断标准：①主诉入睡困难，或难以维持睡眠，或睡眠质量差；②每周至少发生3次并持续一个月以上；③日夜专注于失眠，过分担心失眠的后果；④睡眠量和(或)质的不满意引起明显的苦恼或影响社会及职业功能。

（2）护理措施：①病情观察：密切观察病情，及早发现引起老年人失眠的原因，及时解除躯体症状；②创造环境：为老年人营造一个安静、整洁、安全、舒适的睡眠环境；③规律生活：制定个体化的作息时间表，保持运动和休息的平衡；④用药护理：严格遵医嘱服用安眠药，密切观察可能出现的副作用；⑤饮食护理：对失眠的老年人，早晚坚持喝百合银耳粥、大枣木耳粥、花生山药粥等，以改善睡眠；⑥心理护理：同情、关心患者，稳定患者情绪，增进正性情感；⑦中医疗法：针刺百会、神门、三阴交等穴位，可以起到安神益智、养血补气等功效。

2. 睡眠呼吸暂停综合征

睡眠呼吸暂停综合征是一种睡眠期疾病，被认为是高血压、冠心病、脑卒中的危险因素，且与夜间猝死密切相关，多发生于老年男性。老年人睡眠呼吸暂停综合征是指在每晚7小时睡眠过程中，鼻或口腔气流暂停每次超过10s，暂停发作超过30次以上，或每小时睡眠呼吸暂停超过10次以上。

（1）原因：①老年人多有上呼吸道脂肪堆积，睡眠时咽部肌肉松弛，咽部活动减少，使上呼吸道狭窄或接近闭塞，而出现呼吸暂停；②老年人中枢神经系统功能减退，化学感受器对低氧和高碳酸血症的敏感性降低，中枢神经系统对呼吸肌的支配力下降，以及呼吸肌无力等，都导致易发生睡眠呼吸暂停。

（2）护理措施：①一般护理：老年人尤其是肥胖者易出现睡眠呼吸暂停综合征，故应控制饮食、适当增加运动，以达到减肥的目的；养成侧卧位睡眠习惯，以免加重气道狭窄；睡前切忌饮酒和服用镇静安眠药。②积极治疗有关疾病，如肥胖、扁桃体肥大、甲状腺肿大等。③根据病人的情况选用合适的医疗器械装置，如使用舌后保持器，可防止舌后坠引起阻塞。④根据病情，指导老年人选用呼吸刺激剂或增加上气道开放的药物。病情严重者可选择手术治疗，包括悬雍垂腭咽成形术、舌骨悬吊和下颌骨成形术等。

第五节　老年人的活动

老年人的活动，对防治骨质疏松、改善肺通气和换气功能、改善睡眠和认知功能、推迟心血管老化等有着重大意义。老年人的活动能力与其生活空间的扩展程度密切相关，进而影响其生活质量。

一、影响老年人活动的因素

(一)心血管系统

老年人的心室壁弹性较差，导致心室再充盈所需时间延长。老年人在做最大限度的活动时，其最快心率比成年人低。老年人随着年龄的增长，其动脉血管弹性也随之减弱，当老年人运动量增加时，其收缩压升高，后负荷增加；血管张力不足，外周阻力增加，引起回心血量减少，从而造成心排血量减少，影响老年人的活动耐受力。

(二) 肌肉骨骼系统

老年人肌细胞因为老化而减少，肌张力也有不同程度的下降，引起老年人的骨骼支撑能力下降，活动时易跌倒。老化对骨骼肌系统的张力、弹性以及执行功能都有着消极影响，这些变化是造成老年人活动减少的原因之一。除此之外，由于关节润滑液减少、韧带及肌腱弹性降低等会导致老年人会出现关节僵硬、疼痛，从而使得老年人的关节活动度减少，身体活动受限。

(三) 神经系统

神经系统对老年人活动的影响程度因人而异。老化引起大脑的萎缩、运动纤维的丧失及神经树突数量的减少，均会导致老年人的姿势、平衡、动作协调性和步态出现障碍，故老年人运动时应注意安全问题。

(四) 其他

老年人受各种慢性疾病的影响，其活动的耐受力下降。如帕金森病对神经系统的侵犯，造成老年人身体平衡感丧失及步态迟缓；骨质疏松会造成活动受限，且易发生跌倒和骨折等意外。另外，老年人也会因自卑、抑郁等心理问题，而降低其从事活动的意愿。

二、活动对老年人的重要性

活动对于老年人多项生理功能均有重要的促进作用。

(一) 神经系统

通过肌肉活动的刺激，协调大脑皮质兴奋和抑制过程，促进细胞的供氧能力。对脑力工作者，可以缓解大脑的疲劳，促进智能的发挥，有助于休息和睡眠，还可以增加脑血流量，促进脑代谢，减慢脑的萎缩和退化。

(二) 心血管系统

活动可以促进血液循环，加快血流速度，增加心排血量，增强心肌收缩力，改善心肌缺氧状态，促进冠状动脉侧支循环建立，改善心肌的血液灌注等。另外，活动可以促进脂肪代谢，降低血胆固醇含量。因此，活动可以有效预防和延缓心脑血管疾病的发生和发展。

(三) 呼吸系统

运动可改善呼吸功能，使呼吸肌强壮有力，提高胸廓活动度，改善肺功能，使更多的氧进入机体与组织交换，保证脏器和组织的氧供。

(四)消化系统

运动可促进胃肠蠕动,刺激消化液分泌,有利于食物消化和吸收,促进机体的新陈代谢,改善肝功能、肾功能。

(五)骨骼肌系统

运动可促进老年人骨质密度增强,延缓骨质疏松,减少骨折的风险,还可增加关节的活动度,预防和减少老年性关节炎的发生。

(六)其他

活动可以增强老年人的抵抗力,减少身心疾病的发生,还可以调动积极的情绪,保持愉快的心情,提高工作和学习的效率。另外,对糖尿病患者而言,活动是维持正常血糖的必要条件。

三、老年人的活动

(一)老年人活动的分类

(1)按日常活动分类,老年人的活动可分为四种:日常生活活动、家务活动、职业活动以及娱乐/体育活动。对于老年人而言,日常生活活动和家务活动是生活的基本活动,职业活动有利于发展自己的潜能,娱乐/体育活动则可促进身心健康。

(2)活动的本质是肌肉收缩做功,肌肉活动的能量来自无氧代谢、有氧代谢和有氧与无氧混合代谢,因此按能量代谢分类,活动可分为有氧运动和无氧运动。

有氧运动是指躯干、四肢等大肌肉群参与为主的、有节律、较长时间、能够维持在一个稳定状态、以有氧代谢为主要供能途径的运动形式,通常的有氧运动有慢跑、快步走、骑车、游泳、跳绳、跳交谊舞等。

无氧运动是指以无氧代谢为主要供能途径的运动形式,一般为肌肉的强力收缩活动,如100米短跑。无氧运动也可发生在跑马拉松等有氧运动末期,也是抬重物、抗阻力肌肉训练的主要形式。

(3)按生理功能和运动方式,活动还可有以下类别:

①柔韧性活动:老年人的关节及肌腱随着年龄的增长而僵硬或退化,进而影响老年人日常生活的自主性。肌肉的伸展运动如瑜伽、太极等,可以促进提高关节柔韧度和灵活度,也可以减少关节僵硬及疼痛的发生。活动频率每周至少3次,每次做10~15分钟,伸展的幅度以肌肉有紧绷感或轻微不适感为宜,不能幅度过大,引起疼痛。

②平衡性活动:指利于保持姿势的活动。对于行走困难或有跌倒史的老年人,应加强平衡锻炼,以减少跌倒的发生,如单腿站立、倒走、侧走、坐起动作等均属于平衡性活动,活动频率每周至少3次,并进行有效的规范化练习。

③强壮肌肉活动:指保持或增强肌肉力量、体积和耐力的活动。活动频率每周至少2次且隔天练习,以免肌肉受伤。强壮肌肉的活动包括腿、臀、背、腹等主要肌群的肌肉力

量训练，如俯卧撑、举哑铃、箭步蹲等。

④健骨运动：指作用于骨骼并产生骨骼肌性和压力性负荷的活动。健骨运动可以改善骨结构或骨密度，减少骨折的风险，预防骨质增生，例如跳跃、跳舞等活动属于健骨运动，也属于肌肉力量运动。

(二)老年人适宜的活动项目

老年人可根据年龄、体质状况、锻炼基础、兴趣爱好及周围环境条件等因素，选择适宜的活动项目。

(1)步行是普遍易行的运动，宜选择在清晨空气新鲜的环境中进行。步行能改善呼吸功能，促进血液循环，加速新陈代谢；调节大脑皮质的功能，消除疲劳，有益于老年人的身心健康。

(2)慢跑对老年人生理系统起着调节作用，不仅可以促进血液循环和新陈代谢，还可以提高肺活量，改善呼吸功能。同时，慢跑可降低体重，改善脂质代谢，降低胆固醇，预防脂肪肝和动脉硬化。运动后，不宜马上坐卧休息，需放松一段时间，使心率和呼吸逐渐恢复至平静状态。

(3)太极拳是我国传统的健身运动项目，通过全身轻松柔和的运动，延缓肌力衰退，改善关节运动的灵活性，提高脊柱的运动能力，延缓老化。有意地运用腹式呼吸，可改善呼吸机能和血液循环。另外，太极拳对神经衰弱、心脏病、高血压等多种慢性疾病均有一定的预防和治疗作用。

(4)跳舞是舞蹈与音乐相结合的一种有益于老年人身心健康的文娱活动，也是一种体育锻炼。跳舞是全身性运动，可强健骨骼，降低发生骨质疏松的风险；促进胃肠蠕动，提高消化和吸收的能力；增加关节的灵活性和柔韧度，减少受伤的机会。跳舞还对防治冠心病、高血压、骨关节病、便秘等有益处。

(三)老年人的活动强度

有效的运动需要有足够而安全的强度，老年人的活动强度应根据个人的能力及身体状况来选择。操作较为简便而又能科学反映运动强度的常用指标有最大心率、代谢当量及主观性疲劳感。

1. 最大心率

最大心率是指进行运动负荷测试时，随着运动强度的增加，心率也在不断增加，当最大负荷强度时，心率不能继续增加而达到的最高水平，最大心率计算公式为：

$$最大心率 = 220 - 实际年龄$$

运动中的心率可以通过直接触摸颈动脉或四肢动脉来测量，更简单有效的方法是采用无线或有线仪器设备监测心率。老年人运动后最宜心率计算公式为：

$$运动后最宜心率(次/分) = 170 - 年龄$$

对于70岁的老人，运动后最宜心率达到100次/min。

2. 代谢当量

运动时的耗氧量与安静时耗氧量的比值，称为代谢当量，代谢当量也称为梅脱

（MET），1METs 约相当于为 3.5mL/（kg·min）。身体活动强度按照代谢当量可分为：≥6METs 为高强度活动；3~5.9METs 为中等强度活动；1.6~2.9METs 为低强度活动；1.0~1.5METs 为静态行为活动。对老年人而言，采用 3~6METs 的身体活动为宜。

3. 主观性疲劳感

瑞典心理学家 Brog 根据心理学原则制定了一种受试者在运动时自己感觉和确认运动负荷量大小的评估量表，即主管疲劳感觉量表（rating of perceived exertion，RPE），见表 5-1。测量方法：将主观疲劳程度"6"为最低水平（最大程度的轻松，无任何负荷感），"20"作为最高水平（极度疲劳感），然后针对所进行的具体活动的疲劳感来估计个人的疲劳等级，中等强度通常在 11~14 区间内。老年人需结合自己的体质和感觉来确定强度，老年人活动强度适合控制在 12~13 级以内。

表 5-1　　　　　　　　　　　　　自觉运动强度（RPE）分级表

级	6	7	8	9	10	11	12	13	14	15	16	17	18	19	20
RPE	非常轻		很轻		有点累		稍累		累		很累		非常累		

（四）老年人的活动原则

1. 正确选择

老年人可根据自己的年龄、身体情况、场地条件和兴趣爱好等选择合适的运动项目。如体质健壮的老年人可选择运动量较大的项目，对于肥胖或有脊柱和关节问题的老年人，游泳是更佳的选择。

2. 循序渐进

机体对运动有一个逐步适应的过程。老年人运动时应遵循运动量由小到大，动作由简单到复杂的原则，不可急于求成而损伤肌肉；不可立即停止运动，宜慢慢减缓再停止。

3. 持之以恒

老年人的锻炼贵在坚持。通过锻炼增强体质，防治疾病，不是一蹴而就的，而是一个逐步积累的过程。取得效果后，仍需坚持锻炼。

4. 运动时间

老年人的运动时间以每天 1~2 次，每次半小时左右，一天运动总时间不超过 2h 为宜，运动的时间因人而异，傍晚锻炼更有益健康。

5. 场地适宜

老年人的运动场所应选在空气新鲜、安静明亮的广场、公园、庭院等。应注意气候变化，夏季户外运动要防止中暑，冬季则要防跌倒和感冒，雾霾天气则不宜进行室外活动。

6. 自我监测

鼓励和指导老年人做好运动前、运动中、运动后的监测，如有头晕、胸闷、气促、心悸等不适，立即停止运动，及时就医。

7. 运动的注意事项

（1）饥饿时不宜运动，防止老年人因为低血糖发生跌倒或其他意外情况。

（2）饭后不宜立即运动，运动可减少对消化系统的血液供应及兴奋交感神经而抑制消化器官功能，从而影响食物的消化吸收，甚至造成消化系统疾病。

（3）运动前应该做 5~10 分钟的热身运动，以减少骨骼肌肉受伤的风险。

（4）两种运动中间，老年人需要较长时间的休息。运动计划应根据老年人的适应力而进行调整。

（5）运动时应穿着宽松且舒适，鞋子的大小和鞋底厚度适宜，袜子则应选择柔软、透气的材质。

（6）对于有各种慢性疾病或平时心悸、气喘或全身不适的老年人，应立即就诊，在医生的指导下运动，以免发生意外。

（五）患病老年人的活动

患病老年人大多活动功能受损，但还有不同程度的残存功能，应鼓励和指导老年人发挥残存功能，做力所能及的事，以避免残存功能的进一步退化，同时保持老年人作为独立的个体参与其活动，提高其生活质量。

1. 瘫痪老年人

瘫痪老年人肌力训练应从肌肉活动开始，应鼓励其主动活动，逐步增加抗阻力活动。下床活动时，应根据患者的疾病情况及程度借助合适的助行器等辅助器具进行训练，偏瘫或单侧下肢瘫痪患者可使用手杖，截瘫患者可选用腋杖。助行器中，步行器的支撑面积较大，稳定性强，多在室内使用。

2. 帕金森病老年人

帕金森病老年人的活动目的在于防止和推迟关节强直和肢体挛缩。疾病早期鼓励老年人积极参与家居活动和社交活动，坚持适当的关节活动训练。疾病中期如出现起坐困难或某些功能障碍，要有计划、有目的地锻炼，每天做完一般运动后，反复多次练习起坐动作。疾病晚期应帮助老年人采取舒适卧位，被动活动关节，按摩四肢肌肉。

3. 制动老年人

有些老年人为了治疗而采取制动状态，制动状态很容易导致肌力下降、肌肉萎缩等并发症，因此应确定尽可能小范围的制动，鼓励未制动肢体或关节进行主动锻炼，在不影响治疗的同时，做制动肢体的被动运动或按摩，以促进血液循环，减少并发症的发生，争取早期解除制动。

4. 不愿意或害怕运动的老年人

部分老年人害怕跌倒或加重病情而不愿运动，对这类老年人，要耐心解释运动的重要性以及对疾病的影响，让其理解"生命在于运动"的道理。对于无兴趣运动的老年人，可引导其共同参与制定个性化的运动方案，让其在运动中感受到轻松、愉快，进而提高运动的积极性与主动性。

5. 痴呆老年人

为了限制老年痴呆患者的活动范围所采取的强制性方法，会加重痴呆老年人的病情。应根据痴呆老年人认知、思维、记忆等功能障碍特点，鼓励其参与适当的日常生活活动和娱乐活动，增加与外界社会的接触，维持和促进其活动能力，改善痴呆症状。另外，脑功能的锻炼可显著增加脑血流量，延缓老年痴呆进展。据研究显示，加强左半身肢体的运动锻炼，有助于发挥右半脑的作用，短期内可以显示出记忆力增强的效果；手指运动对大脑也是一种良性刺激，对改善痴呆老人大脑功能有益。

四、老年人的活动指导

坚持运动对老年人是有益的，运动不仅可以维持老年人的生理功能，而且能促进老年人的心理健康，提高老年人的生活满意度和生活质量水平。但由于老年人身体组织和器官的衰退，运动时应尤为注意，最好是在家属的陪同下进行，以免发生跌倒等意外事件。当然，护士也应认真做好评估，根据老年人的身体状况和兴趣爱好，与老年人一起制定个性化的运动方案。有关老年人的运动指导可根据表 5-2 中的具体步骤和内容进行。

表 5-2 　　　　　　　　　　　　　　老年人的运动指导

步骤	内容
1. 我做运动安全吗?	运动对于大多数 65 岁以上的老年人是安全的。患有心脏病、高血压、肥胖及关节炎等慢性疾病的老年人可以进行运动。通过运动，一些情况可以得到改善。如果您不能确定运动对您来说是否安全或近期能否运动，请咨询您的医生。
2. 准备开始	①首先选择一项您喜欢或您愿意去尝试的运动。与朋友或家人一起运动会增加你们的乐趣。②穿宽松、舒服的衣服和合适、结实的鞋子非常重要。鞋子应该有好的拱形支撑和有垫的后跟吸收震动。③如果您还没准备好运动，缓慢地开始。运动前先做热身，然后缓慢开始，可减少受伤机会，预防疼痛。④对老年人来说，"无疼痛，无收获"是不对的。您不需要做高强度的运动去获得最多的健康收益。⑤步行是最好的开始运动。避免极度寒冷和炎热的时候进行户外运动。喝足够的水，以预防脱水。
3. 进行运动	①每天做有氧运动至少 30min，并且应有规律，如步行、游泳、跳舞和骑自行；也可以做阻力和力量训练，每周 2 次。平衡运动对预防跌倒很重要，平衡运动最好在运动训练中心做。②每次运动前先做 5min 热身。慢走和伸展练习是很好的热身运动。当运动结束时，也应该做至少 5min 的伸展练习，使身体放松下来。③只在感觉良好的时候进行运动。如果得了感冒或其他疾病，等感觉好些了再运动。如果 2 周没有运动，一定要重新开始。
4. 我什么时候应该去看医生?	如果您的肌肉或关节在运动后一天感到疼痛，可能是运动过量了，下次运动量要减小一些。如果疼痛持续不退，应该去看医生。在重新开始运动时，如果出现以下症状也应该去看医生，如胸痛、呼吸困难或气急、眩晕、平衡困难或恶心等。

第六节 老年人的饮食与营养

饮食与营养和健康与疾病有着密切的关系。老年期个体的生理功能会出现不同程度的衰退，如视觉、嗅觉、味觉等感官反应迟钝，咀嚼和消化能力下降及肌肉萎缩等，这些严重影响老年人对食物的摄取、消化和吸收能力，导致老年人极易出现营养不良、缺铁性贫血、骨质疏松等问题，极大地增加了老年人慢性疾病发生的概率。因此，改善饮食与营养，以延缓衰老和防止老年多发病，维护老年人的健康，是老年人日常生活护理中的一个重要内容。

一、影响老年人营养的因素及常见营养问题

(一)生理老化与营养问题

1. 消化系统

消化系统的老化，直接影响营养素的摄入、消化和吸收，限制了对食物的选择、储存和利用。下面介绍消化道各组成部分的生理性老化及其影响。

(1)口腔：口腔生理功能的改变，如牙齿脱落、牙周病，以及未装假牙或假牙装置不当等易导致老人倾向于选择比较容易下咽的淀粉类食物，所以易有蛋白质、矿物质和维生素等摄取不足，纤维素摄取不足，则易引起便秘。口腔牙齿缺失还可以导致言语不清、社交回避和生活质量的下降。研究显示，老年人牙齿问题与全身性慢性疾病存在相关性，如增加糖尿病老年人血糖控制的难度，增加肺部感染的风险。近年来，越来越多的文献显示，口腔疾病与老年痴呆存在相关性。味蕾萎缩，致味觉迟钝，嗅觉迟钝，唾液分泌量减少。这些变化导致老年人降低了对食物的兴趣，或偏向摄入太咸或太甜、太辣的食物，老年人这些口味的变化对其健康非常不利。

(2)食道：老年人由于食管肌肉发生了退行性变化及食管神经节细胞数目减少，食管的蠕动收缩次数减少，幅度减弱，有时甚至产生无效收缩，如引起食管排空延迟，可引起噎食或吞咽困难。老年人食管下段具有阀门样作用的括约肌的功能减弱，严重时会引起胃内容物反流，如食管腔内，易发生反流性食管炎。

(3)胃肠道：胃的收缩及肠的蠕动能力降低、胃酸及消化酶的分泌量减少，均会导致消化能力减弱。这种胃肠道生理功能的改变，易导致老年人吃了某些食物后容易饱胀，于是减少摄取量；饮食的减少会导致便秘；使老年人胃酸分泌减少，使钙、铁和维生素的吸收减少。维生素 B12 是唯一需要一种特殊胃肠道分泌物才被机体吸收的维生素，老年人维生素 B12 缺乏会导致贫血。

(4)胆汁及胰脂肪酶：老年人胆汁及胰脂肪酶的分泌量下降，导致脂肪消化能力下降，一旦多吃油腻的食物，就不易消化，导致腹胀或拉肚子。

2. 泌尿系统

老年期因为肾血流量、肾小球滤过率降低，使肾脏不易排出废物，又因老年人尿频而自动减少水的摄取。另外，老年人因为口渴感觉不灵敏，故会因饮水量不够，可能导致失

水（脱水）现象，症状为头脑不清、唇干、眼下陷、体温升高、血压降低、便秘、小便减少和恶心等现象。肾脏对氨基酸和葡萄糖的重吸收能力下降，导致营养物质有流失的可能。

3. 代谢

老年人基础代谢率下降，因为肌肉量减少，肌肉紧张力降低，体脂肪相对增加，且甲状腺机能降低，因此，老年人对能量的需要量减少，若保持与成年时相同的饮食量，而未增加活动量，则易导致体重增加而过重或肥胖，进而提高各种慢性病患病率或降低患病的年龄。老年人因为胰岛素的分泌量减少，或身体细胞对胰岛素作用反应迟缓，故对糖类（葡萄糖）的利用能力降低，使空腹血糖值较高，且运动后血液内有较高量的乳酸和丙酮酸。

4. 其他

老年人心排出量减少，组织器官的血液供应不足，营养物质输送到全身组织受到限制。激素水平下降与营养状况有密切联系，雌激素水平的降低，会影响钙的吸收。

（二）心理社会因素与营养问题

老年人自主神经功能的减退，会出现不能表达饥饿或口渴，不能记住吃饭等认知障碍的表现，其准备食物的能力逐渐降低，从而影响自身营养的摄入。不良的心理状态会引起交感神经兴奋，抑制胃肠蠕动和消化液的分泌，从而降低食欲，影响老年人的营养吸收。此外，排泄功能异常又不能自理的老年人，会因担心增加照顾者的负担而控制饮食的摄入。老年人营养学相关知识缺乏，可导致偏食或反复食用一种食材，从而引起营养失衡。经济困窘，会减少老年人饮食的数量和种类，从而影响营养素的摄入。另外，地域环境、宗教信仰及饮食习惯等诸多因素均会对饮食与营养产生不可低估的影响。

（三）疾病的影响

由于老化，老年人发生高血压、脑卒中、糖尿病等疾病的风险增加，这些疾病对老年人营养状况均有着负面影响。疾病导致营养不良，而老年人对营养的消化、吸收能力减退，因而会造成疾病的恶化。长期使用药物，也会对食物和营养素的选择和吸收造成很大影响，如苯妥英钠可干扰维生素 D 的吸收，引起钙的吸收不良；轻泻剂的使用会减少肠道对营养的吸收，导致脱水；各种利尿剂会引起口干，且从尿中流失钾离子，引起低钾血症。

二、老年人的营养需求

（一）能量

随着年龄的增长，老年人的活动量减少，基础代谢率降低，其所需的能量供应也随之减少，60 岁以后较青年时期减少20%，70 岁以后减少30%。因此，老年人应适当地控制能量摄取。当能量摄入没有相应减少或摄入过多，会导致体重超过正常标准，形成肥胖或

超重,从而增加心肺和胃肠道负担。老年人全日能量供给量的计算步骤如下:

(1)计算理想体重。

$$男性成人体重(kg)=身高(cm)-105$$
$$女性成人体重(kg)=[身高(cm)-100]×0.9$$

(2)根据成人 BMI 判断体重是否正常。BMI<18.5 为消瘦;24≤BMI<27.9 为超重;BMI≥28.0 为肥胖。

$$体重指数(BMI)=体重(kg)/身高^2(m^2)$$

(3)确定每日每千克理想体重所需的能量,见表5-3。

表 5-3　　　　　**不同老人每天每千克理想体重所需能量**　　　　[单位:kcal/(kg·d)]

体型	休息状态	轻体力劳动	中等体力劳动	重体力劳动
正常	15~20	25~30	35	40
消瘦	20~25	35	40	45~50
肥胖/超重	15	20~25	30	35

(4)确定全日能量供给量。

$$总能量(kcal)=理想体重(kg)×每千克理想体重所需能量(kcal/kg)$$

(二)营养素

1. 蛋白质

老年人体内蛋白质的代谢过程以分解代谢为主,且老年人对于蛋白质的吸收利用率低于青年人,需要丰富的优质蛋白质补充组织蛋白的消耗,但应避免摄入过多而加重肝肾负担,或摄入过少而造成负氮平衡。因此,蛋白质的摄入应优质量足,以占总能量的15%为宜,以优质蛋白为主,如豆类、瘦肉、鱼虾等。患有慢性肾病、肾功能不全、肝硬化等慢性疾病的老年人,则需要限制蛋白质的摄入量。

2. 脂肪

老年人的脂肪组织随着其对脂肪消化能力的下降而逐渐增加。过多摄入脂肪,会给心血管系统和消化系统带来压力;过分限制脂肪摄入,则会导致必需脂肪酸缺乏而发生皮肤病,且妨碍脂溶性维生素的吸收。脂肪中的不饱和脂肪酸可以降低血清胆固醇及其他脂类的含量,有预防动脉粥样硬化的作用。因此,食用含不饱和脂肪酸较多的植物油,可以限制胆固醇的摄入。

3. 糖类

糖类是能量的主要来源,摄入足够的糖类可以减少身体利用蛋白质来提供能量,防止酮体的产生。老年人对糖类的利用率降低,摄入的比例过高,特别是单糖摄入过多,会直接引起血糖的波动。每日糖类供给量占总能量的55%~70%,且以多糖为宜,如谷类、薯类等,不仅能提供热量,还能提供蛋白质、维生素及食物纤维等其他营养素。老年性肥胖和冠心病患者,则应限制糖类的摄入。

4. 维生素

维生素作为某些辅酶的主要成分，对维持身体健康和延缓衰老具有极其重要的作用，如食物中的维生素 A、维生素 B 和维生素 C 等可以增强机体的抵抗力。大多数维生素，特别是水溶性维生素，在体内不能合成和储存，必须由食物供给。有些维生素，如维生素 K，则可在肠内少量合成，但不能满足机体需要。因此，老年人可增加蔬菜和水果等食物的摄入，提倡均衡适量补充维生素。

5. 常量元素和微量元素

(1)钙：老年人钙的吸收减弱而代谢加快，故血钙偏低，易发生骨质疏松症。应摄入维生素 D、蛋白质等促进钙吸收的物质，以及摄入奶制品、豆类及坚果等含钙丰富的食物。

(2)铁：由于铁摄入不足、吸收利用差及骨髓中铁储备量低等原因，易引起缺铁性贫血。注意选择含铁丰富的食物，如瘦肉、菠菜、猪肝、黑木耳等。少喝浓茶、咖啡，以免影响铁的吸收。

(3)钾：利尿剂的使用及进食量的减少，导致老年人细胞内钾水平较低，易出现低钾血症，表现为肌无力、肠蠕动减慢等。因此，应适当摄入含钾高的食物，如柑橘、香蕉、马铃薯等。

(4)钠：钠离子摄入过多，会引起水钠潴留，增加老年人心脏负担；摄入过少，则易引起低钠血症，出现乏力、恶心、呕吐、头痛、嗜睡等。每日膳食食盐摄入量不应超过 6g，高血压、冠心病患者以不超过 5g 为宜。

6. 水分

身体的水分占体重的比例因老化而下降，老年人极易出现脱水、便秘。老年人饮水可以促进排便，预防尿路结石形成，加快机体代谢废物的排泄。因此，每日饮水量控制在 1500~2000mL，以免饮水过多加重心脏负担。

三、老年人的饮食护理

(一)老年人的饮食原则

(1)膳食均衡。食物要全面，种类多，不应偏食，应保持营养的平衡，适当限制热量和脂肪类食物，保证充足优质蛋白、维生素、微量元素等的摄入。

(2)便于消化。老年人消化功能衰退，咀嚼能力减弱，不易消化粗糙坚硬的食物，还会损伤胃黏膜，因此食物的加工应遵循软、细、松的原则，老年人要细嚼慢咽，避免进食油炸等不易消化的食物。

(3)温度适宜。老年人唾液分泌减少，口腔黏膜抵抗力下降，进食过热，会直接损伤口腔和食道，引起局部病变，严重者有致癌的危险；进食过冷，则会引起胃黏膜血管收缩，胃液分泌减少，从而引起消化不良，还会导致腹痛、腹泻的发生。

(4)少食多餐。老年人肝脏合成糖原的能力降低，糖原储备减少，对低血糖的耐受力较差，容易出现饥饿和头晕。一般每日可安排 5 餐，每餐的量不宜过多，且避免餐间零食。

(二)老年人进餐的护理

1. 一般护理

(1)进餐环境:保持室内整洁,空气新鲜,每天通风换气,排除异味。

(2)进餐时间:根据老年人不同的需求,尽可能安排个性化的进餐时间。安排同一进餐时间的老年人坐在一起进食,便于相互熟悉,有利于增进食欲。

(3)进餐准备:餐前询问老年人是否有便意,避免进餐时排便;可少量饮水或漱口,以增进食欲。

(4)协助进餐:对于卧床的老年人,应根据病情协助其取坐位,并使用床上餐桌自行进食;对于不能自行进食的老年人,应协助喂饭,并尊重其生活习惯。

2. 咀嚼、消化吸收功能障碍者的护理

(1)装上合适的假牙,并做好口腔及义齿的清洁。

(2)蔬菜尽量切成细丝,肉类剁碎制成肉末,多用煮或炖的方式调理食物。

(3)细嚼慢咽,少量多餐,一日 4~5 餐。

(4)多摄取富含纤维素的食物,如糙米、全麦等,并改变烹饪方式,使老年人易摄入纤维素类的食物。

(5)饭后补充富含维生素 C 的水果或维生素 C 补充剂,以增加钙、铁的吸收,且少喝咖啡或浓茶,以免妨碍钙、铁的吸收。

3. 吞咽障碍者的护理

(1)食物选择:避免黏性强的食物,如糯米等;避免干硬容易引起噎呛的食物;对偶有呛咳者,尽量选择细、碎、软的食物。

(2)体位管理:尽量保持直立体位或前倾 15°,进食后需至少 20 分钟才可放低床头。偏瘫的老年人可采取健侧卧位,以免将食物误咽入气管。

(3)注意观察:观察老年人的食量、食速及体位。进餐时,应避免与患者交谈,以免发生呛咳;发生呛咳时,暂停进食,严重者停止进食。过程中如发现突然不能说话、剧烈呛咳、面色青紫等现象,应及时清理呼吸道,保持呼吸道通畅。

4. 视力障碍者的护理

对于视力障碍的老年人,可通过食物的香和味来提高老年人的食欲,并做好自行进餐的护理。照顾者需先向老年人说明餐桌上食物的种类和位置,并帮助其用手触摸,以便确认,并注意保证安全,对于热汤等易引起烫伤的食物应加以提醒。指导适当地补充蛋白质、维生素 A、锌元素等对视力有益的食物,如猪骨头、鱼汤、胡萝卜、蓝莓、枸杞等。

(三)患病老年人的饮食特点

1. 糖尿病患者饮食

饮食治疗是糖尿病治疗中非常重要的部分。糖尿病老年人能通过健康饮食和规律运动等生活方式来延迟或防止 2 型糖尿病并发症的发生。

(1)控制总能量的摄入:老年人基础代谢率较低,在饮食治疗前,估计每日的能量需求,避免摄入过量,以保持正常体重或略低于理想体重为宜。

（2）适宜的碳水化合物：适当的碳水化合物可以改善糖耐量，降低血脂水平。建议碳水化合物的摄入量占总能量的50%~60%。为了减少血糖的波动，可采用少食多餐的策略，以粗粮为主，少食甜点。

（3）控制脂肪摄入：心血管疾病及高脂血症是糖尿病常见的并发症，适当降低脂肪的供给量，不超过饮食总能量的30%，且饱和脂肪酸不超过7%。

（4）适宜的蛋白质：糖尿病老年人蛋白摄入量建议为1.0~1.3g/（kg·d），以优质蛋白为主，如瘦肉、鱼、奶、蛋及大豆等，可改善胰岛素分泌。

（5）充足的维生素：糖尿病老年人体内物质代谢相对旺盛，高血糖的渗透性利尿作用易引起水溶性维生素的流失，从而造成维生素缺乏。补充B族维生素可改善糖尿病老年人神经系统并发症，补充维生素C可防止微血管病变。

（6）丰富的膳食纤维：膳食纤维能有效改善糖代谢、降血压、降血脂和防止便秘等，具有防治糖尿病的作用。推荐摄入量为25~30g/d。

（7）餐次的分配：应定时定量，根据老年人生活习惯、病情、血糖及用药情况合理分配餐次。病情稳定的糖尿病老年人可按每天3餐1/5、2/5、2/5分配，对病情有波动的老年人，可每天进食5~6餐。

2. 心血管疾病患者饮食

心血管疾病营养治疗的目的是控制血脂、血压和体重，降低心血管疾病的危险因素。

（1）控制总能量的摄入：控制肥胖有利于减少心血管疾病的发病率和病死率，总热量的摄入需与机体活动维持平衡，保持健康体重。

（2）选用复合碳水化合物：过量摄入碳水化合物，易引起血浆甘油三酯含量升高，从而增加冠心病的风险。碳水化合物应占总热量50%~60%，且以复合碳水化合物为主，多食粗粮，粗细搭配。

（3）控制脂肪的摄入：心血管疾病宜采用低脂肪、低饱和脂肪酸的饮食。脂肪摄入量占总能量的20%~25%为宜，且限制富含胆固醇的食物摄入，如猪肉、动物内脏和蟹黄等，每日不超过300mg。

（4）保证充足的维生素和矿物质：减少咸菜、腊肉等含钠高的食物摄入，每日食盐控制在5g以内。每日多食新鲜蔬菜和水果，以补充足够的维生素。膳食纤维能降低胆固醇，因此可摄入含膳食纤维高的食物，如蔬菜、水果等。

3. 慢性肾脏病患者饮食

营养治疗是慢性肾脏综合征治疗的重要组成部分。合理的膳食配比，可延缓慢性肾脏病进展和肾功能恶化。

（1）优质蛋白质：慢性肾脏病老年人应限制蛋白质的摄入，且50%以上的蛋白质为优质蛋白。为了防止负氮平衡，应尽量选择含必需氨基酸丰富的食物，如蛋、乳、瘦肉等。慢性肾脏病老年人的蛋白质需要量应根据病情变化及时调整，待病情好转后可适当增加摄入量。

（2）充足能量：供给足够的能量可以节省蛋白质的消耗，使机体充分利用有限的蛋白质，减少组织分解。60岁以上的慢性肾脏病老年人能量供给量为30~35kcal/（kg·d）。

（3）碳水化合物和脂肪：由于蛋白质摄入受限，需增加碳水化合物的摄入，以保证能量的供给，应以复合糖为主，尽量避免单糖的摄入。适量的脂肪摄入可防止动脉硬化及和肾小球硬化，脂肪供给量占总能量的 25%~35%。

（4）微量元素：限制食盐的摄入，一般每天食盐摄入不超过 6g，高血压、少尿者需限制食盐摄入量不超过 5g；低磷饮食，每天磷摄入量需少于 600mg。

4. 肿瘤患者饮食

患肿瘤的老年人营养支持的目的是预防和治疗营养不良，提高抗肿瘤的依从性，改善生理功能和生活质量，

（1）适量的能量：适量的能量摄入，保持体重在正常范围内，避免肥胖或消瘦，预防肌肉衰退的发生。根据老年人病情及基础代谢等情况，评估和确定适宜的目标能量。

（2）充足的蛋白质：由于机体组织的损伤和有效摄入量的减少，老年人需补充足够的蛋白质，尤其是优质蛋白质，以起到修复作用。建议蛋白质供给量为 1~1.5g/(kg·d)，严重消耗者为 1.5~2.0g/(kg·d)。

（3）碳水化合物：碳水化合物的结构不同，其功能亦不相同。精制糖摄入过多，易造成肥胖、胰岛素抵抗及免疫功能障碍等。过量摄入血糖负荷高的食物，可增加肿瘤发生的风险。而功能性寡糖(如菊粉、低聚果糖、低聚壳糖等)、膳食纤维作为肿瘤的保护因子，能在一定程度上遏制肿瘤的发生发展。

（4）其他：①选择富含各种蔬菜、水果和豆类的植物性膳食，并选用粗粮；②坚持适当的体力活动，多步行，少静坐；③控制脂肪的摄入量，饱和脂肪酸、单不饱和脂肪酸与多不饱和脂肪酸的比例为 1∶1∶1；④每日多吃蔬菜、水果、谷物、豆类食物，并尽量多吃粗加工的谷类；⑤限制饮酒；⑥控制肉类摄入量，特别是红肉，应限制在每日 80g 以内。最好用鱼、禽肉取代加工肉制品。

四、老年人的口腔卫生与保健

随着年龄的增长，老年人口腔组织会发生一系列退行性变化，如咬合面牙釉质磨损、牙龈萎缩、牙根暴露，唾液腺分泌减少，口腔黏膜干燥等，这些变化导致牙齿缺失，严重影响老年人的咀嚼功能、个人形象等，还会让老年人产生社交心理障碍。因此，应评估老年人的口腔卫生，了解老年人的自理能力，指导或协助其通过每日漱口、刷牙等活动清洁口腔，达到减少或消除致病菌的目的。

(一)预防口腔疾病

养成良好的饮食习惯，如少吃坚硬食物，戒烟，睡前不食刺激性或腐蚀性食物等。当口腔过度干燥时，鼓励老年人多饮水或漱口。定期检查口腔卫生情况。在医生指导下佩戴合适的义齿。

(二)清洁用具的指导

选择不具腐蚀性的牙膏，以防损伤牙齿。选择刷毛柔软、外形较小的牙刷，以免损伤牙龈。牙刷应每 3 个月更换一次。

(三)刷牙方法的指导

养成三餐后及睡前刷牙的习惯。刷牙时，将牙刷的尖端轻轻放于牙齿周围的龈沟上，牙刷的毛面与牙齿成 45°角，以快速地环行来回刷动。每次只刷 2~3 个牙齿，每刷完一个部位后，再刷相邻部位。对于前排牙齿的内面，可用牙刷毛面的尖端以环形方式刷洗牙面，再反复刷洗牙齿的咬合面。刷完牙齿后，再刷舌面，由里向外刷，以减少微生物的数量，并清除食物残屑。每次刷牙时间约 2 分钟，可起到清洁牙齿与按摩牙龈的作用。

对于不能自理的老年人，应协助其刷牙，还需清洁舌部，可嘱其将舌伸出，握紧牙刷并与舌成直角，用极小的力量，将牙刷刷向舌面尖端，再刷舌两侧，然后漱口，重复以上过程，直到口腔完全清洁为止。

(四)义齿的使用与保护

每餐后都应清洁义齿，睡觉前将义齿取下，使牙床得到保养，清洁后将义齿浸泡于凉水中，以防丢失或损坏。

(五)定期口腔健康检查

每半年或每年进行一次口腔检查。当出现牙龈红肿、松软，牙龈易出血，牙齿有不同程度松动时，提示有牙周疾病，需要及时治疗。

（周谢婷　张青）

思考与练习

一、单选题

1. 老年人沐浴时室内的温度应调节为_____。
   A. 18~22℃　　　　B. 20~24℃　　　　C. 22~24℃　　　　D. 24~26℃
2. 老年人的皮肤特点不正确的是_____。
   A. 眼睑下垂　　　B. 皮肤干燥　　　C. 触觉敏感　　　D. 脂肪减少
3. 老年人皮肤瘙痒不宜采取的护理措施_____。
   A. 每隔一天温水沐浴　　　　　　B. 碱性肥皂清洁皮肤
   C. 润肤霜涂抹皮肤　　　　　　　D. 局部使用止痒药膏
4. 与老年人沟通过程中正确的是_____。
   A. 围绕多个内容展开　　　　　　B. 说话语速要慢
   C. 触摸老年人头部　　　　　　　D. 眼神飘忽不定
5. 睡眠呼吸暂停综合征的老年人睡眠时应采用的卧位是_____。
   A. 平卧位　　　　B. 半卧位　　　　C. 侧卧位　　　　D. 俯卧位
6. 李某，男，65 岁，每天晚上十点钟上床睡觉，凌晨五点醒后再也睡不着，老年人常常抱怨睡眠不好。李四每天需要的睡眠时间为_____。

A. 4 小时　　　　B. 5 小时　　　　C. 6 小时　　　　D. 7 小时

7. 下列关于老化对老年人活动的影响不正确的是_____。

A. 心排血量增加　　　　　　　B. 平衡感缺失

C. 骨质密度减少　　　　　　　D. 血压收缩压值增加

8. 张大爷，65 岁，其运动后的最宜心率是_____。

A. 105 次/分　　B. 110 次/分　　C. 115 次/分　　D. 120 次/分

9. 关于老年人失眠的诊断标准正确的是_____。

A. 每周至少 2 次，持续 3 个月以上

B. 每周至少 3 次，持续 1 个月以上

C. 每周至少 3 次，持续 2 个月以上

D. 每周至少 2 次，持续 1 个月以上

10. 下列能预防动脉粥样硬化的是_____。

A. 甘油三酯　　B. 胆固醇　　C. 饱和脂肪酸　　D. 不饱和脂肪酸

二、多选题

1. 老年人有效休息应具备的三个条件：_____。

A. 充足的睡眠　　B. 心理放松　　C. 生理的舒适　　D. 愉悦的心情

E. 安静的环境

2. 老年人日常生活护理应注意：_____。

A. 温水洗澡，用柔软的毛巾轻轻擦干

B. 衣服多用纽扣，以锻炼老人手指灵活性

C. 清淡饮食，勿食辛辣刺激食物

D. 对失眠的老年人用镇静药助眠

E. 坚持锻炼，保持愉悦的心情

3. 与听力障碍老年人沟通过程中正确的是_____。

A. 营造一个安静舒适的环境

B. 面对面而坐，以便老年人观察

C. 适当辅以非语言沟通技巧

D. 必要时在耳边大声说话

E. 佩戴合适的助听器

4. 老年人睡眠的护理措施正确的是_____。

A. 避免睡前过度兴奋　　　　　B. 睡姿以仰卧位为好

C. 睡前热水泡脚　　　　　　　D. 睡前一杯水预防脑栓塞

E. 睡前勿进食

5. 老年人运动时的注意事项包括：_____。

A. 量力而行，循序渐进

B. 饭后即可适当的运动

C. 锻炼前后需进行热身运动

  D. 心绞痛非稳定期患者不宜运动

  E. 监测自己的最宜心率 170-年龄

6. 老年人合理营养的原则是：_____。

  A. 食物多样化   B. 膳食均衡   C. 科学烹调

  D. 温度适宜   E. 少量多餐

三、简答题

1. 简述老年人日常生活护理的注意事项。

2. 如何预防及护理老年人的皮肤瘙痒问题？

3. 论述促进与老年人有效沟通的方法。

4. 简述老年人睡眠呼吸暂停综合征的临床表现。

5. 叙述老年人运动的原则及注意事项。

6. 简述糖尿病老年人的饮食特点。

第六章 老年人心理健康

📖 学习目标

【识记】

1. 老年人心理的特点及发展矛盾。
2. 老年期焦虑障碍的概念。
3. 老年人离退休综合征的原因。
4. 老年人孤独的原因及表现。

【理解】

1. 老年人心理变化的影响因素。
2. 广泛性焦虑障碍与惊恐障碍的症状表现
3. 老年离退休综合征的心理特点及预防措施。
4. 老年人空巢综合征的原因及护理措施。
5. 老年人心理健康的定义及标准。

【应用】

1. 综合运用观察、访谈及焦虑评估工具评估老年期焦虑状况，并制订相应的护理计划。
2. 正确评估老年人日常心理状态，制订维护和促进老年人心理健康的护理计划。

✏️ 案例导入及思考

李奶奶，66岁，最近心脏病突然发作，伴有濒死感，先是紧张不安，然后是心脏狂跳不止，胸部憋闷疼痛，头晕无力，全身颤抖，最后大汗淋漓。家人开始十分紧张，立即拨打120急救电话，将她迅速送到医院。经检查无冠状动脉狭窄和心肌缺血的症状，给予镇静药和其他对症处理，李奶奶慢慢恢复平静。经几次犯病后，家里人不再把李奶奶的病当成严重的事情，因为每次不去医院就诊，她也能逐渐自我缓解。可是李奶奶自己并不轻松，她因为害怕一个人出门在外时发作，所以不再轻易外出，如要外出，也必须拉上一位同伴。

请思考：

(1)该老年人出现了什么心理问题？

(2)护理人员应采取哪些护理措施？

第一节　老年人的心理健康

进入老年期，各种生理功能逐渐衰退，其心理也随之出现老化。老年人常面临社会角色改变、疾病、丧偶等生活事件，如适应不当，可引起一系列心理问题，严重时甚至损害老年人的健康。随着老龄化的快速发展，老年人的心理健康必须受到高度重视，以促进健康老龄化。

一、老年人的心理特点

人的心理过程是心理学的研究对象，可分为感觉、知觉、记忆、思维、想象、情绪、情感、意志等。老年人的心理变化特点主要表现在以下几个方面：

(一)感知觉的变化

感知觉能力是人与环境交往的基础，也是人类一切心理活动的基础。随着年龄的增长，人的感觉器官逐渐衰退，出现老花眼、听力下降、嗅觉减弱等，给老年人的生活和社交带来诸多不便。老年人听力下降，容易误听、误解他人的意思，出现敏感、猜疑，甚至产生偏执观念。老年人的知觉也随增龄而衰退，易发生定向力障碍，影响老年人对时间、地点、人物的辨别。老年人虽然感知觉因年老而衰退，但并不完全丧失，并且个体差异较大。只要老年人尚有精神，仍有创造能力，即使进入高龄，由于内在潜力驱使，也能竭尽全力去完成有意义的事情。

(二)记忆的变化

记忆是一种复杂的心理活动过程，是人们对感知、体验的事物进行加工、保持和提炼，是人脑积累经验的功能表现。记忆与人的生理因素、健康状况、精神状况、记忆的训练、社会因素等有关。伴随年龄增长，一般趋势是老人记忆能力下降。神经递质乙酰胆碱影响着人的学习记忆，老年人可能由于中枢胆碱能神经递质系统的功能减退而导致记忆能力减退。老年人的记忆具有以下特点：

(1)机械识记较差，逻辑记忆较好。识记是指反复去感知某一事物，以便在头脑中形成巩固联系的过程。老年人对与过去经历和生活有关的事物或有逻辑联系的记忆较好，即逻辑记忆较好，而对需要死记硬背的机械性的记忆较差。

(2)初级记忆轻度下降，次级记忆明显下降。初级记忆是对刚刚感知过，当时还留有印象的事物的记忆。这种记忆减退较慢，保持时间短，老年人一般保持较好，与青年人差异不显著。次级记忆是指初级记忆变成保持时间长的信息储存，经过复杂的编码后的记忆。这种记忆保持的时间可达几天或数月，甚至终身。随年老次级记忆减退明显，年龄差异较大。

(3)再认能力较好，再现能力明显减退。再认是指对感知过或学习过的事物再次出现眼前时能辨认。老年人再认记忆能力基本正常。再现是指刺激物不在眼前而在脑中再现出来，其难度大于再认。老年人再现能力随年龄增长而减退较为明显。

(三) 思维的变化

思维是人类认知过程的最高形式，是人以已有的知识经验为中介，对客观现实间接的、概括的反映，是对事物本质特征及内在规律的理性认知过程。老年人感知觉及记忆力的减退，会影响其概念形成、解决问题的思维过程及创造性思维和逻辑推理，主要表现为思维的敏捷度、流畅性、灵活性、独特性以及创造性明显下降。老年期思维能力的弱化在不同老年人的身上表现程度不同，有些老年人思维仍很清晰，甚至仍有很好的创造思维，而有些老年人却有严重的思维障碍。老年人的思维障碍主要表现为思维迟钝贫乏、思维奔逸、强制性思维和逻辑障碍等。因此，要重视对老年人的全面身心保健，鼓励老年人以积极的态度对待生活，培养其思维品质，以恢复和保持其良好的思维能力。

(四) 智力的变化

智力是指学习能力或实践经验获得的能力，包括注意、记忆、想象、观察、实践操作和环境适应等方面的能力，是一种整体的、综合的能力，分为液态智力和晶态智力。

液态智力是指获得新观念，洞察复杂关系的能力，如直觉整合能力及与注意力和反应速度有关的能力。与神经系统的生理结构和功能密切相关，液态智力随年龄增长而减退，表现在老年人在限定时间内加快学习速度或学习新事物的能力比年轻人差。

晶态智力是指与语文、文学、数学、概念、逻辑等抽象思维有关的智力，与后天的知识、文化及经验的积累有关，如词汇表达、理解力和常识等，老年人的晶态智力不随增龄而减退，保持相对稳定。

(五) 情绪情感的变化

情绪和情感是人们对周围事物、自身以及对自己活动态度的体验，是以人的需要为中介的一种心理活动，是主体的一种主观感受。当人的需要得到满足，便会产生正面情绪；反之，则会产生负面情绪。老年人的情感活动相对稳定，其变化并不完全由年龄所决定，大部分是由生活条件、社会地位的变化所造成。

(六) 人格的变化

人格是指一个人在生活实践中经常表现出来的整个精神面貌，即具有一定倾向性的心理特征的总和，又称为个性。老年期的人格(包括气质、能力、性格、兴趣、需要、动机、价值观等)也会发生相应的变化。如对健康和经济的过分关注会产生的不安、焦虑，因把握不住现状而产生怀旧和发牢骚等。

大量研究表明，老年期的心理伴随生理功能的衰退而出现老化，某些心理功能出现下降、衰退，而另外一些心理功能则仍趋于稳定，甚至产生新的适应代偿功能，从而使大部分老年人从整体上能适应良好。

二、老年人心理变化的影响因素

(一)经济困窘

经济状况的好坏与老年人的生活质量水平密切相关。对于离退休的老年人,除了基本的退休金外,不再享有在职劳务、奖金等额外补贴,收入总体会存在一定程度的下降。老年人退休金较低,且无其他经济来源,生活上精打细算、节衣缩食,会给老年人带来较大的精神压力,影响其心理状态;对于无退休金且无任何经济来源的老年人,依靠儿女赡养,这样的老年人会因儿女的态度而自尊心受挫。

(二)角色适应障碍

离退休是老年人必然要经历的阶段,是工作任务、目的和责任的转变,是人生中的一个转折点。老年人刚开始会对自己投入大半生的事业及岗位恋恋不舍,滋生"人走茶凉"的思想,从而变得闷闷不乐,整天沉默寡言。部分老年人认为年纪大了,不被人尊重,甚至怀疑周围人瞧不起自己,从而产生被抛弃感,变得忧心忡忡。

(三)人际关系紧张

1. 家庭关系方面

有些老年人长期与子女住一起,父子之间或婆媳之间矛盾重重,难免起争执。如子女会嫌弃老年人啰唆以及宠溺子孙,老年人也会看不惯子女的生活方式等;还有些老年人和老伴相依为命,惦记常年在外的子女,然而现在年轻人工作竞争激烈,心理压力大,忽视了对家里老人的陪伴和关心,长此以往,会对老年人的心理状况造成负面影响。

2. 社会关系方面

联合国提出"不分年龄,人人共享的社会"和"代际和谐",然而只有真正在观念上认同,才能使各代人都得到公正对待和不受伤害。我国老年人退休后社会参与情况不容乐观,导致老年人有被社会抛弃或隔离的感受,缺乏社会认可,从而导致孤独感。

(四)疾病困扰

老年人由于各器官、系统功能的衰退,致使抵抗力下降,患病的机会增加。有些疾病较影响老年人的心理状态,如脑梗、截肢等,导致老年人生活不能完全自理,需长期卧床,以致产生悲观、孤独的心理状态;又如脑动脉硬化,使脑组织供血不足,脑功能减退,记忆力下降,晚期甚至会出现痴呆,严重影响老年人的心理状态。

(五)生活规律失常

生活规律是维持身心健康的重要保障之一。"日出而作,日落而息"是人类经过长期生存发展而总结出来的作息规律。白天新陈代谢旺盛,机体处于器官功能高水平的工作状态,表现为精力充沛、记忆力强、思维清晰等;而夜间迷走神经兴奋,机体处于器官功能低水平的休眠状态,表现为思睡、反应迟钝、心率减慢等。如果老年人作息无规律,无节制地放纵自己，如通宵玩牌、打麻将、暴饮暴食等，极易引起老年人睡眠不足、过度疲劳，从而诱发疾病。

(六)营养缺乏

营养是维持生命的基本需要，是维持、恢复、促进健康的基本手段。为了促进老年人的身心健康，需要补充足够的营养，如蛋白质、碳水化合物、脂肪、维生素及微量元素等，均是机体必需的营养物质。当老年人营养摄入不足，可能会出现精神萎靡、食欲不振、乏力及对外界事物缺乏兴趣，甚至造成抑郁或其他精神疾病。

(七)生活满意度低

老年人的生活满意度受经济因素、心理因素和身体健康状况综合影响。老年人对生活满意度较低的主要原因是慢性疾病和生活自理能力下降。随着生活满意度的下降，老年人产生不满、愤怒等情绪，从而影响生理和心理健康。

三、老年人心理发展的主要矛盾

(一)角色转变与社会适应的矛盾

角色适应是离退休老年人必须面对的问题。离退休本身是一种正常的角色变迁，但不同职业群体的人，对离退休的心理反应是不同的。工人退休后摆脱了沉重的体力劳动，且有足够的退休金和充裕的时间来消遣娱乐、结交朋友等，所以离退休前后的心理感受变化不大，社会适应良好。但离退休干部则不同，其生活的重心由机关或工作转变为家庭琐事，社会联系骤然减少，因无所事事的现状与他们强烈的社会责任感发生冲突而使他们感到很不习惯、不适应。

(二)老有所为与身心衰老的矛盾

追求自我价值和个人理想的老年人都希望做到"退而不休、老有所为"，他们渴望在有生之年能够再为社会多做一些贡献。然而，老年人生理功能因老化而衰退，其身心健康状况往往并不理想。他们有的身患多种疾病，如高血压、糖尿病、心功能不全等，有的认知功能明显衰退，如感知觉障碍、记忆力下降、思维弱化等，导致他们不能在老年期有所作为。这些老年人因志向与衰老之间形成的矛盾而陷入深深的苦恼和焦虑之中。

(三)老有所养与经济保障不充分的矛盾

老年人心理困扰的重要原因之一是缺乏独立的经济来源或可靠的经济保障。由于社会地位不高，又缺少经济收入，使得老年人容易产生自卑心理，如时常感到郁闷，行事小心谨慎等。自尊心很强、性格倔强的老年人会因受到子女嫌弃或抱怨而滋生不良情绪。所以，老有所养与经济保障不充分的矛盾，既是社会问题和社会矛盾，也是一个心理问题。

(四)安享天伦之乐与空巢家庭的矛盾

家庭是老年人生活的主要场所,是其情感和精神的重要寄托。随着中国社会文化的变迁、城市化进程的加快、传统家庭观念的改变以及大家庭的解体,空巢老年人的数量快速增长,使老年人儿孙绕膝、享受天伦之乐的传统受到严重冲击,导致老年人因人际疏远而深感孤独、寂寞,严重者甚至产生抑郁自杀的倾向。

(五)安度晚年与生活变故的矛盾

老年人都希望平平安安、幸福美满地度过晚年,并且大多数老年人都希望健康长寿,但这种美好愿望与实际生活中的意外打击、重大变故往往形成强烈的对比和深刻的矛盾。当老人突然遇到丧偶的打击,若是缺乏足够的社会支持,则极易产生心理问题,甚至导致死亡。除丧偶之外,夫妻争吵、亲友亡故、突患重病等生活事件对老年人的心理健康也有着十分消极的影响。

第二节 老年人常见的心理问题

老年人除各器官功能下降导致的生理改变外,心理改变也较为显著。常见的不良心理情绪若得不到及时排解,可能导致严重的心理问题,如焦虑、抑郁、孤独、离退休综合征等。为了提高老年人心理问题的防治效果,应多关注老年人的心理变化,及时给予心理治疗和药物治疗。

一、焦虑

焦虑是个体由于达不到目标或不能克服障碍的威胁,致使自尊心、自信心受挫,或失败感、内疚感增加,而形成的一种紧张不安的带有恐惧性的情绪状态,主要表现为紧张、不安、急躁、失眠等。这是一种普遍现象,适度的焦虑有益于个体更好地适应变化,通过自我调节,保持身心健康。广义而言,将发病于 60 岁以后,以焦虑症状为主要临床表现的一种精神障碍,称为老年期焦虑障碍。

(一)原因

1. 健康状况

健康状况包括健康自评状况和客观的健康状况,老年人健康状况的自评得分越低,其焦虑水平越高;客观的健康状况也对老年人焦虑水平产生重要影响,在某些情况下,老年人的焦虑症状可由躯体疾病引发,如甲状腺亢进、乳腺癌、肺癌等,均可伴发焦虑。

2. 人格因素

老年人焦虑与其人格特质有着很大的联系。研究表明,具有做事谨小慎微、优柔寡断、常自怨自艾等个性特征的老年人更易发生焦虑,尤其是面对如丧偶、家庭关系不和睦、搬迁、经济困窘等突如其来的应激事件时,往往会产生诸多不适,焦虑情绪特别强烈。

3. 对待死亡的态度

老年人对待死亡的态度是影响老年人焦虑的重要因素之一。老年群体由于各项生理机能的退化，从而使其成为面临死亡威胁的主要人群，老年人对死亡的恐惧高于其他年龄的群体，其恐惧度越高，生活质量越低，从而增加了发生焦虑的风险。

4. 其他

药物的副作用会导致焦虑，如抗胆碱能药物、咖啡因、皮质类固醇、麻黄碱等可引起焦虑反应。工作认同感高的老年人因难以接受离退休的角色转变而内心更加空虚、焦虑。另外，人际关系、福利保障、性别差异等因素也会导致老年人产生焦虑的情绪。

(二)临床表现

焦虑的临床表现主要包括焦虑的情绪体验、自主神经功能失调和运动性不安三个方面。临床上，常将焦虑分为广泛性焦虑障碍和惊恐障碍两种形式。

1. 广泛性焦虑障碍

大部分老年人的焦虑属于广泛性焦虑障碍。焦虑情绪可以持续较长时间，焦虑程度也时有波动。主要表现在对没有明确的客观对象和固定内容的过分担心、紧张不安等，常伴有自主神经功能紊乱等躯体症状，如头晕、胸闷、心悸、呼吸困难及各种消化道症状等。其特点可概括为：①痛苦但查不出病；②依赖但意识不到；③担忧但不现实；④成瘾但不能自拔；⑤自杀但不隐瞒。

【案例1】

广泛性焦虑障碍

王先生，75岁，退休前是单位的财务，工作兢兢业业、认真仔细、力求完美，几乎从不出错。退休后患焦虑症很多年了，平时靠自己调节，时好时坏。但只要有点不顺心的事情或哪里不舒服就开始烦躁，老是想很多事情，自己心理压力很大，看见什么都不顺眼，也不愿意和别人一起玩，每天伴随着失眠，自己也很苦恼。

2. 惊恐障碍

惊恐障碍又称急性焦虑，典型症状为急性惊恐发作，病程不长，一般历时20~30分钟，很少超过1小时。表现为突然感到不明原因的恐惧体验，觉得死亡将至，伴有濒死感或失控感，以及绝望感。在认知方面会出现思维紊乱和语言沟通能力下降等，常伴随一些躯体症状，包括心动过速或心悸、恶心、头晕、震颤或发抖、出汗、气短等症状，甚至出现妄想和幻觉。

(三)评估

1. 常用的评估方法

(1)观察法：观察老年人的情绪及行为变化，评估有无焦虑的症状。

（2）访谈法：通过与老年人及其家属沟通交流，收集其心理活动的相关资料，包括自我评价、是否自信等。

（3）心理测验：可用焦虑评估量表，常用焦虑量表有汉密顿焦虑量表（Hamilton Anxiety Scale，HAMA）、Zung焦虑自评量表（Self-rating Anxiety Scale，SAS）、状态-特质焦虑问卷（State-Trait Inventory，STAI）、贝克焦虑量表（Back Anxiety Inventory，BAI）。

2. 常用于老年人的焦虑评估量表

（1）汉密顿焦虑量表：由Hamilton于1959年编制，是一个使用较广泛的用于评定焦虑严重程度的他评量表。该量表包括14个条目，分为精神性和躯体性两大类，各由7个条目组成。见附录一表5。

（2）焦虑自评量表：由Zung于1971年编制，能准确地反映伴有焦虑倾向的被试者的主观感受。该量表共20个项目，标注"＊"的为反向评分题，根据所定义的症状出现的频率进行自我评定。见附录一表9。

（3）状态-特质焦虑问卷：由Spielberger等人编制的自我评价问卷，能直观地反映被测者的主观感受。该量表包括40个条目，前20个条目为状态焦虑量表，后20个条目为特质焦虑量表。每一项进行1~4级评分，分别计算状态焦虑量表和特质焦虑量表的累加分。分值越高，说明焦虑程度越严重。见附录一表6。

（4）焦虑可视化标尺技术：被评估者在可视化标尺相应点位上表明自己的焦虑程度，如图6-1所示。

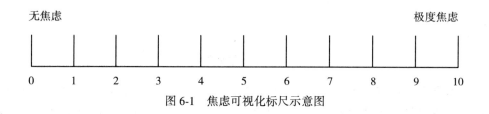

图6-1　焦虑可视化标尺示意图

（四）治疗

1. 非药物治疗

（1）认知疗法：老年期焦虑障碍容易出现两类逻辑错误：一是过高估计负性事件出现的可能性，尤其是与自己有关的事件；二是过分夸大地想象事件的结果。这两个原因是导致老年人焦虑障碍迁延不愈的原因。因此，首要帮助老年人改变不良认知或重建认知，消除其过度担心和紧张。认知疗法是老年期焦虑障碍的首要治疗方法。

（2）放松疗法：当老年人焦虑不安时，可以用放松疗法来调整，可按照从上到下一定的顺序，依次进行收缩和放松全身肌肉，以达到减轻焦虑的效应；正念、冥想等方法也可以达到放松的效果。

（3）行为疗法：有系统脱敏疗法和暴露疗法。使用系统脱敏疗法，首先要了解引起患者焦虑的情景，然后把所有引起焦虑反应情景由弱到强，按次序排列成焦虑阶层。教会患者一种与焦虑相抗衡的反应方式，即松弛反应，使患者感到轻松，从而解除焦虑，进而把松弛反应技术逐步有系统地和那些由弱到强的焦虑阶层配对，形成交互抑制的情境。这样循序渐进地一个一个地消除焦虑反应，最后把最强烈的焦虑反应也消除。暴露疗法是让患者不要回避引起恐惧、紧张的环境或刺激物，而在这类环境中继续坚持，去体会恐惧、紧张的变化。开始时恐惧会逐渐强化，逐渐增强到高峰，到高峰后会逐渐衰退，最后减弱，经过若干次后，恐惧与焦虑会得到下降，并且患者会修正认知，从而使恐惧得到改善。

（4）支持疗法：老年人焦虑需要有人帮助和支持，尤其是亲人的参与非常重要。

2. 药物治疗

如果焦虑症状较严重，可以考虑药物疗法。

（1）药物的种类：①苯二氮䓬类药物：能有效改善老年焦虑，但长期服用会导致严重的副反应，如认知功能下降，精神运动功能受损，增加摔倒导致骨折的可能性及对药物产生依赖性。②丁螺环酮：对60%~80%的广泛性焦虑障碍患者有效。它不产生依赖性，没有镇静的副作用，主要缺点是抗焦虑作用不同于苯二氮䓬类药物起效迅速。③抗抑郁药物：能有效治疗老年广泛性焦虑症和其他焦虑障碍。临床研究表明，文拉法辛、西酞普兰和舍曲林能有效改善老年焦虑障碍患者的焦虑、担心以及抑郁症状。

（2）用药的注意事项：①从最低有效剂量开始用药：综合考虑老年人的躯体疾病、生理变化及对药物的耐受性等问题，谨慎用药，缓慢加药，直至常规剂量。②遵医嘱按时按量用药：提高老年患者依从性，鼓励其坚持用药，切不可忘记服药、混淆药物剂量或过量服药。③密切观察：向老年人家属解释说明药物的用法、疗效及不良反应，指导家属密切关注老年人用药后的反应，如有不适，及时就诊。

（五）护理措施

1. 一般护理

（1）评估：对老年焦虑患者的焦虑程度及身体情况进行全面细致的评估，尤其是对伴有躯体疾病的老年患者的评估更不容忽视。

（2）照顾个人卫生：焦虑可能会导致老年人生活自理能力下降，应协助老年人进行沐浴、护理头发及皮肤等，加强个人卫生清洁，保持床单位的干净整洁，给老年患者营造舒适、轻松的环境。

（3）改善活动和睡眠：老年人大多存在睡眠质量问题。协助老年人科学制定作息时间表，建立规律的生活及睡眠习惯。鼓励老年人根据自身条件及兴趣适当地运动锻炼，如慢走、练习书画、下棋、打太极等，以减少对疾病的关注。

（4）保证老年人的安全：对于急性惊恐发作的老年人，应安排专人护理，注意有无自杀、自残的倾向，消除可能导致其自伤的环境和工具，避免事故的发生。

2. 心理护理

（1）与老年人建立良好的关系：与老年人沟通前先自我介绍，保持尊重、平等、友善、诚恳的交谈态度，要有足够的耐心，仔细询问、倾听，从而获得老年人的理解和信任。

（2）与老年人及家属共同分析压力源：鼓励老年人表达自己的焦虑和不愉快的感受，

并耐心倾听，积极寻找影响老年人不良心理的压力源。引导老年人的家属学会理解和谦让，避免与老年人争吵。

(3)协助老年人建立正向的调适技巧：帮助老年人重新认识自己，改变其对自己的负面评价。同时，帮助老年人找到释放压力的方式，如指导老年人掌握松弛疗法的应用，以减轻症状，如冥想、听轻音乐、做深呼吸运动等。

3. 用药护理

指导患者及家属遵医嘱正确用药，解释说明药物的疗效及不良反应。常用的有抗焦虑药物(如地西泮、艾司唑仑等)以及抗抑郁药(如丙米嗪、阿米替林等)。尽量避免使用或慎用可引起焦虑症状的药物，长期使用抗焦虑药物，会产生耐药作用，一旦停药，可出现戒断症状。

4. 健康教育

(1)告知老年人及其家属焦虑的病因和危害，积极治疗原发病。

(2)老年人应坚持规律的作息制度，每天适当运动，避免过度劳累和紧张，保证充足的睡眠。

(3)指导家属督促和协助老年人按时、按量、准确无误服药，切勿自行停药或漏服，密切观察药物的疗效、可能出现的不良反应。

(4)定期复查血压、肝肾功、心电图等检查，一旦出现不适或症状加重，应立即医院就诊。

二、离退休综合征

离退休综合征是指老年人由于离退休后不能适应新的社会角色、生活环境和生活方式的变化而出现焦虑、抑郁、悲哀、恐惧等消极情绪，或因此产生偏离常态行为的一种适应性心理障碍，男性比女性发生率高。2021年一项综述文章显示①，目前离退休老人中，有25%以上的老人患有不同程度的离退休综合征，往往发生在离退休的早期。

【案例2】

离退休综合征

李先生，男，62岁，退休前，身体硬朗，精神状态良好。60岁从岗位上退下来后，精神恍惚，丢三落四，本来出去门已经锁好，可总认为门没锁，三番五次返回查看；而且脾气大，动不动就发火，也很少出门，多半闷在家中。

某天，朋友好言相劝，让他出来活动筋骨，一起聊聊天，他竟认为背后有人戳他的脊梁骨，对他指指点点，他认为人世沧桑，现在的人变脸快，不地道，要少跟人来往，因此心理负担很重，和在岗时如同换了个人，身体也一天不如一天。

---

① 李辰文妤，姚蕴桐，胡远东. 中国老年人心理健康的现状及干预建议[J]. 中国医药导报，2021，18(15)：192-196.

（一）原因

（1）离退休前缺乏足够的心理准备。如有的老年人退休后，离开了原有的社会圈子，交际圈迅速缩小，孤独感油然而生，这些老年人要适应新的生活模式，往往使他们感到不安、无助和无所适从。

（2）离退休前后生活境遇反差大，如社会角色、生活水平、家庭关系等的变化大。如有的老人退休前是领导，退休前受人尊重拥戴，退休后则无人来问，如此反差，老年人在心理上便会产生巨大的失落感。有的人以追求事业成功为乐趣，退休后活着的价值感丢失，迷茫痛苦。

（3）个人适应能力差。工作繁忙、事业心强的老年人较易发生离退休综合征，因为他们过去每天都忙碌紧张，突然变得无所事事，适应不了这种闲散的生活；相反，退休前有广泛的兴趣爱好、善于交朋友的老年人则较少发生离退休综合征，他们退休后也可以充分发挥自己的爱好，善于结交新朋友，对退休后生活比较容易适应。

（4）社会支持缺失。如女性退休后被子女接去带孙子，而遗留男性老年人独自在家，仿佛被社会、家庭遗忘，从而产生自卑心理。

（5）传统观念影响。中国传统的家庭模式是男主外，女主内。男性退休后，活动范围由"外"转向"内"，转换比女性明显，心理平衡因而较难维持。

以上原因可直接影响老年人的身体健康，加速老化过程，并导致焦虑、抑郁等心理问题和躯体行为症状。

（二）临床表现

（1）情绪方面：①焦虑症状：心烦意乱、敏感、怀疑他人有意批评自己，做事急躁冲动，容易发怒；②抑郁症状：心情忧伤、郁闷、沮丧、萎靡不振，有强烈的孤独感、失落感，自信心下降，兴趣减退。

（2）行为方面：行为反复或无所适从，注意力不能集中，做事经常出错，对现实不满，容易怀旧，并产生偏见。总之，行为举止明显不同于以往。

（3）躯体不适：常出现头痛、眩晕、失眠、胸闷或胸痛、腹部不适、四肢无力等躯体症状，但检查时并无器质性疾病。

（三）适应阶段

离退休老年人的心理变化通常会经历 5 个阶段，但由于生理、心理及社会条件上的差异，不同的老年人在各个阶段经历的时间和问题会有所不同。

1. 离退休前的准备阶段

大部分老年人都清楚离退休不可避免，人人都需要面对，开始积极规划离退休后的生活。但该阶段的老年人并不能对离退休后面临的新社会角色和新社会环境等做周全考虑。即将离退休的老年人对未来生活充满好奇与幻想，会以积极的心态坦然面对。

2. 欣然接受阶段

刚刚退休的一段时期，由于压力和责任的减轻，老年人感到十分轻松与自由，有充足的时间去从事自己感兴趣的活动，如学习新知识、游山玩水、走访亲友等，尤其是安排以前由于工作原因而无法参与的活动时，老年人会感到开心。这一阶段的老年人对退休生活较为满意。

3. 清醒低谷期

老年人会发现自己的想法和计划并不能顺利实现。由于受过去规律的生活习惯的影响，让老年人突然不适应慢节奏的生活，开始怀念以前的成就和地位，同时对自己的年老体弱感到沮丧，逐渐觉得离退休后的生活并没有想象中的美好。因此，这一阶段的老年人需要回到现实社会，认清自己的身体情况，调整自己的生活目标，重新树立自信心。

4. 定向阶段

老年人开始从幻想中回到现实，积极主动地适应变化，重新制订适合自己的生活目标和规划，如进入老年大学继续学习，培养多方面的兴趣爱好，积极参加各种社会活动，承担教育子孙的责任等。这一阶段老年人逐渐找到自己的定位，情绪逐渐稳定，心理活动也趋向协调。

5. 稳定阶段

老年人根据自己的经济条件、文化背景、个性特征及知识水平等逐渐形成一套适合自己的退休生活模式。接受老有所为与身心衰老之间的矛盾，为家庭、为社会做自己力所能及的事，以实现个人价值，满足精神需求。

（四）护理措施

1. 做好离退休计划和心理准备

让离退休人员认识到离退休是一种自然规律，对退休后的角色转变有提前安排。同时，关心他们的衣食住行，让他们把退休当作"转业"而不是"失业"，退休是另一种美好人生的开始，可以重新安排自己的生活、学习或工作，做到老有所乐、老有所学、老有所为。

2. 发挥余热

对有一技之长或经验丰富的老年人，如果身体健康、精力旺盛，可鼓励他们积极寻找机会，做一些力所能及的事，发挥余热，为社会继续做贡献，实现个人价值。但对新的工作应设置合适的目标，量力而为，不可勉强。

3. 建立融恰的人际关系

与其他退休人员多交往沟通，了解他们的离退休生活，相互借鉴经验，树立自信心，也可拓展自己的娱乐领域，排解孤独寂寞；主动与家庭成员沟通，积极解决内部矛盾，营造和谐的家庭氛围。

4. 培养新的兴趣爱好

可多参加一些有益的社会活动，培养一些新的兴趣爱好，以丰富和充实自己的生活，如打门球、练太极拳、下棋、养花，学习书法和绘画、出门旅游等。

5. 合理安排生活

建立规律的作息时间表，早睡早起，适当活动，保证足够的睡眠。闲暇时可根据自己的兴趣学习新知识，做到"活到老，学到老"，努力跟上时代的步伐。同时养成良好的饮食习惯，戒烟限酒。

6. 心理咨询和药物治疗

老年人离退休后出现心情低落或身体不适时，应积极表达内心感受，主动寻求帮助，切忌讳疾忌医。必要时，应在医生的指导下适当服用药物，以及接受心理治疗。

三、孤独

孤独（loneliness）是一种心灵的隔膜，是一种被疏远、被抛弃和不被他人接纳的情绪体验。随着老龄化的加剧，老年人的心理孤独问题表现越来越突出。

孤独是老年人常见的心理问题。蓝花红等（2020）[①]在上海的一项调查发现，60~70 岁的老年人中伴有孤独感的占 1/3 左右，80 岁以上的占 60% 左右。美国医学家詹姆斯对老年人的调查研究显示，在排除其他原因的情况下，孤独老年人的死亡率和肿瘤发病率比正常人高出 2 倍。因此，解除老年人孤独感是不容忽视的社会问题。

(一) 原因

导致老年人孤独的可能原因为：①离退休后远离社会生活；②无子女，或因子女独立成家后成为空巢老人；③体弱多病，行动不便，降低了与亲朋来往的频率；④性格孤僻；⑤丧偶。

(二) 临床表现

当老年人对交往的渴望和实际的交往水平产生距离时，会产生一种主观的心理感受和体验，表现为寂寞、无助、自尊降低，产生伤感、抑郁情绪，常偷偷哭泣，自怨自艾等。长期的孤独感不仅使老年人机体免疫力下降而致躯体疾病，还会促使老年人选择更多的不良生活方式，如吸烟、酗酒、不爱活动等，增加慢性疾病发生的风险，从而影响身心健康。

(三) 护理措施

1. 积极适应新变化

指导老年人积极适应新变化，如适应社会角色的变化，适应疾病的变化，适应丧偶等应激事件的打击等。鼓励其建立新的生活模式，以乐观开朗的态度面对生活，活到老，学到老，干到老，尽力为家庭和社会做贡献。只有勇敢地、积极地适应新变化，建立新生活，才能摆脱孤独。

2. 注重精神赡养

子女必须从内心深处诚恳地关心父母，充分认识到空巢老人不仅有物质赡养的需求，而且有精神赡养需求。和父母同住的子女要尽量抽出时间陪父母聊天、看剧等；身在异地的子女应尽量常回家看望老人，工作繁忙者应托人照顾父母，或定期通过电话、视频等与

---

① 蓝花红，陈君彦，张捷，等. 家庭支持系统对老年人孤独感的影响——以上海市为例[J]. 中国保健营养，2020，30(2)：5，7.

父母进行情感上的交流。丧偶的老年人独自生活，极易感到寂寞，若有合适的对象，子女应该支持老年人的求偶需求。

3. 社会予以关注和支持

各级政府和社会应大力发展老年服务事业，开设老年大学，为老年人创造工作和学习的机会，给予老年人更多的关心和支持。社区应建立老年活动中心，积极组织适合于老年人的各种文体益智活动，如广场交谊舞、打腰鼓、书画剪纸比赛等，对于卧病在床、行动不便的老人，应派专业人员定期上门探访，尽量满足老年人的精神生活需求。

4. 老年人需要再社会化

老年人应多与外界接触、联系，积极而适量地参加各种力所能及的活动，在活动中扩大社会交往，做到老有所为，从心理上获得生活价值感的满足。也可以通过参加老年大学等方式培养广泛的兴趣爱好，丰富日常生活，消除孤独感，增强幸福感和生存的价值。

四、空巢综合征

老年人家庭中无子女或子女成家后相继离开家庭，使老年人独守空房，缺乏交流，特别是单身老年家庭更是如此，这类老年人被称为"空巢老人"。空巢综合征是老年人处于"空巢"环境中，由于人际疏远而产生被疏离、舍弃的感觉，从而出现孤独、空虚、寂寞、伤感、精神萎靡、情绪低落等一系列情感、心理和躯体不适。

(一) 原因

1. 角色削弱

父母把教育子女当作人生的重要内容，因此父母亲的角色对他们而言至关重要，是他们自我认同感、自我价值感的重要来源。一旦子女离开家，其父母的角色便开始削弱，给他们造成很大的压力，生活变得混乱无序。

2. 缺乏陪伴

子女由于各种原因无法与老年人同住，常年不在身边，导致老年人独居时间多，从而产生明显的孤独感。他们渴望子女能时常回家陪伴，却也体谅子女在外的不容易，每次联系时因担心给子女增加负担而不愿表达自己的思念之情，不良情绪持续积压，从而引起空巢综合征。

3. 生理疾病

空巢老人因为机体老化，免疫功能下降，各种躯体疾病明显增多，且多为慢性疾病。自身疾病的痛苦及活动能力的受限，使老年人产生伤感、自卑、抑郁等多种不良心理，加剧老年空巢综合征的形成。

4. 心理衰老

心理衰老是老年人出现空巢综合征的重要原因。老年人因自我生存能力和自我价值感的降低而产生一种被超越、优势丧失的恐慌感，害怕被抛弃，被淘汰。自我衰老感很容易让他们产生对人际关系疏远的恐惧，在亲子关系中，子女因工作、学习、婚姻的需要而远离父母，父母自然就会产生一种被疏远、舍弃的感觉。即便是子女结婚后能够经常回来看望父母，父母也会觉得自己的孩子不再属于自己了，于是内心不免忧伤、痛苦。

(二)临床表现

1. 精神方面

老年人盼望晚年享天伦之乐的理想落空,在感情和心理上失去支柱,出现孤独、寂寞、伤感、精神萎靡,表现为心神不宁、无所适从、烦躁不安、茫然无助等,部分老年人会出现老年抑郁症的症状,甚至有自杀的想法和行为。此外,长期处于孤独心理状态的老年人,会出现情感脆弱、进取心差、自责等心理症状,最终会可能导致老年认知症。

2. 行为方面

主要表现为行为退缩,说话有气无力,时常叹息,甚者偷偷哭泣,常伴有食欲不振、睡眠紊乱等,体弱多病的老年人不愿参加任何活动,不愿主动与人交往,自信心下降,兴趣减退等。

3. 躯体症状

主要表现为内分泌、中枢神经和免疫系统功能紊乱,机体抵抗力下降,出现失眠、睡眠质量差、头痛、乏力、食欲减退、心慌气短等症状,有的甚至可诱发或加重高血压、冠心病、十二指肠溃疡等疾病。

(三)护理措施

1. 未雨绸缪,正视空巢

由于受我国传统文化思想的影响,中国家庭多以子女为中心。随着如今竞争压力和人口流动性的增加,年轻人因工作或婚姻而离开家庭,父母会无法适应突然松散的、无规律的状态。因此,老年人要做好充分的心理准备,在子女独立之前就积极调整日常生活模式,学习独处,避免对子女产生强烈的依赖性,以减少子女离家后对家庭的心理冲击。另外,从小教育子女体贴父母、尊重长辈,大力宣传爱老敬老的中国传统优秀文化。

2. 拓展兴趣,充实生活

子女成家立业离开家后,老年人应积极寻找自己的兴趣爱好,建立新的人际关系,走出家门,多参加社会活动及体育锻炼,如打球、下棋、跳舞、阅读、收听广播电视、郊游等,丰富自己的生活,开阔视野,陶冶情操,避免空巢综合征的发生。另外,老年人应将纵向的亲子关系转向横向的夫妻关系,夫妇之间给予彼此更多的关心和照顾,培养共同的兴趣和爱好,一同参加社区文娱活动,增添新的生活乐趣。

3. 对症下药,心病心医

当老年空巢综合征伴有严重的不良心理反应、多种躯体化症状及自杀行为时,老年人应及时寻求心理或精神科医生的帮助,接受规范的心理或药物治疗,如采用心理分析、认知疗法、松弛训练等方法,可有效干预空巢综合征。指导老年人提前做好子女离家独立生活的思想准备,正确认识这一普遍现象。子女们要充分认识并理解空巢老人出现心理问题的原因,做到心中有数,有的放矢地保持父母的身心健康。

4. 子女关心,精神赡养

子女应了解老年人内心脆弱,容易产生负面心理情绪,应常回家看望父母,与父母进行情感和思想的交流，除了物资生活上给予照顾，更应在精神生活上实行赡养，这是对孤独和空虚的老年人最大的安慰。子女与老年人虽然分开居住，但居住的距离最好近一些，以便于照看老人，在异地工作的子女则应经常打电话问候、关心老年人的身体状况，关注其思想动态，及时解决生活上的困难和身体上的不适，要尽量抽出时间陪伴父母，避免父母产生孤寂、空虚感，使父母精神愉快，心理上获得满足。

5. 政策扶持，社会合力

随着我国老龄化程度的加剧，仅靠子女照顾老年人是不可能的，还需要政府提供社会性服务。政府及社区应加强维护老年人合法权益的社会主义道德教育，增加社会支持力度，完善各种老年社会保障，如建立老年大学、社区家政服务站、社区服务网络等。指导老年人树立健康生活新观念，帮助老年人培养广泛的兴趣爱好，摆脱对子女的依赖，积极开展兴趣活动，组织人员或义工定期上门看望空巢老人，帮助空巢老人排解孤独寂寞的情绪。

第三节　老年人心理健康的维护与促进

一、老年人的心理健康

(一)心理健康的概念

心理健康又称心理卫生。1946 年，第三届国际心理卫生大会定义："所谓心理健康，是指在身体、智能以及情感上与他人的心理健康不相矛盾的范围内，将个人心境发展成最佳状态。"基于以上定义，心理健康包括两层含义：一是与绝大多数人相比，其心理功能正常，无心理疾病；二是能积极调节自己的心理状态，顺应环境，建设性地发展完善自我，充分发挥自己的能力，过着优质的生活。老年人心理健康不仅意味着没有心理疾病，还意味着个人的良好适应和充分发展。

(二)国内外老年人心理健康的标准

1. 国外标准

国外专家针对老年人心理健康制定了 10 条参考标准。

(1)有充分的安全感。安全感需要多层次的环境条件，如社会环境、自然环境、家庭环境等，其中家庭环境对安全感的影响最为重要。家是老年人最大的依靠，有良好的家庭环境及支撑，老年人才有安全感。

(2)正确地评价自己。充分认识自己，并能对自己的能力做出客观正确的判断，既不过度高估自己的能力，也不过度低估自己的能力。

(3)目标和理想切合实际。进入老年期后生活目标要综合考虑自己的身心健康状况、经济水平状态及家庭情况等因素，避免不切实际的幻想。

(4)与现实环境保持接触。与外界保持接触包括三个方面，即与自然、社会和人的接触。老年人由于离退休、行动不便，而不愿与人交往，往往产生伤感、焦虑等情绪。只有与外界保持一定的联系，才能及时调整自己的行为，丰富自己的精神生活。

(5)保持个性的完整与和谐。能力、兴趣、性格与气质等各方面心理特性必须和谐统一，生活中才能体验出幸福感和满足感。

(6)具有从经验中学习的能力。学习可以锻炼老年人的记忆和思维能力，对预防脑功能减退有益。老年人要有一定的探究能力，对新鲜的事物要有学习欲望，才能适应社会发展的变化。

(7)保持良好的人际关系。人际关系的形成包括认知、情感、行为三个方面的心理因素。人际关系是否和谐，对老年人的心理健康有很大影响。

(8)适度地表达与控制自己的情绪。必须释放不愉快的情绪，但不能过度发泄，否则，既影响自己的生活，又加剧了人际矛盾。

(9)有限度地发挥自己的才能与兴趣爱好。一个人的才能与兴趣爱好应该对自己有利，对家庭有利，对社会有利，不能为了发挥自己的才能和兴趣而损害他人利益。

(10)适当地满足个人的基本需要。当个人的需求能够得到满足时，就会产生愉快感和幸福感。但人的需求往往是无止境的，应在法律与道德的规范下，适当地满足个人需求。

2. 国内标准

我国著名的老年心理学专家许淑莲教授把老年人心理健康的标准概括为五条：①热爱生活和工作；②心情舒畅，精神愉快；③情绪稳定，适应能力强；④性格开朗，通情达理；⑤人际关系适应强。

综合国内外心理学专家对老年人心理健康标准的研究，结合我国实际情况，老年人心理健康的标准可从以下6个方面进行界定：

(1)认知正常。认知正常是人正常生活的最基本的心理条件，是心理健康的首要标准。老年人认知正常包括感觉、知觉正常，准确判断事物；记忆清晰，不发生大的遗忘；思路清楚，不出现逻辑混乱；有比较丰富的想象力。

(2)情绪健康。愉快而稳定的情绪是情绪健康的重要标志。心理健康的老年人可以保持愉快、乐观和稳定的心情，适度宣泄不愉快的情绪，正确评价自身及客观事物。

(3)关系融洽。在与家人交往中保持情感上的融洽，并得到家人发自内心的理解和尊重，与朋友交往中保持独立而完整的人格，能客观评价自己与他人，取人之长补己之短。

(4)环境适应。老年人通过与他人的接触交流，通过媒体与外界保持联系，了解社会信息，认识社会现状，及时调整自己的行为，使心理行为能顺应社会发展步伐，更好地适应环境，适应新生活。

(5)行为正常。能坚持正常的生活、工作、学习、娱乐等活动，其一切行为符合自己年龄特征及在各种场合的身份和角色。

(6)人格健全。人格健全的老年人以积极进取的人生观为人格的核心，能够正确评价自己和外界事物，听取别人意见，降低办事的盲目性和冲动性。能经得起外界事物的强烈刺激，能找到发泄悲痛或压力的方法，用自己的意志和经验去加以克服。

二、老年人心理健康的维护与促进

(一)维护和促进心理健康的原则

1. 适应原则

心理健康强调人与环境能动地协调适应，达到动态平衡，以保持良好的适应状态。当老年人面对打破人与环境协调平衡的各种刺激时，应能动地对环境进行改造，以适应个体的需要或改造自身以适应环境的需要，发挥自己的潜能，协调人际关系，以维护和促进心理健康。

2. 整体原则

每个个体都是一个身心统一的整体，人的生理、心理、社会等方面相互影响、相互作用。因此，要注意从整体出发，保持老年人生理-心理-社会的完满状态。通过适当的体育运动和培养良好的生活习惯，以增强体质和生理功能，有助于促进老年人的心理健康。

3. 系统原则

人是一个开放系统，人无时无刻不与自然、社会文化、人际关系等相互联系。所以，为了维持老年人的心理健康，要从自然、社会文化、人际关系等多方面、多角度、多层次考虑和解决问题，才能达到系统内外环境的协调和发展。

4. 发展原则

人和环境是不断变化和发展的，人在不同的阶段、不同的时期、不同的环境中，其心理状态都是不同的。要以发展的观点看待问题，了解老年人过去的经历，预测其未来心理健康的发展趋势。

(二)维护和促进心理健康的措施

1. 及时全面评估老年人的心理健康状况

(1)采用自述式问卷进行心理测试：单一心理问题反映评估工具包括流调中心抑郁量表、老年抑郁量表、焦虑自评量表、孤独量表等。

(2)基本状况调查工具：90项症状清单(Symptom Checklist 90, SCL-90)、生活满意度及主观幸福感测查、国家健康成果量表等。

(3)认知情况量表：简易智力状态检查、认知筛查量表等。

2. 指导老年人调整认知，培养广泛的兴趣爱好

(1)正确认识衰老、健康和死亡。每个人都有生命周期，死亡是生命的一个自然结果。只有树立正确的健康观和生死观，才能保持乐观、豁达的心态，促进心理健康。因此，要指导老年人实事求是地评价自己的健康状况，正确面对身体的变化，接受生老病死。

(2)适应角色转换。指导老年人认识和适应社会角色的转换，尤其是正确看待离退休。老年人应认识到离退休是一个自然的、正常的、不可避免的过程，应充分理解新老交替，为离退休做好心理及行动上的准备，积极调节离退休后的心理状态，以免产生不良的负面情绪。

(3)积极用脑,培养兴趣爱好。适当的脑力劳动可以延缓脑的衰老和脑功能的退化。广泛的兴趣爱好不仅能开阔视野,陶冶情操,丰富生活,还能有效地帮助老年人调节情绪,促进生理、心理健康。因此,要鼓励老年人积极用脑,学习新知识,培养新的兴趣爱好,如钓鱼、下棋、书法,旅游等。

3. 指导老年人调节情绪,加强老年人自身的心理保健

(1)坚持适量运动,建立健康的生活方式。生命在于运动,坚持适量运动有助于增强老年人的体质,延缓细胞代谢和功能的老化,有益于增加老年人对生活的兴趣,减轻老年生活的孤独感。老年人可根据自己的年龄、体质、兴趣、爱好选择合适的运动项目,如散步、慢跑、钓鱼、太极拳、气功等。老年人的体育锻炼贵在坚持,且运动量要合适。

(2)及时疏导负面情绪。持久的负面情绪对老年人身心健康会造成很大的影响。老年人在生活中遇到令人不愉快和烦闷的事情时,应指导他们及时发泄不良情绪,让他们找亲朋好友将自己的苦闷心情倾吐出来,从而获得情感上的理解和支持及解决问题的新思路,将消极情绪对老年人的身心伤害降到最低。

(3)培养良好的生活习惯。良好的生活习惯对维护老年人的心理健康起到积极的作用。因此,老年人要做到生活舒适而有规律,起居有常,劳逸有度;饮食上均衡合理,戒烟限酒;睡眠上按时作息,保证足够的睡眠时间;社交上多参与社会活动,多与左邻右舍往来,相互关心;多接触大自然。

4. 融洽人际关系,完善老年人社会支持系统

(1)建立和谐的家庭关系。家庭关系是否和睦直接影响老年人的身心健康。因此,要鼓励老年人主动调整自己与其家庭成员的关系,正确面对“代沟”和子女成家立业的现实,同时家庭成员也要充分理解老年人,经常看望或联系父母,给予必要的情感、经济和物质上的帮助。

(2)弘扬尊老敬老的优良传统。尊老敬老是我国的传统美德,也是我国老年人心理健康的良好社会心理环境。社会应加强宣传教育,鼓励年轻人谦卑礼让,尊重老年人,同时老年人也应给予他人相应的尊重与理解,以促进社会和谐稳定发展。

(3)建立良好的社会支持系统。加强老龄问题的科学研究,健全和完善老年人权益保障法律体系的相关内容,为增强老年人安全感、安度晚年提供社会保障。同时,鼓励社会各界人士给予老年人关心和支持,为老年人建立广泛的社会支持系统,为实现“健康老龄化”奠定基础。

5. 心理咨询和心理治疗

常用的方法有暗示疗法、转移疗法、行为疗法和想象疗法。对心理问题严重影响老年人,应及时地提供心理咨询,给予针对性的心理疏导,消除或减轻老年人的不良心理情绪,改善其适应能力,维持心理健康。

(三)特殊老年人的心理健康维护

1. 失能老人的心理健康维护

失能老人是指因年迈虚弱、残疾、生病、智障等而不能独立完成穿衣、吃饭、洗澡、上下床、上厕所、室内运动中任何一项活动的老人,即失去正常生活自理能力的老年人。

数据显示，我国 60 以上的老年人口数已超过 2.67 亿人，其中失能老年人口数超过 3700 多万人。失能老年人在生活中面临着更多的困难，理应得到更好的健康照护。

失能老年人活动受限，严重者长期卧病在床，且随着老化，老年人的记忆力、视力及听力均下降，既严重影响生活质量，又造成自卑、焦虑等不良心理问题。生活自理能力的下降使失能老年人敏感多疑，常因一些小事而发脾气或暗自伤感，严重者甚至会导致老年抑郁症。

为了满足失能老人的心理需求，应动员全社会力量参与到对失能老人的关心和爱护中，开展失能老人心理支持活动，针对有抑郁症和自杀倾向的老年人，应免费提供专业及时的心理健康服务。对完全失能老人，鼓励其最大限度地发挥残存功能，通过康复训练让身体部分机能得到好转甚至恢复，并及时给予鼓励和赞扬。对适应性好的失能老人，应指导其进行自我心理调节，自我关爱。在公众场合增加针对性的基础设施，以满足有外出需求的失能老人活动及交往的需求。对长期照护失能老人的家属，需提供临时替代照护服务，并给予充分的理解、安慰和支持。

2. 失独老人的心理健康维护

失独老人是指因各种原因，失去唯一的孩子且没有再生育或收养孩子的 60 岁以上的老人。我国国家社会科学院发布的《中国老龄事业发展报告（2013）》显示，2012 年我国失独家庭的数量约为 100 万个，失独家庭预计将以每年 7.6 万个的平均速度增长，到 2050 年，我国失独家庭的数量将突破千万。失独问题已成为我国一种特殊的社会问题。

失独老人精神上受到重创，一是"养儿防老"传统思想与失去独生子女的现实冲击，二是老无所依，基本的安全需要得不到满足，从而产生一系列的心理问题，主要表现为：自我封闭，不愿与他人交往，意志消沉，对生活丧失兴趣等。部分失独老人甚至终日躲在家里无所适从，以致患上抑郁症。

对于失独老年人，不仅要为其提供物资上的帮助，还需从精神上给予更多的关怀。政府作为失独家庭的社会支持系统，应主动承担失独家庭的老年生活保障，为失独家庭制定合理的生活补助标准。同时，应倡导对失独家庭进行人文关怀，关注失独老人的精神生活，定期开展针对失独老人的社会活动，并鼓励其积极参与社区老年人的文化活动。针对失独老人，社区应根据他们的需求开展不同的帮扶活动，利用好社区志愿者这一有力资源，建立不同的帮扶小组。总之，积极调动政府、社区、非政府组织、亲友以及失独家庭个体之间的支持，解决失独老人经济上的养老困境，关注其心理状态，以保障失独老人的晚年幸福生活。

（周谢婷　张青）

思考与练习

一、单选题

1. 老年人心理特点的变化是：_____。

 A. 次级记忆增强   B. 液态智力增强

C. 晶态智力下降   D. 再现能力下降

2. 老年人记忆力变化的特点为：_____。

  A. 机械记忆较好   B. 初级记忆下降

  C. 再认能力较差   D. 逻辑记忆较差

3. 下列关于老年人焦虑障碍，正确的是：_____。

  A. 见于少数老年人

  B. 焦虑百害无一益

  C. 可分为急性焦虑和惊恐发作

  D. 焦虑是对未来事件的恐惧不安

4. 急性焦虑的典型症状是：_____。

  A. 血压升高   B. 紧张不安

  C. 惊恐发作   D. 尿频尿急

5. 空巢家庭的含义是：_____。

  A. 无子女共处，只能老年人独自生活

  B. 分居老年人组成的家庭

  C. 配偶过世，剩一人独自生活

  D. 无父母，只有子女单独生活

6. 离退休综合征属于：_____。

  A. 适应性障碍   B. 文化休克

  C. 压力源   D. 自理缺陷

7. 离退休综合征发生的原因不正确的是：_____。

  A. 老年人自信心缺乏   B. 个人适应能力较差

  C. 缺乏足够心理准备   D. 社会家庭支持缺乏

8. 老年女性，62岁，担任村内老年人秧鼓队队长，近日为迎接上级领导检查，压力很大，担心工作不好，出现难以入睡、易醒。她应采用下列哪项评估量表进行评估？_____

  A. 老年抑郁量表   B. 日常生活能力量表

  C. 焦虑状态特质问卷   D. 老年痴呆筛查量表

9. 下列描述老年人心理健康哪项不正确？_____

  A. 是个体心境发展的最佳健康状态

  B. 无心理疾病

  C. 能积极调整自己的心理状态

  D. 个体有良好的适应能力

10. 下列叙述关于促进老年人心理健康护理措施不正确的是：_____。

  A. 指导老年人培养良好的生活习惯

  B. 指导老年人做好社会角色转换时的心理调适

  C. 鼓励老年人尽量减少脑力劳动

  D. 教育老年人正确看待死亡

二、多选题

1. 老年人心理变化的影响因素有哪些？_____
   A. 营养缺乏 B. 退休 C. 家庭矛盾 D. 用脑过度
   E. 慢性疾病

2. 下列关于老年人记忆力的变化哪些正确？_____
   A. 对感知过事物的长时间记忆减退
   B. 对感知过事物的再认能力比回忆好
   C. 对死记硬背的事物记忆差
   D. 对归纳判断的逻辑记忆差
   E. 记忆力存在个体差异

3. 下列关于老年人心理发展的矛盾正确的是：_____。
   A. 角色转变与身心衰老的矛盾
   B. 老有所为与社会适应的矛盾
   C. 老有所养与经济保障不充分的矛盾
   D. 安享天伦之乐与空巢家庭的矛盾
   E. 安度晚年与生活变故的矛盾

4. 老年人焦虑的护理措施内容为：_____。
   A. 坚持规律的作息制度
   B. 督促按时按量用药
   C. 评估老人焦虑程度
   D. 针对病因开展治疗
   E. 指导家属照顾个人卫生

5. 维护和促进老年人心理健康应遵循的原则包括：_____。
   A. 适应原则 B. 整体原则
   C. 系统原则 D. 组织原则
   E. 发展原则

6. 老年人焦虑的护理措施内容为：_____。
   A. 坚持规律的作息制度
   B. 督促按时按量用药
   C. 评估老人焦虑程度
   D. 针对病因开展治疗
   E. 指导家属照顾个人卫生

7. 下列关于老年人的智力描述正确的是：_____。
   A. 包括晶体智力和液体智力
   B. 晶体智力与个体生理结构和功能有关
   C. 液体智力与后天的知识、文化和经验有关
   D. 对词汇、常识的理解能力随增龄可有提高

  E. 对事物整合能力可随增龄而提高

8. 下列关于老年人心理发展的矛盾正确的是：_____。

  A. 角色转变与身心衰老的矛盾

  B. 老有所为与社会适应的矛盾

  C. 老有所养与经济保障不充分的矛盾

  D. 安享天伦之乐与空巢家庭的矛盾

  E. 安度晚年与生活变故的矛盾

三、简答题

1. 简述老年人的心理特点。

2. 简述老年人焦虑障碍的原因及临床表现。

3. 论述离退休综合征的常见原因及预防措施。

4. 论述老年人空巢综合征的表现及护理措施。

5. 简述促进与维护老年人心理健康的措施。

第七章 老年期精神障碍的护理

📖 学习目标

【识记】

1. 老年期抑郁症的病因。

2. 老年期认知症和轻度认知障碍的含义。

3. 老年认知症的危险因素，包括不可干预因素及可干预因素。

【理解】

1. 老年期抑郁症的临床表现，以及老年期抑郁症较为典型独特的临床表现。

2. 与年轻人抑郁症相比，老年人抑郁症的特点。

3. 老年期抑郁病人自杀动向，以及有效防范自杀的措施。

4. 老年期抑郁症用药治疗的注意事项。

5. 血管性认知症和阿尔茨海默病的鉴别要点。

6. 阿尔茨海默病临床表现及各分期的临床特征。

【应用】

1. 能够综合运用观察、访谈及抑郁评估工具评估老年期抑郁状况，并制订相应的护理计划。

2. 能够综合应用认知功能及日常生活能力评估工具、心理访谈及其他辅助检查结果，评估老年人日常生活能力、认知功能障碍状态，并制订认知症老人的护理计划。

📝 案例导入及思考

周先生，今年63岁，他想到父亲是在63岁这一年去世的，再联想到自己也到了这个年纪，于是不由自主地感到悲哀。在别人看来，他现在生活美满，女儿长大成人，事业有成。然而，这一切并没使他感到愉快。因此，家人都不理解，为什么半年来他总是郁郁寡欢。起初，他感到自己患了绝症，原因是躯体不适，以消化道病最多见，如胃痛、便秘、腹胀、打嗝、食欲减退、失眠多梦。在多家医院做了详细检查后，他得知自己的胃肠一切正常。但他不相信这些结果，仍到处求治求医。他对自己正常的躯体功能过度关注，即使对感冒等轻度疾病也反应过度。此外，周老先生情绪特别易激动，爱发脾气，常为一些小事与家人争吵不休，弄得家人谁也不敢理他或招惹他。他常感到自己年轻时做过许多错事，不可饶恕(其实，他一直是谨慎严肃的人)。为此，他常担心自己和家庭遭到不幸，不敢走出家门，有时坐卧不安，难以入睡。他变得越来越消沉，无精打采，有孤独感，不想说话，行动迟缓，表情淡漠呆滞。以往很感兴趣的事，如打牌、炒股、跳舞，也变得索然无味。他感到自己老了，什么都干不了了。

近来，周老先生越来越悲观，感到自己没用，真是生不如死。他感到父亲在天之灵向他发出召唤。他曾想触电身亡，但自杀未遂。家人为他着急万分，时时刻刻要在他身边守护他。但周老先生仍企图自杀。

家人送他到医院心理科。医院以"老年抑郁症"收住入院。在心理科，周老先生经过行为、认知、发泄、自我控制等心理疗法及抗抑郁药物治疗，病情逐渐缓解，开始走出黑暗阴影，重新恢复了愉快心境。

(1)该老人抑郁症的主要临床表现有哪些?

(2)与年轻人抑郁症相比，老年人抑郁症有哪些特点?

第一节　老年期抑郁症的护理

老年期抑郁症泛指发生于老年期(≥60 岁)这一特定人群的抑郁症，是以持久的抑郁心境为主要临床表现的一种精神障碍，是老年人群中患病率相当高的精神障碍，以情绪低落、兴趣与精力下降，快感缺乏，精神活动的抑制与减少为主要临床表现。广义的老年期抑郁症既包括原发性(含青年或成年期发病，老年期复发)和老年期出现的各种继发性抑郁症。狭义的老年期抑郁症是指 60 岁以后首次发病的原发性抑郁症。

在 19 世纪和 20 世纪初，精神病学界普遍认为老年期首次发病的抑郁障碍是原发脑退行性病变的早期临床表现。20 世纪 40 年代的神经解剖研究提示，老年期初发的抑郁障碍并无大脑病理变化。Roth(1955)经多年追踪观察证明，绝大多数老年抑郁障碍病人未发展为认知症。此后，Kay(1959)和 Post(1962)以及其他学者也相继报道老年期首次发病的抑郁病人不以退行性脑病为结局，也与脑血管疾病无关。此后，老年期首次发病的抑郁障碍是一种非器质性精神障碍的观点陆续被精神科医生广泛接受。

一、老年期抑郁症流行病学的特征

心理专家指出，60 岁以上的老人，老年抑郁症的患病率可达 7%~10%。在那些患有高血压、冠心病、糖尿病甚至癌症等疾病的老人中，抑郁症发病率更高达 50%。女性发病率高于男性，女性之所以易患抑郁症，原因是其一生中影响激素分泌的"非常"时期较男性多得多，如哺乳期、怀孕期、绝经期等。其中，绝经期妇女一旦患有更年期综合征，绝大多数会出现程度不等的抑郁症状。

随着人们预期寿命的延长，老年人患有抑郁障碍的绝对人数和比例必将相应增长，抑郁障碍已成为严重影响老年人精神健康的主要问题之一。

二、老年期抑郁症的原因

(一)生物学的因素

1. 遗传

有研究者对一组发病年龄不同的老年期抑郁症病人进行调查，发现老年期首次发病病人的遗传负荷明显低于早年起病者，这一结果在以后一系列研究中均得到了证实。

2. 神经生化

中枢内单胺类神经递质的改变与抑郁障碍的发生发展有关，中枢内去甲肾上腺素和5-羟色胺减少是抑郁障碍发生发展的重要神经生化基础。

3. 神经内分泌

大量资料证明，神经内分泌异常与抑郁症发病有密切关系，在神经内分泌与老化的研究中发现，老化可使下丘脑-垂体-肾上腺轴的功能增强，血中皮质醇浓度增高，老年女性尤为明显，可能是老年人海马中去甲肾上腺素减少所致。

(二)生理的因素

1. 疾病与用药

身体情况、内科疾病的多少和严重程度、药物的使用情况等与老年人抑郁症有关。常见与老年抑郁症相关的内科疾病有甲状腺功能亢进或降低、肿瘤、感染、贫血、充血性心衰、心肌梗死、脑卒中、代谢性疾病、酒精成瘾、阿尔茨海默病、帕金森病等。因躯体疾病服用某些药物也与老年抑郁症相关，如抗高血压制剂、类固醇制剂、利尿剂、β 受体阻滞剂、毛地黄类、镇静剂(包括安眠和抗焦虑制剂)以及酒精等。

2. 血清胆固醇

据老年病研究专家研究表明，血清胆固醇低于正常者，出现抑郁症状的相对危险性明显增高。越是高龄，这种情况越是突出。

(三)心理社会的因素

老化过程就是不断丧失和调整的过程，调适不好的话就可能导致老年人抑郁症的发生，尤其是遭受负性事件的老年人。社区调查资料显示，在老年人遭受负性生活事件后半年内，患抑郁症和自杀的风险为一般人的6~7倍。

三、老年期抑郁症的临床表现

(一)抑郁心境

情绪低落、兴趣缺乏及乐趣丧失是抑郁发作的核心症状，老年人不能体验乐趣是较常见的特点。老年患者抑郁心境长期存在，但往往不如青壮年患者典型。大部分老年患者常有无精打采、郁郁寡欢、兴趣下降，有孤独感，自觉悲观和绝望感。老年患者常用"没有精神""心里难受"等表达抑郁的体验。重度抑郁障碍的老年人其抑郁心境呈现晨重夜轻的波动性变化明显，即清晨低落情绪和症状最重，感到"度日如年"，至下午或黄昏时症状则有所减轻。

少数病人情感反应略显淡漠或迟钝，而有突出的焦虑烦躁症状，有时也表现为敌意和易激惹，这称为激惹型抑郁症，是典型的老年期抑郁症。

【案例1】

激惹型抑郁症

张爷爷，69岁，常产生没有缘由的不安、茫然、焦虑恐惧，终日担心自己和家庭将遭遇不幸，将大祸临头，严重时搓手顿足，坐卧不安，惶惶不可终日，喋喋不休，经常想起一些不愉快的往事。他整日担心孙子被绑架，虽然他自己身体并不好，但每天来回四次接送孙子，风雨无阻，经常打电话到孩子学校询问情况。他往往否认自己有抑郁情绪，而是责备自己做错了事，怕导致家人和其他人不幸，严重的甚至企图自杀。

(二) 思维障碍

思维障碍通常以随意运动缺乏或动作缓慢为特征，它影响病人的躯干及肢体活动，并伴发面部表情减少、言语阻滞。患者大部分时间处于缄默状态，行为缓慢，情感淡漠，常呈无语状，对周围事物无动于衷。对其提问时，常不立即答复，屡问之，才以简短低弱的言语答复，思维内容贫乏。患者感到脑力迟钝和注意力下降，自觉"脑子不转了"。行为阻滞与心理过程缓慢具有一致性关系。临床称这种思维障碍为迟滞性抑郁症，思维障碍是老年期抑郁症较为典型独特的表现之一。

【案例2】

迟滞性抑郁症

王老太太，72岁，近半年变得不爱运动，动作缓慢僵硬，做很少的家务劳动需很长时间才能完成，也不爱主动讲话，最多以简短低弱的言语答复别人，面部表情变化少，有时双眼凝视，对外界动向常无动于衷。家人带她到医院内科求治，疑诊帕金森病，但用美多巴等药物治疗无效。医生在接诊这个病人时，发现提到她老伴时，病人眼含泪花，反复追问，她才讲许多事情自己都做不了，想不起怎么做，头脑一片空白。这是老年抑郁症中常见的迟滞性抑郁，通过抗抑郁药物治疗，王老太太完全康复。

(三) 认知功能减退

80%左右的认知功能减退患者有记忆力减退主诉，存在比较明显的认知功能损害症状，有类似痴呆表现者占 10% ~ 15%，计算能力、记忆力、理解和判断能力下降，MMSE 筛选可呈阳性，其他智力检查也能发现轻至中度异常。国内外学者将此表现命名为"抑郁性假性认知症"，也是老年期抑郁症较为典型的一类。抑郁性假性认知症患者认知减退的特点是回答问题缓慢，或不回答，动作迟钝，常常智力测验分数低，但抑郁症状缓解后，智力测验分数将恢复正常，而且患者有近似回答现象，也就是说，虽然回答结果不正确，但答案内容与提问内容近似。认知减退存在时限性，病人病情晨起较重，傍晚逐渐减轻，到了夜晚症状会消失。抗抑郁治疗对认知障碍有改善。

(四) 意志和行为障碍

病情较轻者积极性和主动性下降、依赖性强，遇事犹豫不决；稍重者活动减少，回避社会交往，行动缓慢，卧床时间增加；严重者可处于无欲状态，日常生活完全不能自理。最危险的病理意向活动是自杀企图和自杀行为，老年患者一旦决心自杀，常比青壮年病人更坚决，行为也更为隐蔽。追踪研究表明，老年抑郁患者的自杀率高达 10% 以上。

自杀是导致老年期抑郁症病人死亡最重要的原因。研究显示，自杀危险因素有：家族中有过自杀的成员；有强烈的绝望感及自责、自罪感，如二者同时存在，发生自杀的可能性极大，应高度警惕；以往有自杀企图者；有明确的自杀计划者(一定要询问抑郁症患者是否有详细的计划)；有引起不良心理的负性事件发生，比如意外事件、亲人亡故等；并存躯体疾病；缺乏家庭成员的支持，比如未婚独居者，或家人漠不关心者。年老者比年轻者、女性比男性自杀的危险因素多。

(五) 躯体症状

老年期抑郁症病人常出现比年轻病人更多、更严重的躯体症状。病人出现一系列躯体不适的主诉，也是老年病人到内科或老年科就诊的主要原因。老年期抑郁症病人的躯体不适的主诉相对较为突出，很多病人在躯体不适的基础上，常常合并疑病观念，大约有 1/3 的老年病人以疑病为抑郁症的首发症状，表现为对正常躯体功能的过度注意，对轻度疾病的过分反应。躯体症状也是老年期抑郁症较为典型独特表现之一。

在躯体症状中，消化道症状最多见，其次是乏力、头部不适、心悸和胸闷等，睡眠障碍很常见。失眠是抑郁发作的常见症状，以早段失眠即入睡困难最为常见，而早醒最具特征性，即比平常早醒 2 ~ 3 个小时。病人在好不容易睡着以后，在凌晨时分醒来，觉得自己还没有休息够，难过的一天又将来临，心情非常沮丧。病人往往以躯体症状为主诉，反复进行身体各个系统的多种检查，当多种检查未发现明显的器质性病变时，才会考虑到老年抑郁症。

(六) 生物症状

抑郁发作时，病人常出现一系列生物学症状，病人可表现为面容憔悴、灰暗，睡眠、食欲、性欲、内脏功能等可发生改变，体重下降者占 30% ~ 55%，但其他"内源性"症状(诸如昼夜节律改变、睡眠障碍和性功能减退等)因受到生理老化的影响而变得模糊不清。尤其在食欲方面，病人丧失对食物的兴趣，什么也不想吃，无法体会到进食的快乐，一日三餐成了完成任务，吃东西时味同嚼蜡，饭量明显减少，进而导致体重明显下降。当老年病人以体重下降为主诉就诊时，除了要重视躯体原因，如恶性肿瘤的筛查外，对抑郁的筛查也不容忽视。

(七) 精神病性症状

这类患者伴有幻觉、妄想等精神病性症状，疑病、虚无、被遗弃、贫穷和灾难以及被害等是老年抑郁病人妄想时的常见内容。

四、老年期抑郁症的特点

与青壮年和早年发病的老年期抑郁病人相比，在老年期首发抑郁症的老年人缓慢起病者多见，少数病人在突如其来的精神因素作用下急骤起病。本病病程较长，老年人平均发作持续时间超过 1 年，明显长于青壮年和早年发病的老年抑郁病人。国内门诊统计发现，从发病到首次就诊时平均病程已达 7 个月以上。很多学者认为晚年首次发病者预后较好。

(一) 不易发现

老年期抑郁症症状隐匿、不典型、不易被发现，不少老年人是以众多的躯体症状为主诉发病，这些症状与抑郁心境交织在一起，致使抑郁症典型症状不突出，医生不易辨认而不易诊断，易漏诊。

(二) 错误地被认为是老化过程的一部分

有些老年人不爱外出，听不清楚、不爱说话或互动，喜欢待在家中、不爱户外活动，进食少等，这些行为表现都可能是老年期抑郁症的典型症状，可是这些却常常被大众当作正常的老化过程的一部分而被忽略。

(三) 自杀率高

老年期抑郁症不仅可造成老年人住院日的延长，且严重地影响老年人和整个家庭的生活品质，甚至有许多研究发现，老年期抑郁症会增加老年人自杀率和加速老年人的死亡。

五、老年期抑郁症的筛查与诊断

(一) 抑郁的筛查工具

使用抑郁筛查问卷，有助于发现可疑的病人。目前常用的筛查工具有：

(1) 医院焦虑抑郁量表 (HADS)：是有 14 个条目的自评量表，由 2 个独立的 7 个条目分量表组成，分别评估抑郁和焦虑，每个条目得分范围为 0~3 分，中文版抑郁分量表通常以 9 分作为分界值。见附录一表 10。

(2) Zung 氏抑郁自评量表 (SDS)：是有 20 个条目的自评量表，每个条目得分范围为 1~4 分，各条目总和乘以 1.25 换算为标准分。50 分以下为正常，50~59 分为轻度抑郁，60~69 分为中度抑郁，70 分以上为重度抑郁。见附录一表 11。

(3)病人健康问卷(PHQ-9):包含 9 个条目的自评量表,每个条目的得分为 0~3 分。总分 0~4 分为正常,5~9 分为轻微异常,10~14 分为中度症状,15~19 分为中重度症状,≥20 分为重度症状。见附录一表 12。

(4)老年抑郁量表(GDS):包含 30 个条目"是"与"否"问答的自评量表。0~10 分为正常,11~20 分为轻度抑郁,而 21~30 分为中重度抑郁。见附录一表 8。

对于老年住院病人,可尝试将抑郁自评量表的内容放到入院老年病人的综合评估中,这样病人更容易接受。

(二)抑郁的诊断

根据国际疾病与分类第 10 版(ICD-10),抑郁症的症状学标准里包括 3 条核心症状及 7 条其他症状。

1. 3 条核心症状

(1)心境低落;

(2)兴趣和愉快感丧失;

(3)疲劳感活力减退或丧失。

2. 7 条其他症状

(1)集中注意和注意力降低;

(2)自我评价和自信降低;

(3)有自罪观念和无价值感;

(4)认为前途暗淡悲观;

(5)有自伤或自杀的观念或行为;

(6)有睡眠障碍;

(7)食欲下降。

当同时存在至少 2 条核心症状和 2 条其他症状时,才符合抑郁症的症状学标准。如果符合抑郁症的症状学标准,还需同时满足 2 周以上的病程标准,并存在对工作、社交有影响的严重程度标准,同时还应排除精神分裂症、双相情感障碍等重性精神疾病和器质性精神障碍,以及躯体疾病。抑郁症严重程度的分级标准见表 7-1。

表 7-1 抑郁症严重程度的分级标准

标准	轻度	中度	重度	
			不伴精神病性症状	伴精神病性症状
症状学标准	2 条核心症状+2 条其他症状	2 条核心症状+3 条其他症状	3 条核心症状+4 条其他症状	3 条核心症状+4 条其他症状+幻觉、妄想或木僵
病程标准	上述表现≥2 周	上述表现≥2 周	上述表现≥2 周	

续表

标准	轻度	中度	重度	
			不伴精神病性症状	伴精神病性症状
严重程度标准	持续进行日常的工作和社交活动有一定的困难	进行工作、社交或家务活动有相当困难	几乎不可能继续进行社交、工作或家务活动	
排除标准*	无引起上述表现的重性精神疾病、器质性精神障碍或躯体疾病病因			

注：*同时适用于轻、中、重度。

六、老年期抑郁症的治疗

按照诱发原因不同，老年期抑郁症分为内源性抑郁、心理性抑郁和继发性抑郁。除了使用抗抑郁药物这个共同原则外，治疗内源性抑郁症主要是依靠药物，必要时可使用电休克疗法。治疗心理性抑郁，则应以心理治疗为主。继发性抑郁症的治疗应尽力清除致病因素。

当决定采用药物治疗老年抑郁症时，应该考虑到老年人对抗抑郁药副作用的敏感度很高，特别是心血管方面的副作用；老年人对药物的代谢能力较慢，因此给药的剂量应减量。老年人使用抗抑郁药物治疗的同时，还常常使用其他类药物，药物之间的相互作用问题也应予以重视。

(一)三环类抗抑郁药

以多虑平、阿米替林、氯丙嗪、麦普替林、米安色林等为常用，这些药物应用时间较久，疗效肯定，但副作用较多，对老年病人不宜作为首选药。三环类抗抑郁药物要用最小有效剂量，一般不超过青壮年病人治疗剂量的1/3至1/2。与青壮年病人相比，老年病人服用三环类抗抑郁药更易出现药物副作用。对心血管系统的影响主要有体位性低血压、心动过速和传导阻滞等心脏节律异常症状。口干、便秘和排尿困难等外周抗胆碱能副作用较为突出。中枢抗胆碱能副作用，如意识模糊、共济失调和记忆力损害等，在老年病人中的发生率也较高。

(二)选择性胺类再摄取抑制剂

选择性胺类再摄取抑制剂类抗抑郁药有选择性 5-羟色胺再摄取抑制剂（selective serotonin reuptake inhibitors，SSRI）、5-羟色胺和去甲肾上腺素再摄取抑制剂（serotonin-norepinephrine reuptake inhibitors，SNRIs）和单胺氧化酶抑制剂（monoamine oxidase inhibitor，MAOIs）。研究资料表明，尽管上述药物的作用机理不同，但抗抑郁效应不亚于三环类药物，突出的特点是抗胆碱能和心血管系统不良反应轻微，老年病人易耐受，可长期维持治疗。副作用主要有头疼、影响睡眠、食欲不振、恶心等。除 MAOIs 只作为二线抗抑郁药，SSRI 和 SNRIs 均可作为一线抗抑郁药。

(三) 药物治疗的注意事项

(1) 重视老年病人合并的躯体疾病以及治疗躯体疾病药物的药理作用。有躯体疾病的病人对抗抑郁药物的副作用可能更敏感，或更易产生药物的相互作用。

(2) 熟悉所用抗抑郁药物的药动学和药效学。用药初期剂量要小，缓慢增加。注意老年病人治疗效应出现较迟。一般不采用静脉给药方法，以防起效过快而发生危险。

(3) 选用的药物针对性要强，定期评定药物的疗效。若证实无效，则应试用其他药物，如 5HT 能受体阻滞剂无效换用 NE 能受体阻滞剂。

(4) 尽可能不合并用药，不需要常规给安眠药或抗焦虑药。如有必要，合并使用的药物剂量要小，时间宜短。锂盐可作为辅助性治疗，但老年人的锂盐毒性反应更明显，若需要，则在监测下小剂量使用。

(5) 应将药物可能引起的副作用告诉病人，以免其误认为是病情加重的表现。必须密切观察和及时评定药物的副作用，一旦出现且病人不能耐受，就应减药，严重者应停药，换用副作用小的药物或采取其他疗法。治疗中常规检查血压和心率，定期进行心电图、肝肾功能等实验室检查。

(6) 老年病人用药的个体差异较大，最好个体化给药。有条件时，应进行血药浓度监测。

(四) 电休克治疗

电休克治疗 (electro-convulsive therapy，ECT) 是在麻醉状态下，用电使病人癫痫发作，癫痫发作的结果使大脑释放出的化学物质改善大脑细胞之间的联系，还能够产生一些其他的改变，因此能够使抑郁症得到缓解。改良电休克治疗 (modified electro-convulsive therapy，MECT) 是 2019 年公布的精神医学名词，对传统电休克治疗进行了改良的治疗方法，在治疗前加用静脉麻醉药和肌肉松弛剂，使用短暂的全身麻醉，使受检者在无意识状态下接受治疗，能引起中枢神经系统的放电，又不发生全身性抽搐。适应证为：①药物治疗无效或对药物副作用不能耐受的病人；②有严重自杀企图和行为以及伴有顽固的妄想症状者；③有明确的躯体疾病不适宜用药物治疗的病人。电休克治疗对老年人一般是安全的，对伴有心脏疾病者，ECT 可能比三环类抗抑郁药更安全。MECT 是一种非常有效的治疗方法，能使病人的病情得到迅速缓解，有效率可高达 70%～90%。电休克治疗显效快，不良反应小，但维持时间短，治疗结束后需抗抑郁药维持疗效，电休克的不良反应主要为轻度头痛，短暂的记忆力下降，均无需特殊处理。抗抑郁药虽然是目前常用的治疗抑郁症手段之一，但起效慢，而电休克治疗则可迅速改善抑郁症的症状，缓解抑郁症病人的消极自杀行为，能及时挽救病人生命，弥补抗抑郁药物的不足，因此，电休克治疗是目前治疗抑郁症的有效方法之一。但也有些观点认为，电休克治疗会损伤病人的大脑、认知功能和躯体健康。

(五) 其他治疗

心理治疗在本病治疗中的地位十分重要，但通常采用与药物治疗相结合的方法。针对本病病人的心理社会致病因素以及不良环境应选用支持性心理疗法。对合并人格障碍的病人，针对其依赖和回避行为，也可选用认知和行为疗法，亦能取得较为满意的效果。

七、老年期抑郁症的护理

对老年期抑郁症护理的总体目标是：老年期抑郁症病人能减轻抑郁症状，减少复发的危险，提高生活质量，促进身心健康状况，减少医疗费用和死亡率。治疗原则：采取个体化治疗原则，及早治疗，一般为非住院治疗，但对有严重自杀企图或曾有自杀行为，或身体明显虚弱，或严重激越者，须住院治疗，以药物治疗为主，配合心理治疗、电抽搐治疗。下面介绍具体护理措施。

(一)日常生活护理

1. 保持合理的休息和睡眠

病人生活要有规律，鼓励病人白天参加各种娱乐活动和适当的体育锻炼；入睡前喝热饮、热水泡脚或洗热水澡，睡前避免看过于兴奋、激动的电视节目，或会客、谈病情。为病人创造舒适安静的入睡环境，确保病人充足睡眠。

2. 加餐营养

饮食方面既要注意营养成分的摄取，又要保持食物的清淡，多吃高蛋白、富含维生素的食品，如牛奶、鸡蛋、瘦肉、豆制品、水果、蔬菜等，少吃糖类、淀粉食物。

(二)用药护理

为病人介绍服用抗抑郁药物的效果、不良反应以及禁忌事项，告知其遵医嘱用药，必要时由家属监管药物，保证按时按量服药。密切观察药物疗效和可能出现的不良反应，及时向医生反映。因抑郁症治疗用药时间长，有些药物有不良反应，病人往往对治疗信心不足或不愿治疗，可表现为拒药、藏药或随意增减药物。护理人员要耐心说服病人严格遵医嘱服药，不可随意增减药物，更不可因药物不良反应而中途停服。另外，由于老年抑郁症容易复发，因此强调长期服药，大多数病人应持续服药2年，而有数次复发的病人，服药时间则应该更长。

(三)严防自杀

自杀观念与行为是抑郁病人最严重而危险的症状。病人往往事先计划周密行动隐藏，甚至伪装病情好转，以逃避医务人员与家属的注意，并不惜采取各种手段与途径，以达到自杀的目的。

1. 识别自杀动向

定期评估病人的自杀倾向。首先应与病人建立良好的治疗性人际关系，在与病人的接触中，应能识别自杀动向，如在近期内曾经有过自我伤害或自杀未遂的行为，或焦虑不安、失眠、沉默少语，或抑郁的情绪突然"好转"，在危险处徘徊、拒餐、卧床不起等，应给予心理上的支持，使他们振作起来，避免意外发生。若有自杀企图或计划，应通知医疗小组成员，建议共识，积极处理其抑郁症，采取必要的防范措施。

2. 环境布置

病人住处应光线明亮、空气流通、整洁舒适，墙壁以明快色彩为主，以利于调动病人积极良好的情绪，焕发对生活的热爱。

3. 专人守护

对于有强烈自杀企图的病人，要有专人 24 小时看护，不离视线，必要时，经解释后予以约束，以防发生意外。尤其在夜间、凌晨、午间、节假日等人少的情况下，要特别注意防范。

4. 工具及药物管理

自杀多发生于一刹那间，凡能使病人自伤的工具都应管理起来；妥善保管好药物，以免病人一次性大量吞服，造成急性药物中毒。

（四）心理护理

1. 阻断负向的思考

抑郁病人常会不自觉地对自己或事情持负向的看法，护理人员应该协助病人确认这些负向的想法，并加以取代和减少。其次，可以帮助病人回顾自己的优点、长处、成就来增加正向的看法。此外，要协助病人检视其认知、逻辑与结论的正确性，修正不合实际的目标，协助病人完成某些建设性的工作和参与社交活动，减少病人的负向评价，并提供正向增强自尊的机会。

2. 鼓励病人抒发自己的想法

严重抑郁病人思维过程缓慢，思维减少，甚至有虚无罪恶妄想。在接触语言反应很少的病人时，应以耐心、缓慢以及非语言的方式表达对病人的关心与支持，通过这些活动逐渐引导病人注意外界，同时利用治疗性的沟通技巧，协助病人表述其看法，并采用非评判的方式倾听。

3. 怀旧治疗

怀旧治疗是通过引导老年人回顾以往的生活，重新体验过去的生活片段，并给予新的诠释，协助老年人了解自我，减轻失落感，增加自尊及增进社会化的治疗过程。怀旧治疗作为一种心理社会治疗手段在国外已经被普遍应用于老年抑郁症、焦虑及老年性痴呆的干预，在我国也得到初步运用，其价值已经得到肯定。也有研究显示，怀旧功能存在个体差异，某些个体不适用怀旧治疗。

4. 学习新的应对技巧

为病人创造和利用各种个人或团体人际接触的机会，以协助病人改善处理问题、人际互动的方式，增强社交的技巧。教会病人亲友识别和鼓励病人的适应性行为，忽视不适应行为，从而改变病人的应对方式。

（五）健康指导

1. 不脱离社会，培养兴趣

老年人要面对现实，合理安排生活，多与社会保持密切联系，常动脑，不间断学习；参加一定限度的力所能及的劳作；按照自己的志趣培养爱好，如种花、钓鱼、跳舞、书法、摄影、下棋、集邮等。

2. 鼓励子女与老年人同住

子女对于老年人，不仅要在生活上给予照顾，同时要在精神上给予关心，提倡精神赡养。和睦、温暖的家庭和社交圈，有助于预防和度过灰色的抑郁期。避免或减少住所的搬迁，以免老年人不易适应陌生环境而感到孤独。

3. 社会重视

社区和老年护理机构等应创造条件，让老年人相互交往和参加一些集体活动，针对老年期抑郁症的预防和心理健康促进等开展讲座，有条件的地区可设立网络和电话热线进行心理健康教育和心理指导。

通过护理，病人能面对现实，纠正认知上的偏差，提高应对应激的能力，增强自信心和自我价值感，重建和维持人际关系和社会生活，从而使自杀念头或行为消除。

八、老年期抑郁症的预后的影响因素

影响预后的因素包括：心理适应性差、负性生活事件、慢性应激和挫折等心理因素；低文化、贫困、独居和照料不良等社会因素；神经质（消极情感）、回避、依赖和挑剔等人格因素；共患脑、躯体疾病和药物/物质滥用等生理因素；功能损害、活动受限等躯体功能因素；存在残留症状、既往反复发作等疾病因素，这些均提示抑郁障碍的预后不良。

第二节　老年期认知症的护理

一、老年期认知症概述

老年期认知症是困扰全世界的一个难题和热点问题。老年期认知症可以由原发性的脑部退行病变引起，也可由脑血管病变、颅内感染、脑外伤、脑肿瘤、营养代谢障碍等多种原因引起，结果导致脑细胞死亡速度比正常老化导致脑细胞流失的快，年纪越大，患病率越高。表现为大脑功能的衰退，以认知功能缺损为主要临床表现的一组综合征群。常表现有定向、记忆、学习、语言理解、思维等多种认知功能损害，多数老年期认知症病人还表现有精神行为异常，从而导致职业及社会功能下降或丧失。老年期认知症病程长、致残致死率高，社会负担重。目前，受认知症侵害的人越来越多，近几十年来，认知症引起了医学界和科学界的高度关注。

（一）定义

认知症是一种在意识清楚情况下获得性、持续性智能损害综合征，具有以下至少三项精神活动受损：记忆、语言、视空间能力、情感、人格和其他认知功能（如计算力、抽象判断力）等。认知症主要发生于老年人，是老年人中危害最大的疾病之一。

（二）分类

老年期认知症病因不同，临床表现有差别。据数据统计，最常见的类型是阿尔茨海默病，约占认知症病例的50%；其次是血管性认知症，约占20%；上述两种认知症同时存在则被称为混合性认知症，约占20%；其他原因认知症约占10%。

1. 阿尔茨海默病（Alzheimer's disease，AD）

阿尔茨海默病亦称老年性认知症，是一种以临床和病理为特征的进行性退行性神经疾病，以海马、大脑皮层颞叶和额叶萎缩为主的神经系统退行性病变，临床表现为缓慢进展的认知功能全面衰退，伴有精神异常和人格障碍，病程可长达数年至数十年。

2. 血管性认知症（vascular dementia，VD）

血管性认知症是指各种脑血管疾病导致脑循环障碍后引发的脑功能降低所致的失智。病理变化为脑血管可见广泛的动脉硬化，弥散性脑萎缩，脑的体积减小、脑沟变宽、脑室扩大。血管性认知症大多在70岁以后发病，在男性、高血压和(或)糖尿病病人、吸烟过度者中较为多见。

3. 其他认知症

其他原因包括缺乏维生素B12、帕金森病、酒精依赖、脑外伤等导致的脑损伤引起的认知症症状。

与AD相比，VD起病迅速，病情呈阶梯进展，病人在病程中有一定自知力，人格保持良好，在认知症的早期就有明显的脑损伤的局灶性症状及体征。如能控制血压和血糖、戒烟等，一般能使进展性VD的发展有所减缓。临床上可以采用Hachinski缺血量表（Hachinski ischemia Scale，HIS）对AD和VD进行鉴别（见表7-2）。缺血指数量表是1975年由Hachinski制定的血管性认知症简易检查量表，本量表是专门用于血管性认知症简易检查和鉴别的量表，由13个项目组成。该量表仅仅用于血管性认知症和老年性认知症的鉴别诊断。评定须在认知症诊断确认后进行。

表 7-2   **Hachinski 缺血量表**

临床表现	分数	临床表现	分数
1. 突然起病	2	8. 情感脆弱	1
2. 病情逐步恶化	1	9. 高血压病史	1
3. 病程呈波动	2	10. 卒中发作史	2
4. 夜间意识模糊明显	1	11. 合并动脉硬化	1
5. 人格相对保存完整	1	12. 神经系统局灶性症状	2
6. 情绪低落	1	13. 神经系统局灶性体征	2
7. 有躯体性不适的主诉	1		

注：满分18分，得分在4分以下者，属老年性认知症；7分以上者，则属血管性认知症。

（三）流行病学特征

在我国，在年龄>65岁的人群中认知症的检出率平均为5%，超出80岁者有严重痴呆者高达15%~20%。亚洲血管性认知症的发生率较高，主要与中风发病率高有关。国内65

岁以上老年人，认知症检出率约 5.56%，80 岁以上认知症检出率达 40%。

我国老年期认知症存在以下流行病学特征：总体上是北方认知症发生率高于南方；农村认知症率发生率高于城市；受教育程度低的地区认知症发生率高于受教育程度相对高的地区；女性发病率高于男性，是男性的 1.5～2 倍。无论是北方还是南方，无论是城市还是农村，我国阿尔茨海默病发病率均高于血管性认知症。老年期认知症已成为老年人健康的第三大杀手，其发病率和致残率仅次于肿瘤和心脑血管病，死亡率占疾病死亡的第 5 位。

(四)危害

老年期认知症多起病缓慢，但随着病情的进展，会产生多方面影响或危害。首先，使病人生活质量严重下降。老年认知症一般最初征兆从失忆开始，如经常忘事，且有些事情刻意去记还是会忘记，事后还想不起来，严重影响病人工作和生活。再进一步发展，病人的日常生活能力下降，他们逐渐不认识配偶、子女等，穿衣、吃饭、大小便慢慢不能自理。有的还有幻觉幻听，给自己和周围的人带来无尽的痛苦和烦恼。其次，老年期认知症会造成沉重的经济负担。有人粗略地算过，假使以老年认知症病人一般的存活期服用药物来计算，一个老年认知症病人 10 年的花费不少于 40 万元，其中还不算起居、饮食等日常的花费。另外，老年认知症照料者负担很重，会产生很多情绪问题。从某种意义上说，得了老年认知症，最痛苦的不是病人，因为随着疾病的进展，他们的思维世界就会变得简单，不会去考虑生活中的酸甜苦辣以及他人的感受，最辛苦的就是照料他们的家属，八成以上的病人家属有不同程度的情绪障碍，关键是那种无法与病人沟通和看不到希望的感觉，会让很多家属深感绝望。

二、阿尔茨海默病

阿尔茨海默病是最常见的认知症类型，多发生于 65 岁以上人群，病程进展缓慢。阿尔茨海默病最重要的危险因素是年龄。大于 65 岁患病率约为 5%，大于 85 岁则患病率超过 20%，95 岁时患病率接近 45%。另外，阿尔茨海默病发生率女性患病率高于男性，是男性的 1.5～2 倍，农村发病率高于城市。

(一)危险因素

(1)年龄。年龄每增加 6.1 岁，阿尔茨海默病的患病率升高 1 倍。

(2)遗传因素。阿尔茨海默病有家庭聚集性，载脂蛋白 E4(ApoE4)是阿尔茨海默病的风险基因。

(3)头部创伤。遭受头部创伤会增加未来患认知症的风险，车祸、运动性头部创伤(如拳击)是增加患阿尔茨海默病风险的常见伤害类型，研究表明，即使是轻微的脑震荡，也会增加晚年患认知症的风险。

(4)血脂代谢。导致老年认知症的主要因素和已知的心血管疾病的致病因素几乎完全一样，如肥胖、高血压、高胆固醇血症等。

(5)性激素。雌激素对各种神经系统变性有保护作用，女性绝经后患认知症的风险增高。

（6）吸烟及饮酒。吸烟、酗酒可增加脑血管病风险，从而增加老年期认知症的患病率。

（7）铝。挪威的公共卫生报告显示，饮水中含铝高的地区老年期认知症发生率较高，为其他地方的 1.5~2.7 倍。

（8）精神因素。长期精神紧张、焦虑、抑郁、闭门少交往，可能是老年期认知症的诱发因素。

（9）低教育程度。受教育程度低也是老年期认知症的危险因素。

（二）病理表现

阿尔茨海默病病人大脑结构发生了器质性病变。在大体解剖方面，阿尔茨海默病病人呈现脑回变薄、脑沟变宽、脑室扩大、大脑特定区域萎缩（即海马、皮层颞叶和额叶萎缩）。在组织病理学方面，在神经细胞之间形成大量以沉积的 β 淀粉样蛋白为核心的老年斑和过磷酸化 tau 蛋白的神经元纤维缠结，是阿尔茨海默病最显著的组织病理学特征。

（三）临床表现

阿尔茨海默病病人的大脑萎缩与胆碱能神经元的缺失有关，胆碱能神经元的缺失导致乙酰胆碱神经递质的减少。乙酰胆碱在中枢神经系统具有多种生理功能，机体的运动感觉功能、精神活动、学习记忆功能等均与乙酰胆碱有关。乙酰胆碱的缺失最终导致日常生活能力下降、行为障碍和认知能力损害。

1. 认知障碍

记忆障碍是阿尔茨海默病早期的突出症状或核心症状。早期是遗忘阶段（发病后 2~4 年），主要表现是近期记忆力减退，如忘记刚讲过的话、做过的事情或重要的约会等，慢慢地进展到连远期印象深刻的事也不记得。

定向力逐渐丧失。定向力又称定向能力，一是包括对周围环境的认识，如时间、地点、人物；二是包括对自己状态的认识，如自己的姓名、年龄、职业等。病人定向力丧失，将不知道今天是何年何月，不清楚自己在何地，出了家门就找不到家，等等。

语言能力下降或产生障碍。轻者说话啰唆、内容重复、杂乱无章，重者答非所问，令人无法理解，或经常自言自语，内容支离破碎，或缄默少语，丧失阅读能力。

智能障碍也是阿尔茨海默病的症状之一，出现抽象思维、概括、综合分析、判断、计算等全面性智能障碍。表现为对周围的事物不能正确地理解，直接影响对周围的事物的推理和判断，分不清主要和次要、本质还是非本质，因此不能正确地处理问题。计算速度明显变慢，不能完成稍复杂的计算，或者经常发生极明显的错误。严重时，连简单的加减计算也无法进行，甚至丧失数的概念。

2. 日常生活能力下降

阿尔茨海默病病人随着病情进展可逐渐出现日常生活能力下降。首先表现为应用工具的生活能力下降，如打电话、购物、管理钱财、烹调、整理家务、洗衣、吃药、坐车等；

然后慢慢丧失基本日常生活能力，如穿衣吃饭、吃药、大小便、个人卫生、洗澡、步行等。生活能力下降导致病人需要专人护理，确诊后一般还能生存 5~10 年，对病人、家属和护理人员的精神及情绪产生巨大压力。

3. 精神及行为异常

（1）行为先见幼稚笨拙，常进行无效劳动，其后可有无目的性劳动，例如翻箱倒柜，乱放东西，忙忙碌碌，不知所为；爱藏废物，视作珍宝，怕被盗窃。不注意个人卫生习惯，衣脏不洗，晨起不漱，有时出现悖理与妨碍公共秩序的行为，影响治安。也有的病人动作日渐减少，端坐一角，呆若木鸡。晚期行动不能，卧床不起，两便失禁，生活全无处理能力，形似植物状态。

（2）可表现有幻觉和妄想，如多疑、被窃、嫉妒、被害妄想等。如责备自己配偶是骗子，与想象中的人物对话，可与镜子中的自我谈话；可能出现激越/攻击行为，拒绝帮助，甚至出现以往从未有过的暴力行为；失去抑制等。

（3）可出现心境恶劣、抑郁、焦虑、欣快、易激惹、情感易变等，也可出现淡漠、退缩、被动、兴趣减少主动性差等，因长久保持一种想法以决定其行为，致使意志能力丧失。可出现言语增多，反复提问。可出现无目的的游荡或尾随。可能出现日夜倒错，晚上不睡觉，白天睡觉等。

以上是阿尔茨海默病可能出现的临床表现。但阿尔茨海默病病程较长，隐匿起病，缓慢进展，临床常将其分为早期、中期及晚期及极严重期四期。

（1）早期：轻度，遗忘期，症状很轻微，进展很缓慢，常被忽略和认为是老年人的自然过程。主要表现为：①首发症状为近期记忆减退；②语言能力下降，找不出合适的词汇表达思维内容，甚至出现孤立性失语；③空间定向不良，易迷路；④日常生活中高级活动出现困难，如做家务、管理钱物等；⑤抽象思维和恰当判断能力受损；⑥情绪不稳，情感较幼稚或呈童样欣快，情绪易激惹，出现抑郁、偏执、急躁、缺乏耐心、易怒等；⑦人格改变，如主动性减少、活动减少、孤僻、自私，对周围环境兴趣减少，对人缺乏热情，敏感多疑。此期病程可持续 1~3 年。

（2）中期：中度，混乱期。主要表现为：①完全不能学习和回忆新信息，远事记忆力受损但未完全丧失；②注意力不集中；③定向力进一步丧失，常去向不明或迷路，并出现失语、失用、失认、失写、失计算能力等；④日常生活能力下降，出现日常生活中基本活动困难，如洗漱、梳头、进食、穿衣及大小便等均需别人协助；⑤人格进一步改变，如兴趣更加狭窄，对人冷漠，甚至对亲人漠不关心，言语粗俗，无故打骂家人，缺乏羞耻感和伦理感，行为不顾社会规范，不修边幅，不知整洁，将他人之物据为己有，争吃抢喝类似孩童，随地大小便，甚至出现本能活动亢进，当众裸体，甚至发生违法行为；⑥行为紊乱，如精神恍惚，无目的性翻箱倒柜，爱藏废物，视作珍宝，怕被盗窃，无目的徘徊、出现攻击行为等，有的动作日渐少、端坐一隅、呆若木鸡。本期是本病护理照管中最困难的时期，该期多在起病后的 2~10 年。

晚期：多在起病 10 年以上，记忆严重障碍，忘记配偶的名字，最近的经历和事件大部分忘记，保留一些过去经历的知识，但为数甚少，不能识别周围环境，不知道年份、季节。计算力严重障碍，做 10 以内的加减法有困难。日常生活完全需要照顾，外出需要帮助，日夜节律紊乱，等等。

极严重期：丧失语言能力，不能说话，两便失禁；丧失基本的精神性运动技能；常出现广泛的皮层性神经系统的症状和体征。由于引起痴呆的原因不同，其临床病程也不尽相同。老年期认知症病人常常死于并发症，如感染、内脏疾病或衰竭等。

（四）辅助检查

1. 影像学检查

对于阿尔茨海默病病人，CT 或 MRI 检查显示有脑萎缩，且进行性加重，头颅 CT 检查见脑萎缩、脑室扩大，头颅 MRI 检查显示双侧颞叶、海马萎缩；正电子发射体层摄影（PEI）可测得大脑的葡萄糖利用和灌流在某些脑区（在疾病早期阶段的顶叶和颞叶，以及后期阶段的额前区皮层）有所降低。对血管性认知症病人，CT 或 MRI 检查发现有多发性脑梗死，或多发性腔隙性脑梗死，或位于丘脑及额颞叶，或有皮层下动脉硬化性脑病表现。

2. 心理测试

评估认知需要从记忆功能、言语功能、定向力、应用能力、注意力、知觉（视、听、感知）和执行功能等七个领域进行。简易精神状态量表 MMSE 和长谷川认知症量表可用于筛查认知症，韦氏成人智力量表可用于进行智力筛查。

3. 实验室检查

血常规、尿常规、血生化检查均可能正常，但脑脊液检查可发现淀粉样蛋白-42（Aβ42）水平降低，总 tau 蛋白和磷酸化 tau 蛋白增高。

4. 脑电图检查

阿尔茨海默病早期脑电图改变主要是波幅降低和 α 节律减慢。少数病人早期就有脑电图 α 波明显减少，甚至完全消失，随病情进展，可逐渐出现较广泛的 θ 波，以额、顶叶明显。晚期则表现为弥漫性慢波。

（五）治疗

1. 药物治疗

目前，治疗阿尔茨海默病的药物主要有三大类。第一类药物为改善认知功能的药物，包括胆碱酯酶抑制剂，用于治疗轻中度阿尔茨海默病。长期应用胆碱酯酶抑制剂不仅改善认知和行为障碍，而且有可能影响其神经元的功能和存活。在当前的阿尔茨海默病治疗中，胆碱酯酶抑制剂占有重要地位。兴奋性谷氨酸受体拮抗剂盐酸美金刚片可用于治疗重度阿尔茨海默病；对于重度阿尔茨海默病病人，盐酸美金刚片与胆碱酯酶抑制剂联合用药可能比单独应用其中任何一种更有效，但需要结合病人整体情况和耐受性。第二类药物是控制阿尔茨海默病病人精神行为症状的药物，如抗抑郁药物和抗精神病药物。第三类药物是防止或延缓病程的发展的药物，主要有抗炎药、抗氧化剂等。有研究表明，银杏叶提取物中的双黄酮类化合物和萜类能降低 β2 淀粉样蛋白诱导的一氧化氮细胞毒性，具有抗氧化、保护神经细胞、提高注意力和短时记忆等认知功能的作用，对轻、中度原发性痴呆有一定疗效。

2. 非药物治疗

对于诊断为阿尔茨海默病的病人，应给予心理支持，指导病人在尚存决策能力范围内安排自己的生活，鼓励早期病人参加合适的社会活动和尽量维持日常生活自理能力。非药物疗法还有认知治疗、环境疗法、音乐疗法、光照疗法、芳香疗法、运动疗法等，但都处于探索和发展阶段。此外还应该积极对病人家属和照顾者进行疾病照护知识的宣讲，以及照料者自我身心减压辅导。

（六）预后

目前尚无特效治疗方法可逆转或阻止阿尔茨海默病的病情进展。即使给予治疗，病人病情仍会逐渐进展，通常病程 8~10 年，但个体存在很大差异，有些病人可存活 20 年或更久。病人多死于营养不良、继发感染和深静脉血栓等并发症。总体治疗目标是减轻症状、延缓功能衰退和提高生活质量。

三、老年期认知症的护理

老年期认知症病人主要存在的问题有行为障碍、认知功能减退、生活自理能力缺陷，随着病情的进展，逐渐严重影响老年人的生活质量，同时给社会、家庭带来沉重的负担。老年认知症病人的护理照料非常重要，是提高认知症病人生活质量的重要措施之一。中晚期老年认知症病人非常需要关爱和照顾。

（一）日常生活护理

1. 老年认知症病人的日常生活护理及照料指导

（1）穿着护理：①衣服按穿着的先后顺序叠放；②避免太多纽扣，以拉链取代纽扣，以弹性裤腰取代系皮带；③选择不用系带的鞋子；④选用宽松的衣服；⑤说服病人接受合适的衣着，不要与之争执，慢慢给予鼓励，例如告诉病人这条裙子很适合她，然后再告知穿着的步骤。

（2）进食护理：①定时进食，最好是与其他人一起进食；②如果病人不停地想吃东西，可以把用过的餐具放入洗涤盆，以提醒病人在不久前才进餐完毕；③病人如果偏食，注意是否有足够的营养；④允许病人用手拿取食物，进餐前协助清洁双手，亦可使用一些特别设计的碗筷，以减低病人使用的困难；⑤给病人逐一解释进食的步骤，并作示范，必要时予以喂食；⑥食物要简单、软滑，最好切成小块；⑦进食时，将固体和液体食物分开，以免病人不加咀嚼就把食物吞下而可能导致窒息；⑧假牙必须安装正确并每天清洗；⑨每天安排数次喝水时间，并注意水不可过热。

（3）睡眠护理：①睡觉前让病人先上洗手间，可避免半夜醒来；②不要让病人在白天睡得过多；③如果病人以为晚间是日间，切勿与之争执，可陪伴病人一段时间，再劝说病人入睡。

2. 自我照顾能力训练

对于轻、中度认知症病人，应尽可能给予其自我照顾的机会，并对其进行生活技能训练，如反复练习洗漱、穿脱衣服、用餐、如厕等技能，以维护老人的自尊。应理解老人的动手困难，鼓励并赞扬其尽量自理的行为。

3. 专人护理对于完全不能自理的病人，应由专人护理，注意翻身和营养的补充，防止感染。

(二) 用药护理

凡经医生诊断为老年性认知症的病人，无论其病程长短，常常需要接受药物治疗，一般以口服药为主。照料老年认知症病人用药时应注意以下几点：

(1) 认知症老人常忘记吃药、吃错药，或忘了已经服过药又过量服用，所以老人服药时必须有人在旁陪伴，帮助病人将药全部服下，以免遗忘或错服。

(2) 对伴有抑郁症、幻觉和自杀倾向的认知症病人，家人一定要把药品管理好，放到病人拿不到或找不到的地方。

(3) 认知症老人常常不承认自己有病，或者常因幻觉、多疑而认为家人给的是毒药，所以照顾者常常不向病人解释，将药研碎拌在饭中给病人吃下；对拒绝服药的病人，一定要看着病人把药吃下，让病人张开嘴，看看是否已经咽下，防止病人在无人看管后将药吐掉。

(4) 卧床病人、吞咽困难的病人不宜吞服药片，最好将药片研碎后溶于水中服用。昏迷的病人要用鼻饲管，由胃管注入药物。

(5) 认知症病人服药后常常不能诉说其不适，家属要细心观察病人有何不良反应，以便及时调整给药方案。

(三) 智能康复训练

1. 记忆训练

鼓励老人回忆过去的生活经历，帮助其认识目前生活中的人和事，以恢复记忆并减少错误判断；鼓励老人参加一些力所能及的社交活动，通过动作、语言、声音、图像等信息刺激，提高记忆力。对于记忆障碍严重者，通过编写日常生活活动安排表、制订作息计划、挂放日历等，帮助其记忆。对病人容易忘记的事或经常出错的程序，可设立提醒标志，以帮助其记忆。

2. 智力锻炼

可以进行拼图游戏，对一些图片、实物、单词做归纳和分类，进行由易到难的数字概念和计算能力训练等。在讲述一件事情后，提问让老人回答，或让其解释一些词语的含义，以训练其理解和表达能力。结合日常生活常识，帮助老人自行解决日常生活中的问题以训练其社会适应能力。

(四) 安全护理

老年认知症病人因记忆力、定向力等认知功能的损伤，存在安全隐患，必须采取一些安全护理措施，具体如下：

1. 提供较为固定的生活环境

尽可能避免搬家，当病人要到一个新地方时，最好能有他人陪同，直至病人熟悉新的环境和路途。

2. 佩戴标志

病人外出时最好有人陪同，或佩戴写有病人姓名和电话的卡片或手环，以助其迷路时被人送回。

3. 防意外发生

老年期认知症病人常可发生跌倒、烫伤、烧伤、误服、自伤或伤人等意外。应将老人的日常生活用品放在其看得见找得着的地方，减少室内物品位置的变动。地面应防滑，以防跌伤骨折。病人洗澡、喝水时，应注意水温不能太高，热水瓶应放在不易碰撞之处，以防烫伤。不要让病人单独承担家务，以免发生煤气中毒，或因缺乏应急能力而导致烧伤、火灾等意外。有毒、有害物品应放入加锁的柜中，以免误服中毒。尽量减少病人的单独行动，锐器、利器应放在隐蔽处，以老人因不愿给家人增加负担，或在抑郁、幻觉或妄想的支配下发生自我伤害或伤人。当病人出现暴力行为时，应保持镇定，尝试引开病人的注意，找出导致暴力表现的原因，采取相应措施，防止类似事件再发生。如果暴力表现变频，应与医生商量，给予药物控制。

(五) 心理护理

老年认知症病人心理护理非常重要的，平时要多陪伴认知症老人，给老人多一些关爱和理解，可经常给老人进行心理疏导。因为认知症老人可能脾气比较暴躁，容易激惹，当出现类似症状的时候，一定要及时地进行安抚，不要嫌弃老人，应做到周到体贴，不厌其烦。尽量让病人保持平和的心态，避免焦虑。在心理上照顾好病人，有利于延缓老年认知症病人病情发展的速度。

虽然老年认知症病人各方面的能力随病情的进展而不断下降，但仍保存着一定的自尊心，渴望被人关注和尊重。自尊心受到打击会在一定程度上使病人加剧抑郁，使他们对他人产生敌意和抱怨，随着病情的加深，有可能会成为深记忆，而在后期反复地提出，使照顾者产生内心不乐。所以，要尊重病人的选择和想法，不要用轻蔑的态度对待认知症病人。多鼓励和表扬病人，在病人做错事时，不要总是去纠正或指责，尽量不与病人争执，避免病人有太多的挫败感；说话时不要大声呵斥和表现出不耐烦，温和的笑声是和他们相处的一个很好的润滑剂。

(六) 照顾者的支持指导

认知症老人的照顾者负担特别重，要教会照顾者和家属自我放松的方法，合理休息，身心疲惫时要寻求社会支持，适当利用家政服务机构和社区卫生服务机构及医院和专门机构的资源。可组织有认知症病人的家庭进行相互交流，以相互联系与支持。

(七) 健康指导

1. 早期预防

老年期认知症危害巨大，加强老年心理健康知识的普及，预防老年心理和行为问题的发生，已成为构建和谐社会的一项十分紧迫的任务。因此，老年期认知症的预防非常重要，预防要从青年时期开始，从保护好大脑、养育好大脑和利用好大脑三个方面着手。

（1）保护好大脑：①防止脑外伤、感染及中毒而导致脑的损伤；②忌烟酒，吸烟历史越长，每天吸烟越多，脑动脉硬化越明显，易导致大脑供血不足，脑组织萎缩，导致认知症；酒精能使大脑细胞密度降低，脑组织萎缩，脑功能降低，反应迟钝；③保持情绪平稳、心理健康，尽量避免精神紧张、焦虑及抑郁等不良情绪，不发脾气，情绪稳定，保持血压稳定，保证脑组织供血正常；心胸开阔，处事乐观，广交朋友，特别是多和青少年接触，会让自己感到年轻，延缓大脑衰老；④改善环境，避免环境污染；⑤积极防治高血压、脑血管病、糖尿病等慢性疾病。中老年人的饮食应低糖、低盐、低脂，食用富含多种维生素和微量元素的食物。苹果、香蕉和橙子是人们生活中常见的水果，不仅富含人体所需的多种维生素、矿物质和纤维素，而且还含有一种抗氧化物质——酚，对人的脑神经细胞具有保护作用；⑥慎用能引起中枢神经系统不良反应药物，如常用的镇静安眠药和抗精神病药物等；⑦尽量不使用铝制的炊具和餐具，以减少铝的摄入量。

（2）养育好大脑：①均衡摄入糖、蛋白质、多种维生素和微量元素等；多吃鱼、蛋和豆制品，这些食物富含胆碱和维生素B，有利于改善大脑的记忆；饮食适量，不能吃太饱；②积极参加有氧锻炼和活动，有氧锻炼和运动能使血液循环加快，大脑供血量增加，脑细胞得到充足的营养，脑细胞活力增强，可预防痴呆；③保持睡眠充足，每天以7~9小时睡眠为宜，使大脑得到充分休息，保持脑细胞活力和精力旺盛。睡眠时血液循环缓慢，睡得过久反而会增加心脏和脑血管血栓的危险；④可适当服用抗氧化剂，如维生素C、E、β胡萝卜素等。

（3）利用好大脑（即勤用脑）：大脑功能是用进废退，积极学习，勤动脑，大脑接受信息刺激多，脑细胞才能发达并有生命力。①勤用脑：多沟通、交流；多进行脑力活动，如阅读、写作、练字、下棋等。②增强记忆思维能力：可多看轻松愉快的喜剧；经常放松自己、劳逸结合；注意词汇的积累。③训练大脑的创造力：如想象诗词的意境，让音乐图像化，虚构一段故事，观察生活中的人，等等。

2. 及早发现

大力开展科普宣传，普及有关老年期认知症的预防知识，以及老年期认知症前驱期症状，即轻度认知障碍和记忆障碍知识。全社会参与防治痴呆，让公众掌握认知症早期症状的识别。重视对老年期认知症前驱期症状的及时发现，鼓励凡有记忆减退主诉的老人应及早就医，以利于及时发现介于正常老化和早期认知症之间的轻度认知障碍（mild cognition impairment，MCI），对老年期认知症做到真正意义上的早期诊断和干预。

MCI是介于正常衰老和认知症之间的一种中间状态，是一种认知障碍症候群。被广泛采用的诊断标准包括：①以记忆减退为主诉（有家属或知情者证实）；②客观检查有与年龄和教育程度不符的记忆损害；③总体认知功能正常；④日常生活功能正常；⑤不符合认知症诊断标准。在MCI中，相当比例可演化为认知症，包括老年性认知症（AD）、血管性认知症（VD）以及混合性认知症，但以老年性认知症为主。近期欧美的研究表明，其演化率趋于每年12%左右，较普通人群中认知症发生率约高10倍。研究提示，10%~15%MCI病人在1年内，23%在2年内，34%在3年内，50%在4年内可进展为老年性痴呆，所以，及时检出并针对MCI采取积极的干预非常重要。

（裴先波）

思考与练习

一、单选题

1. 关于老年期抑郁症的描述，下列哪项不正确？_____
   A. 多发生于 60 岁以上　　　　　　B. 表现为情绪低落
   C. 一般有人格缺损　　　　　　　　D. 可缓解

2. 抑郁症的核心症状是：_____。
   A. 精力明显减退、疲乏　　　　　　B. 思维困难、联想缓慢
   C. 情绪低落、兴趣下降　　　　　　D. 自卑、自责、自杀观念

3. 抑郁症最危险的症状是：_____。
   A. 兴趣缺乏　　　　　　　　　　　B. 早醒
   C. 精力减退　　　　　　　　　　　D. 自杀企图和行为

4. 抑郁发作典型症状，不包括下列哪项？_____
   A. 抑郁心境　　　　　　　　　　　B. 思维迟缓
   C. 思维内容障碍　　　　　　　　　D. 意志活动增强

5. 抑郁发作时，一日之内的规律是：_____。
   A. 昼轻夜重　　　　　　　　　　　B. 昼重夜轻
   C. 中午起逐渐加重　　　　　　　　D. 中午最严重以后减轻

6. 阿尔茨海默病早期首发症状是：_____。
   A. 近期记忆力减退　　　　　　　　B. 找词困难
   C. 人格异常　　　　　　　　　　　D. 行为异常

7. AD 病是指：_____。
   A. 老年性认知症　　　　　　　　　B. 血管性认知症
   C. 焦虑　　　　　　　　　　　　　D. 精神分裂症

8. 老年良性记忆减退与阿尔茨海默病最主要的区别是，后者为：_____。
   A. 记忆障碍程度轻　　　　　　　　B. 社会功能减退不明显
   C. 非进行性发展　　　　　　　　　D. 疾病进行性发展

9. 老年女性，90 岁，文盲，日常生活不能自理，记忆力下降，不知道自己住在哪里；注意力不集中，答非所问；不认识自己的儿女，有时对人漠不关心，有时大吵大闹。该老年人的诊断是：_____。
   A. 老年认知症第一期　　　　　　　B. 老年认知症第二期
   C. 老年认知症第三期　　　　　　　D. 老年认知症第四期

10. 方爷爷，被诊断为阿尔茨海默病 6 年多，老人近来表达能力明显下降，常常词不达意。下列护理诊断，最符合老人目前情况的是：_____。
    A. 睡眠形态紊乱与白天活动减少有关
    B. 语言沟通障碍与思维障碍有关

C. 照顾者角色紧张照顾者照料知识欠缺有关

D. 自理缺陷与认知行为障碍有关

二、多选题

1. 老年性抑郁症的特点有：_____。

A. 抑郁心境

B. 有明显的焦虑激越症状

C. 神运动性迟缓较年轻病人明显

D. 躯体症状较多

E. 可出现抑郁性假性痴呆

2. 对老年期认知症病人的日常照顾中，下列做法正确的是：_____。

A. 老人穿衣服慢时，应慢慢等待其完成，并给予鼓励

B. 衣服按穿着的先后顺序叠放

C. 衣服多用纽扣以锻炼老人手指灵活性

D. 选择不用系鞋带的鞋子

E. 说服病人接受合适的衣着，不要与之争执

3. 王爷爷最近一年出现了明显的记忆衰退，常常话到嘴边却想不起要说什么，或者刚放下的东西却不记得放在了哪里。下列哪项方法对他的健忘有帮助？_____

A. 回忆疗法

B. 鼓励参加力所能及的社交活动

C. 通过编写日常生活活动安排表

D. 有氧运动

E. 设立提醒标志

三、思考题

1. 如何预防老年期抑郁症病人自杀？

2. 简述老年期认知症与老年人健忘的区别。

3. 简述老年期抑郁症用药注意事项。

4. 论述阿尔茨海默病临床分期及各其临床表现。

5. 简述血管性认知症和阿尔茨海默病的鉴别要点。

第八章　老年人用药安全

学习目标

【识记】

老年人的用药原则。

【理解】

1. 老年人药物代谢的特点。

2. 老年人药效学的特点。

3. 老年人常见药物不良反应的原因。

【应用】

能够针对老年人的用药问题，制订安全用药护理计划。

案例导入及思考

张先生，70 岁，独居，最近因反复咳嗽、咳痰、头晕就诊于呼吸内科，医生询问病史得知老人既往有高血压、糖尿病、慢性阻塞性肺气肿及关节炎等病史。当问其最近在吃什么药时，只见老人拿出一个布袋子，里面装了几十种药物，都是老人根据自己的病情到各相关科室医生那里开的药物，其中降压药有长效钙离子拮抗剂同类药物拜新同和波依定两种；治疗关节炎的同类药物尼美舒利分散片和洛索洛芬钠两种；治疗便秘的药既有西药乳果糖，也有中草药便乃通和番泻叶等几种，这些都属于重复效果的同类药物。医生还发现患者袋子里有治疗失眠的艾司唑仑，还发现患者有几种已经过期很久的药品。

(1) 该患者如果按照各科医生的医嘱服用以上药物，可能会出现哪些危险？

(2) 针对多病共存的居家老年患者，如何保证老年人的用药安全？

(3) 如何避免药物滥用？

(4) 如何管理药品，以减少不必要的浪费？

第一节　概　　述

随着老年人口的迅速增长，面临人口老龄化的问题。老年人生理机能退化、多病共存状态导致老年人用药种类繁多、用药复杂、用药时间漫长、累计用药量大等。而且老年人受基础疾病较多、机体代谢水平较低以及用药情况复杂等因素影响，易导致药物不良反应（adverse drug reactions，ADR）发生率高。我国 2020 年《国家药品不良反应监测年度报告》

中指出，在药品不良反应报告中，65 岁以上的老年患者的报告占 30.3%，较过去几年呈逐年上升趋势。老年人的药品消费占国人药品总消费的 50% 以上，他们既是药品消费的主力，也是药物相互作用所致不良反应最易受害者。因此，关注老年人用药是老年护理的重要任务。

一、老年人用药多的原因

(一) 客观原因

1. 多病共存下的多药联用

老年人常多病共存，包括躯体疾病与精神疾病，如高血压、心脏病、慢性呼吸系统疾病、糖尿病、脑卒中、老年痴呆、精神分裂症等多种疾病共存非常常见。2011—2018 年中国老年人健康长寿影响因素调查数据显示，我国 65 岁以上老年人超过一半患有 3 种以上慢性病，而养老机构老年人平均有 4.5 种慢性病。这些疾病多需终生长期服药，故老年人用药的种类或数量较多。据有关调查数据显示，老年人用药数量约是青年人的 5 倍。

2. 医疗机构设置不合理

老年病专科医院和老年科专科医生相对不足，缺乏从整体上权衡利弊或从全科的角度用药的医务人员。老年人常患有多种慢性疾病，常往返于不同医院、不同科室就诊，各科医生针对单一疾病进行诊治开药，于是增加多重用药的风险。

3. 医疗体制不完善，双向转诊机制未落实

在患者辗转于医院—社区—家庭过程中患者—护士—家人长期共享照护体系不完善，造成患者回归家庭后服药缺乏有效的监管与教育。

4. 社会支持系统不足

空巢、独居、寡居老人较多，因老人听力、记忆力减退，容易忘记服药；部分老人文化程度比较低，不能读懂药物说明书，不知道药物服用方法及注意事项等，容易误服药；社区居家延伸性护理落实不够，患者缺乏专业的医护人员指导与干预，缺乏用药安全的健康教育与用药安全的审查，导致病人服药的依从性较差，多服、漏服、误服、擅自停药等现象时有发生。

(二) 主观原因

1. 老人缺乏安全用药意识与用药知识

老年人机体衰弱、多种疾病缠身及久治不愈，导致其对身体格外关注，心理上特别依赖药物，不管药物有没有效果，有事没事总喜欢吃点药补补。50% 以上的老人认为小病可以不用看医生，自己买点药吃就行了，他们常常听熟人介绍，或者听信虚假广告，或者凭经验自行去药店购买药物服用。

2. 老年人迷信保健品

生活水平提高，保健品的兴起，老年保健品市场也非常泛滥，老年人获取保健品渠道很多。他们不管有没有疾病，都喜欢买点保健药，有时候亲戚朋友来访也喜欢给老年人带

点保健品,这些都可能造成老年人过度服药。

多病共存的老年人多重用药、长期用药、滥用药物及过度服用保健品的情况非常普遍,而多药联合使用导致药物不良反应与药物相互作用风险非常高。我国约40%卧床老年人处于药物不良反应与药物相互作用的潜在危险中。

二、老人用药安全

老年人吃错药的概率比一般人多7倍。研究显示,老年人用药错误发生率高达75%,最常见的是误服、漏服、多服药物或者是药物保存不当,甚至是服用过期药物或者失效药。在照顾老年人时,需要特别关注其多重用药的问题,因为老年人常患有多种慢性病。王宝珍(2010)[①]调查发现,老年人中同时用药10种以上者占43.6%,其中59.1%为不合理用药。俗话说,"是药三分毒",每一种药在起药理作用的同时,对人体都有一定的毒副作用。研究显示:服用一种药物发生药物不良反应率约10%,合用5种药物则会有高达约30%的药物不良反应。当多种药物合用时,不仅增加医疗和管理方面的成本,也使老年患者处于药物不良反应、药物交互作用和服药依从性等问题的危险之中。同样用药数量,大于60岁的老年人用药不良反应发生率远远高于非老年人,因此,协助老年人管理他们所使用的药物至关重要。

第二节　药物相互作用

老年人存在用药较多的情况,各药物之间会发生复杂的相互作用。药物相互作用(drug interaction,DI)是指在同一时间或在有关药物的半衰期内使用两种以上药物(包括不同途径用药)所产生的复合效应,包括药效增强或减弱、不良反应加重或减轻,甚至出现毒性反应。作用增强称为协同作用(synergism)或相加作用(additive effect),作用减弱称为药物的拮抗作用(antagonism)。发生药物相互作用的药物泛指治疗、诊断用药,还包括日常饮食、营养品、烟、酒、茶、咖啡及毒品等。药物相互作用包括药-药作用,药-机体作用(药在机体内的吸收、分布、代谢、排泄过程中发生的理化改变),以及机体对药物的敏感性,从而改变了它的药理或毒理效应。下面从药物代谢动力学(简称药动学)和药物效应动力学(简称药效学)两个角度分析多药共用时药物之间的相互作用,以阐述老年人多药共用时药物不良反应的机理。

一、药物代谢动力学方面的相互作用

药物相互作用对药物代谢动力学的影响是指药物在吸收、分布、代谢和排泄的任何一个环节发生相互作用,使血药浓度或在靶位的浓度发生变化,最终使药效发生改变。

---

①　王宝珍. 老年人用药特点及注意事项[J]. 中国医药指南,2010,8(12):39-40.

(一) 吸收过程的相互作用

1. 胃肠道 pH 的影响

多数药物在胃肠道以被动形式吸收，遵循跨膜简单扩散规律，脂溶性是决定这一过程的主要因素。非解离型(即原型)药物易吸收，解离型药物不易吸收。某些药物改变胃肠道的 pH 值，影响其他药物的解离度和吸收率，应用抑制胃酸分泌药和抗酸药后，提高了胃肠道 pH 值，弱酸性药物在碱性环境中解离部分增多，吸收减少。如质子泵抑制剂、H_2 受体阻断剂和抗酸药使胃 pH 值上升，使四环素类药物吸收减少，导致其生物利用度降低 30%~40%。某些抗真菌药物，如伊曲康唑和酮康唑，要在胃内的酸性环境中充分溶解，进而在小肠中吸收。若合用升高胃内 pH 值的药物，可显著减少这些药物的吸收，降低血药浓度。老年人应用抑制胃酸分泌药物的概率很高，需要加以关注。

2. 络合作用的影响

含二价或三价金属离子的化合物(钙、镁、铝、铋、铁、锌等)与其他药物在胃肠道内易形成难溶的和难以吸收的络合物，减少吸收。如铁、磷酸钙影响四环素吸收；氢氧化铝减少地高辛、乙胺丁醇的吸收；中药含鞣酸，减慢或减少很多药物的吸收，因此中药一般不能和其他药物同服。

3. 胃肠动力变化的影响

大多数口服药物在小肠上段吸收，胃排空、肠蠕动等主要通过影响药物到达小肠吸收部位的时间和在小肠的滞留时间，而影响药物吸收。抗胆碱药(阿托品、颠茄、溴丙胺太林)、止泻药、镇静催眠药等减少肠蠕动，延缓本身和其他药物吸收，致使药物吸收总量可能增加；胃复安使胃肠蠕动加快，使药物吸收减少，泻药则明显加快肠蠕动，可减少药物的吸收。

4. 食物的影响

食物可延缓或促进药物吸收过程(总量大多不变)。饭后口服抗生素药效大减(至少间隔 1h)。牛奶、奶制品也可阻止一些药物的吸收。但 β 受体阻滞剂、安体舒通、苯妥英钠饭后吸收好，可因饭后肠道 pH 值变化使溶出度改善。食物中脂肪可增加脂溶性药物(如抗生素的酯化物、灰黄霉素、地高辛、维生素 B2 等)的吸收。因此，不同药物的服用与饮食配合的要求不一样。

5. 其他

细胞毒类抗肿瘤药损伤胃肠黏膜，可减少苯妥英钠、地高辛、异搏定等药物的吸收。口服地高辛后，地高辛能被肠道菌群代谢灭活，口服广谱抗生素能抑制这些肠道菌群，可使地高辛血药浓度增加一倍。口服广谱抗生素抑制肠道菌群后，使维生素 K 合成减少，可加强香豆素类抗凝药的作用，应适当减少抗凝药的剂量。

(二) 分布过程的相互作用

药物在体内的分布是不均匀的，有些药物主要分布于肝脏、肾脏，有些则在皮肤、脑和肌肉组织中分布较多，脂溶性药物可分布到脂肪组织后再缓慢释放。药物在体内分布的速度取决于组织器官的血流灌注速度及与组织器官的亲和力。药物之间通过竞争蛋白结合部位而发生相互作用。药物与蛋白结合时无药理活性，为储存状态，饱和后可被他药置换。有些结合率高的药，如华法林与血浆蛋白（主要是白蛋白）的结合率高达98%~99%，因此，与血浆蛋白结合率高的其他药物，可以竞争性地抑制华法林与血浆蛋白的结合，增强其抗凝作用，如保泰松、甲苯磺丁脲、丙磺舒等，可因这些药置换而降低华法林结合率，则华法林血药浓度可骤升，出现急性出血。甲苯磺丁脲与血浆蛋白结合率高（结合率约98%），同时服用磺胺类药物后，可被磺胺类药物置换，出现低血糖反应。华法林是很有代表性的一种药物，很多老年人服用华法林进行抗凝。

另外，药物之间通过改变组织分布量而发生相互作用。如去甲肾上腺素减少肝脏血流量，使利多卡因的代谢速度下降，血药浓度增高；异丙肾上腺素增加肝脏血流量；奎尼丁将地高辛从骨骼肌的结合位点上置换下来，使地高辛的血药浓度增高等。

（三）代谢过程的相互作用

大部分药物在肝脏进行代谢，也有少部分在肾脏、肺、胃肠道进行代谢，极少数药物也会通过脑、皮肤等组织代谢。肝脏血流丰富、含有大部分代谢活性酶，因此是一个重要代谢器官。影响药物代谢的相互作用约占药动学相互作用的40%，是临床意义最为重要的一类相互作用。肝内代谢主要通过药物对肝脏酶的诱导、酶抑制和肝脏首过效应这三个途径发生药物的相互作用。

1. 酶诱导

有的药物刺激肝脏产生代谢酶，即肝药酶（最大作用在2~3周内），使肝药酶数量增加或酶活性升高，加速本身或其他药物的代谢。与其他药物合用时，会相对降低合用药血药浓度及药效下降，临床表现为"耐药"。常见的肝药酶诱导剂有苯巴比妥、安定、苯妥英钠、保泰松、安体舒通、灰黄霉素、利福平等。烟、酒、环境污染也有肝药酶诱导作用。

2. 酶抑制

有的药物会减弱肝酶活性，使肝药酶数量减少或活性降低，减慢本身或其他药物的代谢，导致药效增强、药物不良反应发生率增加。酶抑制速度比酶诱导快，约只需5个半衰期。常见酶抑制剂有氯霉素、红霉素、异烟肼、西咪替丁、甲苯磺丁脲、对氨基水杨酸、磺胺苯吡唑、华法林等。

3. 首过效应

首过效应又称第一关卡效应。口服药物在胃肠道吸收后，经门静脉到肝脏，再通过肠黏膜及肝脏时极易代谢灭活，在第一次通过肝脏时，大部分被破坏，进入血液循环的有效药量减少，药效降低。由于西咪替丁等可减少肝血流量，故减少首过效应，使合用药作用增强。

药物代谢速度的快慢对药物作用、副作用、毒性、给药剂量、给药时间、给药方式等都有极大的影响，另外，当患者同时服用多种药物时，应密切注意其代谢过程是否受到干扰。

(四)排泄过程的相互作用

大多数药物通过肾脏、胆汁等途径排泄。干扰肾血流量、尿 pH 值和肾小管分泌的药物影响其他药物在肾脏的排泄,同样,影响胆汁排泄的药物也影响其他经胆汁排泄药物的血药浓度。

1. 肾脏排泄

肾脏是人体排泄药物的重要器官,大部分药物通过肾脏由尿排出。肾脏排泄时,药物相互作用环节有肾小管的重吸收和肾小管主动分泌。

(1)肾小管重吸收作用:为被动吸收过程,受药物脂溶性、解离度和尿液 pH 值的影响。弱酸性药物在酸性尿液中,非离子型,易被肾小管重吸收,排出较少;弱碱性尿液时,解离度增大,再吸收减少,排除增多。如弱酸性药物(如阿司匹林、苯巴比妥、双香豆素等)与维生素 C 注射液并用,尿液呈酸性,非离子型多,药物重吸收增多,血药浓度增高。弱碱性药物(如苯丙胺、氨茶碱等)与碳酸氢钠并用,尿液呈碱性,非离子型多,药物重吸收增多,血药浓度增高。

(2)肾小管主动分泌:为主动转运过程,需要特殊的转运载体,即酸性药物载体和碱性药物载体。当两种酸性药物或两种碱性药物合用时,可相互竞争载体。如丙磺舒与青霉素共用,则前者排出减少,药效增高;双香豆素与醋磺乙脲共用,则后者浓度上升,容易引起低血糖;保太松与氯磺丙脲共用,也引起后者浓度升高,导致低血糖。

2. 胆汁排泄

部分药物通过胆汁分泌进入十二指肠随粪便排出,如红霉素、利福平等。药物向胆汁转运机制称为被动扩散与主动转运。主动转运是指药物随胆汁排入十二指肠,在肠道中被重吸收,经门静脉返回肝脏,重新进入血液循环,俗称肠-肝循环。这类药物有卡马西平、螺内酯、吲哚美辛等。

二、药物效应动力学方面的相互作用

药效学是研究药物对机体的作用机制、作用规律和作用方式,阐明药物对机体产生的生物效应的学科。药效学方面的药物相互作用是指一种药物增强或减弱另一种药物的生理作用或药物效应,而对药物的血药浓度和药代动力学无明显影响。一般地说,作用性质相同药物的联合应用,使药效增强,产生协同作用,作用性质相反药物的联合,其结果是药效减弱,产生拮抗作用。因此,可将药效学相互作用分成协同和拮抗两种情况。

(一)协同作用

协同作用是指两药同时或先后使用,使原有的作用增强,包括相加作用、增强作用、增敏作用。

(1)相加作用:作用于疾病相关靶点的两个药物合用的效果是两药单用效果之和,药物的作用和副作用均可增强。常见的有非甾体消炎药和华法林同用,增加出血的风险;血管紧张素转换酶抑制剂和氨苯蝶啶同用,增加高血钾的风险;氨基苷类抗生素(如庆大霉素、链霉素、卡那霉素)联合使用或先后使用,增加耳、肾毒性等。

（2）增强作用：两药合用时的作用大于单药的作用之和，或者一种药物即使没有某种生物学效应，但能增强另一种药物的作用。例如，在普鲁卡因注射液中加入少量肾上腺素，因肾上腺素可使局部血管收缩，从而减少普鲁卡因的吸收，降低其毒性，延长其局麻作用。

（3）增敏作用：两药合用可使组织或受体对另一种药物的敏感性增强。例如，亚叶酸钙与 5-氟尿嘧啶联合使用，亚叶酸钙在体内形成甲基四氢叶酸，5-氟尿嘧啶抗肿瘤过程需要细胞内活性型叶酸的参加，而体内活性型叶酸浓度低，需要外部给予增加，因此亚叶酸钙是 5-氟尿嘧啶的增敏剂。钙增敏药作用于心肌收缩蛋白，增强心肌收缩力。

（二）拮抗作用

作用于同一受体的不同药物可产生拮抗作用，作用于不同受体但效应相反的药物合用则可出现功能性拮抗。常见的药物之间产生拮抗作用的有抗凝药和维生素同用，抗凝作用下降；降糖药和糖皮质激素合用，影响降糖作用；催眠药和咖啡因合用，阻碍催眠；抗震颤药物左旋多巴和抗精神病药（有震颤麻痹副作用）同用，抗震颤麻痹作用下降。

应认识多药共用时的相互作用和影响，认识其复杂性，对老年人多药共用要有谨慎的态度。

第三节　老年人药物代谢动力学和药物效应动力学的特点

随着年龄的增长，老年人脏器的组织结构和生理功能逐渐出现退行性改变，影响机体对药物的吸收、分布、代谢和排泄。药物代谢动力学的改变，又直接影响着组织，特别是靶器官中有效药浓度维持的时间，影响了药物的疗效。此外，老年人机体效应器对药物的反应随老化而发生改变。

一、老年人退行性改变

（一）解剖学退行性改变

随着年龄增长，老年人出现肌肉含量减少，脂肪含量增加。脂肪包括脂肪组织和器官内部实质细胞和间质细胞的脂肪退行性改变。由于这些改变，致使老年人解剖学发生了改变，导致老年人的许多生理功能都呈下降趋势。

（二）生理学退行性改变

随着年龄的增加，人体结构水分减少，细胞数量减少，器官及体重减轻。基础代谢率降低、糖代谢功能下降，脂质易聚集，血中脂质明显增加，蛋白质分解大于合成，易出现糖尿病、高脂血症、低蛋白血症。心输出量减少、血流减速，肝脏、肾脏代谢减慢，消化吸收功能弱，肠蠕动减慢。老年人 T 细胞分泌减少，导致免疫功能降低。如以 30 岁为身体最佳功能状态（基点 100%），以 60 岁为老年，以 100 岁为高寿，老年人基础代谢率、体液总量、心输出量、肾血流量、肺功能和肝血流等均成不同程度下降,60岁不同方面下降从8%到30%不等,而100岁时不同方面下降从20%到60%不等,其中肾血流量、肺功能和肝血流量下降幅度最大。

总之,老年人随着年龄的增加,身体机能逐渐退化,影响着老年人药物代谢动力学(简称药代学)和药物效应动力学(简称药效学)的特征。

二、老年人药物代谢动力学的特点

(一)药物的吸收

药物的吸收(absorption)是指药物从给药部位转运至血液的过程。大多数药物通过口服给药,经胃肠道吸收后进入血液循环,到达靶器官而发挥效应。因此,胃肠道环境或功能的改变可影响对药物的吸收。影响老年人胃肠道药物吸收的因素有以下几点:

(1)胃酸分泌减少导致胃液pH值升高。老年人胃黏膜萎缩,胃壁细胞功能下降,胃酸分泌减少,胃液pH值升高,可影响药物离子化程度。使弱酸性药物解离度增大,弱碱性药物的解离度减少,从而影响药物的吸收。

(2)胃排空速度减慢。老年人胃肌肉萎缩,胃蠕动减慢,使胃排空速度减慢,延迟药物到达小肠的时间。因此,药物的吸收延缓、速率降低,有效血药浓度到达的时间推迟,特别对在小肠远端吸收的药物或肠溶片有较大的影响。

(3)肠蠕动减慢。老年人肠蠕动减慢,肠内容物在肠道内停留时间延长,使药物与肠道表面接触时间延长,使药物吸收增加。但胃排空延迟、胆汁和消化酶分泌减少等因素影响药物的吸收。

(4)胃肠道和肝血流量减少。胃肠道和肝血流量随年龄增长而减少。胃肠道血流量减少可影响药物吸收速率,故老年人对奎尼丁、氢氯噻嗪的吸收可能减少。肝血流量减少,使药物首过效应减弱,对有些主要经肝脏氧化灭活的药物,如普萘洛尔等的消除减慢,血药浓度升高。

上述这些改变对于以被动扩散方式吸收的药物几乎没有影响,如阿司匹林、对乙酰氨基酚等,但对主动转运方式需载体参与吸收的药物则吸收减少,营养素吸收也减少,如VitB1、VitB6、VitB12、VitC、铁剂、钙剂等,故老年人常需补充多种维生素及微量元素。另外,老年人饮水少或胃酸酸度低,会影响难溶解的碱性药物的吸收,如碳酸氢钠片、甘草流浸膏等。同时,也增加了药物与胃黏膜接触的时间,引起胃出血、炎症、溃疡,甚至恶性病变,如老年人口服非甾体消炎药容易导致胃出血。值得注意的是,每个老年人身体状况不同,药物与吸收环节的作用模式也会有所不同。研究表明,大多数药物对老年人而言,无论是在吸收速率还是吸收量方面,均与成年人并无显著差异。

(二)药物的分布

药物的分布(distribution)是指药物吸收进入体循环后向各组织器官及体液转运的过程。药物的分布不仅与药物的贮存、蓄积及清除有关,而且影响药物的效应。影响药物在体内分布的主要因素包括血流量、机体组分、血浆蛋白及疾病因素等。

1. 血流

老年人的心输出量每年递减约1%，血流量的减少可影响药物到达组织器官的浓度，从而影响药物的效应。

2. 机体组分

一般来说，30岁时人的体重中非脂肪成分含量最高，其后随年龄增高而降低，而脂肪成分则逐年增加，女性比男性更明显。老年人肌肉量减少，脂肪量增加，使不同药物的体内分布情况发生改变。主要分布在体液和非脂肪组织成分中的药物（如锂、地高辛等）的分布量在老年人中减少，需要相应的调整剂量，否则可引起血药浓度升高；相反，高脂溶性药物，如长效苯二氮卓类药物（地西泮/安定）的分布量将增加，使药物的最大作用效果延迟，且连续用药可引起药物在脂肪组织中的蓄积。

3. 血浆蛋白

老年人血浆蛋白水平也与年轻人不同，老年人倾向于血浆蛋白含量减少和结合率降低。导致游离性有药理作用的药物浓度升高，药效增强，药物毒性也增强。

4. 疾病因素

老年人基础疾病及合并症较多，常见的老年人慢性疾病及其并发症如慢性心力衰竭引起的水肿，肝硬化和慢性肝病继发的腹水，蛋白质、营养不良或慢性疾病引起的血浆蛋白降低也会影响药物的分布。

(三)药物的代谢

药物的代谢(metabolism)是指药物在体内发生的化学变化，又称生物转化。肝脏是药物代谢的主要器官。肝脏是许多药物通过代谢、降解失活和消除毒性的器官。25岁以后，肝血流量每年减少0.5%~1.5%，65岁时，肝血流量仅是年轻人的40%~50%，90岁则仅是年轻人的30%。老年人的肝血流量减少，加上肝实质细胞减少、酶活性降低，使药物不易被分解失活，血药浓度下降缓慢，药效增高，容易因过量而中毒。值得注意的是，老年人肝脏代谢药物的能力改变不能采用一般的肝功能检查来预测，目前还没有行之有效的评价代谢功能与年龄相关性的临床方法。一般认为，血药浓度可反映药物作用强度，血浆半衰期可作为预测药物作用和用药剂量的指征。但是，应注意血浆半衰期并不能完全反映出药物代谢、消除过程和药物作用时间。如米诺地尔作为长效降压药，其血浆半衰期为42小时，但降压效果可持续3~4天，这是因为药物与血管平滑肌结合，使其作用持续时间远远超过根据血浆半衰期所预测的时间。在给老年人进行药物治疗时，为了减少血药浓度增高或消除延缓而出现的不良反应，需适当调整剂量，一般老年人用药剂量应为年轻人的1/2~2/3，甚至更少。

(四)排泄环节

药物的排泄(excretion)是指药物在老年人体内经过体内吸收、分布、代谢后，最后以药物原形或其代谢物的形式通过排泄器官或分泌器官排出体内的过程。药物的清除（排泄），除少数通过胆道入肠随粪便排出外，主要通过肾脏排出体外。随着年龄增高，老年人的肾单位逐渐减少，肾脏重量也减轻10%~20%，40岁以后肾血流量每年减少1.5%~

1.9%，65 岁老年人的肾血流量仅及年轻人的 40%~50%。肾小球滤过率也下降 50%。这些改变导致肾排泄功能减退，使药物清除速度减慢。同肝脏的代谢功能一样，肾脏排泄药物能力的改变不能采用一般的肾功能检查来预测，即肾功能正常的不代表肾脏药物排泄能力正常。

老年人可延长给药间隔，特别是以原形排泄、治疗指数窄的药物，如地高辛、氨基糖苷类抗生素，尤其需要引起注意。老年人如有失水、低血压、心力衰竭或其他病变时，可进一步损害肾功能，故用药需更加小心，最好能监测血药浓度。

三、老年人药物效应动力学的特点

药物效应动力学，简称药效学（pharmacodynamics）是研究药物对机体的作用机制的科学，包括药物的药理作用、作用机制、不良反应等。老年人药效学改变是指机体效应器官对药物的反应随老化而发生的改变。老年人药效学的研究远不及药代学研究那样详细和深入。随增龄而出现的改变是比较复杂的，这其中既有由于老年人机体各器官结构和功能退化、适应能力下降、内环境稳定的调节能力下降、肝肾功能减退、血浆蛋白功能改变等导致药代学的改变，也与组织器官的反应性变化、受体数量与功能的改变、酶活性改变等因素有关。

老年人对大多数药物，如镇静催眠药、镇痛药、抗精神病药、抗抑郁药等，敏感性增高、药物作用增强。但对少数药物的敏感性仍会降低，如老年人对 β 受体激动剂与阻断剂的敏感性降低，对同等剂量的 β 受体激动剂异丙肾上腺素加速心率的反应比青年人弱，β 受体阻滞剂普萘洛尔等减慢心率的作用亦钝化，药效下降。

老年人药效学改变的另一特点是对药物耐受性下降，具体表现为：

（1）多药合用耐受性明显下降。老年人单一用药或少数药物合用的耐受性较好，多药合用耐受性较差。例如利尿药、镇静药、催眠药等，每一种药物单独服用，耐受性较好，能各自发挥预期疗效；但若同时合用，患者则不能耐受，易出现直立性低血压。

（2）对易引起缺氧的药物耐受性差。因为老年人呼吸系统、循环系统储备功能降低，应尽量避免使用抑制呼吸的药物。例如哌替啶对呼吸有抑制作用，禁用于患有慢性阻塞性肺气肿、支气管哮喘、肺源性心脏病等患者，慎用于老年患者。

（3）对排泄慢或易引起电解质失调的药物耐受性下降。老年人由于肾调节功能和酸碱代偿能力较差，导致机体对排泄慢或易引起电解质失调的药物耐受性下降，故使用剂量宜小，间隔时间宜长，还应注意检查药物的肌酐清除率。

（4）对肝脏有损害的药物耐受性下降。老年人肝储备功能下降，对损害肝脏的药物，如利血平、异烟肼等耐受力下降，应慎用于老年患者。

（5）对胰岛素和葡萄糖耐受力降低。老年人由于大脑耐受低血糖的能力较差，易发生低血糖昏迷。在使用胰岛素过程中，应注意识别低血糖的症状。

以上老年人药效学的特点导致药物不良反应发生率增加，也导致老年人用药依从性下降。

研究发现，老年人对药物反应的个体差异增大，如不注意用药个体化问题，不良反应的发生必然增加，或者达不到治疗目标。老年人用药剂量常无统一标准，有的老年患者每晚需服 3~4 片安眠药才能入睡，也有老年人误服 3 片安眠药竟昏睡 48 小时。病因、病种、病情、年龄、遗传因素、体质状况和精神状况等都可造成个体差异。选用药物时，应注意药物反应的个体差异，尤其是考虑老年人的个体特点至关重要。

第四节　老年人常见药物不良反应

药物不良反应（adverse drug reacion，ADR）是指在常规剂量情况下，由于药物或药物相互作用而发生与防治目的无关的、不利或有害的反应，包括药物副作用、毒性作用、变态反应、继发反应和特异性遗传体质有关的反应等。老年人由于药代动力学的改变，各系统、器官功能及代偿能力逐渐衰退，机体耐受性降低，患病率上升，对药物的敏感性发生变化，药物不良反应发生率增高。

一、精神症状

中枢神经系统，尤其大脑最易受药物作用的影响。老年人中枢神经系统对某些药物的敏感性增高，可导致神经系统的毒性反应，如吩噻嗪类、洋地黄类、降压药和吲哚美辛等，可引起老年抑郁症；中枢抗胆碱药苯海索，可导致精神错乱；老年痴呆患者使用中枢抗胆碱药、左旋多巴或金刚烷胺，可加重痴呆症状；长期使用咖啡因、氨茶碱等，可导致精神不安、焦虑或失眠；长期服用巴比妥类镇静催眠药可致惊厥，产生身体及精神依赖性，停药则会出现戒断症状。

二、直立性低血压

老年人血管运动中枢的调节功能没有年轻人灵敏，压力感受器发生功能障碍，即使没有药物的影响，也会因为体位的突然改变而产生头晕。使用降压药、三环类抗抑郁药、利尿药、血管扩张药时，尤其易发生直立性低血压。因此，在使用这些药时应特别注意。

三、耳毒性

老年人由于内耳毛细胞数目减少，听力有所下降，易受药物的影响而产生前庭症状和听力下降。前庭损害的主要症状有眩晕、头痛、恶心和共济失调；耳蜗损害的症状有耳鸣、耳聋。由于毛细胞损害后难以再生，故可能产生永久性耳聋。年老体弱者应用氨基糖苷类抗生素和多黏菌素可致听神经损害。因此，老年人使用氨基糖苷类抗生素时应减量，最好避免使用此类抗生素和其他影响内耳功能的药物，如必须使用时则应减量。

四、尿潴留

三环类抗抑郁药和抗帕金森病药有副交感神经阻滞作用，老年人使用这类药物可引起尿潴留，特别是伴有前列腺增生及膀胱颈纤维病变的老人。所以，在使用三环类抗抑郁药时，开始应以小剂量分次服用，然后逐渐加量。患有前列腺增生的老年人使用呋塞米、依他尼酸等强效利尿药，也可引起尿潴留，在使用时应加以注意。

五、药物中毒

老年人各个重要器官的生理功能减退，相比 25 岁时，60 岁以上老年人的肾脏排泄毒物的功能下降 20%，70~80 岁时下降 40%~50%。60 岁以上老年人肝脏血流量比年轻时下降 40%，解毒功能也相应降低。老年人出现心功能减退，心排血量减少，窦房结内起搏细胞数减少，心脏传导系统障碍。因此，老年人多药合用时容易出现肝脏毒性、肾脏毒性及心脏毒性反应。

第五节　老年人用药原则

老年人存在用药较多、药代学和药效学改变等，老年人发生药物不良反应率较高。合理用药(rational administration of drug)是指根据疾病种类、患者状况和药理学理论选择最佳的药物及其制剂，指定或调整给药方案，以期达到有效、安全、经济防治疾病的措施。老年人合理用药是老年医学面临的严峻挑战，而优化药物治疗则是老年医疗照护中必不可少的部分。应高度关注老年人合理用药，遵循老年人用药方面的原则。

一、受益原则

受益原则是指老年人用药必须权衡利弊，以确保用药物对患者有益。首先，老年人用药要有明确的用药适应证，还要保证用药收益/风险比大于 1。即便有适应证，但若用药/风险比小于 1，就不应该给予药物治疗。例如，老年人的心律失常，当既无器质性心脏病，又无血流动力学障碍时，长期服用抗心律失常药物可使死亡率增加，这种情况下可以考虑不用抗心律失常药物。此外，为多病共存且预期寿命可能有限的患者开具药物处方时，应考虑"获益所需时间"这一概念。例如，如果一位老年患者的预期寿命已经很短了，那我们的治疗目标就应该以缓解不适症状、帮助其舒适安详离世为主，那些需要较长时间才能看到效果的预防性用药就不应该再纳入该患者的处方药中了。对于临终老年患者，一些治疗性药物(如抗生素治疗肺炎)并不能提高其生存质量。

二、5 种药原则

老年人往往多病共存，如果根据各个专业或疾病的临床指南进行药物治疗，必然存在用药过多的问题，甚至存在治疗矛盾。据统计，药物不良反应发生率：使用 5 种药物以下为 4%，使用 6~10 种药物为 10%，使用 11~15 种药物为 25%，使用 16~20 种药物为 54%。同时，使用 2 种药物的潜在药物相互作用发生率是 6%，使用 5 种药物为 50%，使用 8 种药物则增至 100%。虽然并非所有的药物相互作用都能导致药物不良反应，但这种潜在的危险性无疑是增加的。对于患有多种疾病的老年人，不宜盲目应用多种药物，可单用药物时，绝不联合用药，用药种类应尽量简单，最好在 5 种以下。在执行 5 种药物原则时应注意：

(1)了解药物的局限性，许多老年性疾病(如钙化性心脏瓣膜病)无相应有效的药物治疗，若用药过多，药物不良反应的危害大于疾病本身。

(2)根据病情需要,抓住主要矛盾,选主要的药物治疗。

(3)多病并存者,应研究它们之间的关系,用能兼顾各种疾病的药,如高血压合并心绞痛者,可选用β受体阻滞剂及钙拮抗剂;高血压合并前列腺增生者,可选用α受体阻滞剂。

(4)重视非药物疗法。老年人并非所有自觉症状、慢性病都需药物治疗,如轻度消化不良、轻度血糖升高等,只要注意饮食卫生及选择合适饮食,加强活动,可避免用药;治疗过程中若病情好转、治愈或达到疗程时,应及时减量或停药。

(5)防止滥用滋补性及抗衰老药,一般健康老年人不需要服用补药,老年人强调饮食均衡、种类多样。体弱多病的老年人,要在医生的指导下适当服用营养补充剂。

三、小剂量原则

老年人除维生素、微量元素和消化酶类等药物可以用成人剂量外,其他药物都应低于成年人剂量。我国药典规定老年人用药量为成人的 3/4,但一般开始用成人的 1/4~1/3,然后根据临床反应调整剂量,直至出现满意疗效而无药物不良反应为止。因此,老年人用药量非常具有个性化,不同老年人剂量差别较大,主要与老年人的身体状况有关。对于需要使用首次负荷量的药物,如胺碘酮、利多卡因等,为了确保迅速起效,老年人首次可用成年人剂量的下限,小剂量原则主要体现在维持量上。

四、择时原则

择时原则是根据时间生物学和时间药理学的原理,并根据患者对药物的反应情况,选择最合适的用药时间进行治疗。许多疾病的发作、加重与缓解具有昼夜节律的变化,如变异型心绞痛、脑血栓、哮喘常在夜间出现,急性心肌梗死和脑出血的发病高峰在上午。药代动力学有昼夜节律的变化,如白天肠道功能相对亢进,因此白天用药比夜间吸收快、血药浓度高。药效学也有昼夜节律变化,如胰岛素的降糖作用在上午要强于下午。例如,抗心绞痛药物的有效时间应能覆盖心绞痛发作的高峰时段。变异型心绞痛多在零点到六点发作,因此主张睡前用长效钙离子拮抗剂,也可在睡前或半夜用短效钙离子拮抗剂,但要注意与次晨用药的间隔时间。而劳力型心绞痛多在上午六点到十二点发作,则应在晚上用长效硝酸酯类、β受体拮抗剂及钙离子拮抗剂。受体拮抗剂易发生直立性低血压,应放在睡前服用,并告知患者服药后尽量采取卧位,避免因直立性低血压诱发的跌倒等不良事件发生。

因此,进行择时治疗时,主要应根据疾病的发作、药代动力学和药效学的昼夜节律变化来确定最佳用药时间。

五、暂停药原则

多重用药带给老年患者潜在的副作用已经被许多研究证实,多重用药已证实与谵妄、认知功能下降、衰弱、住院及死亡等不良健康事件密切相关。在老人用药期间应密切观察,一旦发生新的症状,包括躯体、认识或情感方面的症状,都应考虑药品不良反应或病情进展。服药的老年人在出现新症状时,停药受益明显多于加药受益。所以,暂停用药原则作为现代老年病学中最简单、最有效的干预措施之一，值得高度重视。有时减药比加药更能够让老年人获益。

在患者的药物清单中，每一种药物是否停药，其必要性并不完全一致，因此，停药的重心应放在那些潜在危害大于获益的药物上。比如，维生素对于绝大多数老年患者是不必要的，有时候甚至是有害的，如果将患者的多种维生素从药物清单中剔除，则大大减少了每日的药物数量，并且不会增加风险。另外，对于在某些特定慢性疾病的老年患者中具有禁忌证的药物、具有强烈抗胆碱能作用的药物、阿尔茨海默病及其他类型痴呆患者使用的抗精神病药物、慢性疼痛管理中使用的非甾体抗炎药和阿片类药物等，都是重点筛查的药物，应根据患者的状态慎重考虑减药或停药。

第六节　老年人安全用药的护理

随着年龄的增长，老年人记忆力减退，学习新事物的能力下降，用药安全性认知差，常不能正确理解药物的治疗目的、用药时间、用药方法，导致药物漏服、误服及错服的现象屡见不鲜，影响用药安全和药物治疗效果。因此，指导老年人正确用药，减少老年人用药不良反应的发生，是护理人员的一项重要任务。

一、全面评估老年人用药情况

（1）用药史：详细评估老年人的用药史，包括既往服药和现在的用药，以及处方药、非处方药、维生素、任何草药或其他类型的补充剂。详细询问和记录每种药物的用途以及怎样和何时开始服用这些药物。了解老人药物过敏史、引起副作用的药物及老年人对药物的了解程度等。

（2）各系统老化程度：仔细评估老年人各脏器的功能情况，尤其要仔细评估老年人药物代谢和排泄有关的肝脏和肾脏的生化指标，判断其功能状态。老年人联合用药时，尤其应注意其肝肾功能状况。

（3）用药能力：详细评估老年人的理解力、记忆力如何，能否说出服药方法，能否区别各类药物，能否坚持服药；老年人的视力、听力、阅读能力等如何，能否自己准备药物等；有无吞咽困难等。

（4）心理-社会状况：了解老年人的文化程度、饮食习惯、经济状况，对当前用药治疗方案的了解程度、认知程度，对药物有无依赖、对药物治疗的期望、对应用服药的恐惧等影响用药的心理-社会状况的因素。饮浓茶、吸烟、饮酒明显影响药物的代谢与吸收；吸烟会降低茶碱、普萘洛尔的血药浓度；饮酒会加速苯巴比妥的代谢；服用头孢期间饮酒会出现双硫仑样反应。

有研究显示，用药差错事故发生率高的老年人具有以下特点：服用多种药物、有认知障碍、耳聋、关节炎或双手无力、既往服药依从性差、缺乏药物相关知识、经济困难、文盲、缺乏支持系统、不恰当的自我治疗史、家中存放过期药物或有借用他人药物服用的经历。因此，在评估到老年人用药情况时，要注意老人是否具有以上特点，具有以上特点时应提高警惕，着重关注这类老年人，并对其进行服药健康教育。

二、密切观察和预防药物的不良反应，提高老年人的用药安全

（1）遵医嘱用药：严格遵医嘱用药，并留心观察用药疗效及用药后的全身变化。老年人反应迟钝、脏器储备能力差，再加上个体差异，药物不良反应表现得更隐蔽与复杂，需严密观察。

（2）注意观察常见药物不良反应：①过敏、变态反应：可能会有无皮肤瘙痒、红斑等；②神经系统不良反应：可能会出现头晕、耳鸣、精神症状等；③心血管不良反应：常见血压下降、心律不齐等；④胃肠道不良反应：常见恶心、呕吐、腹泻、黄疸等；⑤肾毒性：观察是否有少尿、无尿等。一旦出现严重反应，如过敏性休克，应立即停药就医。老年人最为常见的药物不良反应是精神症状、体位性低血压、耳毒性、尿潴留、肝肾心脏毒性等反应。这些都需要护理人员密切观察，注意老年人用药后可能出现的不良反应，并及时处理。例如，对使用降压药的老年患者，要注意提醒其服药半小时后才能站立，起床时动作要缓慢，改变体位时要遵循 3 个"30 秒原则"，即平躺 30 秒，坐起 30 秒，站立 30 秒，预防跌倒、坠床。

（3）建立预警机制：采用老年人潜在不适当用药评价工具（potentially inappropriate medications，PIM）及老年人用药风险目录对常用药风险进行评估与监测，及时预警，识别老年人不适当的用药，从而指导合理安全用药。PIM 是指药物有效性尚未确立和/或药物不良事件的风险超过预期的临床获益，同时缺少较安全的可替代药物。PIM 内容主要分为 3 个方面：①独立的药物风险；②疾病-药物相互作用所致的风险；③药物相互作用所致的风险。被纳入 PIM 的药品具有以下特征：①老年人使用后风险大于收益；②老年人使用后易产生副作用和毒性；③老年人用后疗效不确定或不明显；④可以被其他较安全的同类药物替代。我国根据老年人用药频度，将药物分成 A 级和 B 级警示药物，便于医生快速识别药物风险，指导合理用药。例如，华法林与非甾体消炎药易出现药物相互作用，增加老年人住院的风险；老年人服用苯二氮䓬类药品会有发生神志不清、呼吸苦难、跌倒等风险；口服降糖药易出现低血糖反应；长期服用茶碱类、地高辛类药品易出现药物中毒等情况。于是，应采取预警机制，提前告知老年人及家属服药后可能出现的副作用及服药注意事项，定期监测血药浓度及生化指标，及时减量或停药；必要时应使用替代药。

三、老年人安全用药指导

（1）指导老年人最佳时间服药：胃肠道解痉药，如阿托品等，需要饭前服；促消化药，如盐酸类、胃蛋白酶等，需饭时服用；阿卡波糖在饭时服用，能降低餐后血糖升高；心绞痛发作频繁的病人，大便前吞服硝酸甘油片，可预防发作；对胃有刺激性药物如铁剂，需饭后服用；催眠药，如巴比妥类药物，应睡前空腹服用。

（2）对老年人服药的用水指导：内服药片或胶囊时，用约 250mL 温开水送服，水量过少，药易粘在食管壁上；补铁剂不要用茶送服；胶体次枸橼酸铋剂不能用牛奶送服；磺胺类药物易在尿道析出结晶，引起结晶尿、血尿、尿痛等，故服用时需大量喝水。

（3）老年人服药体位的指导：用药的姿势以站立最佳，坐直身体也行，卧着时应尽可能抬高头部，服下药后约 1 分钟后再躺下。

（4）一些特殊用药的指导：舌下含服硝酸甘油者不可吞服；控释片、缓释片以及肠溶片不宜掰开后服用；复方炉甘石洗剂属于混悬剂，用时必须摇匀。

（5）用药配伍禁忌：维生素 B12 不宜与制酸剂，如氢氧化铝、胃舒平等同服，若需要可间隔 4~5 小时；红霉素与普鲁本辛不可同用，若需要，可在服红霉素 2 小时后再服普鲁本辛；链霉素与庆大霉素等氨基糖苷类药物应避免任何两种合用，并提示病人用药期间注意听觉反应，必要时与医生联系。

（6）用药后特殊反应：服用维生素 B12 使尿呈黄绿色；服用利福平后，尿液、唾液、汗液等排泄物呈橘红色；服用铋盐，可使粪便呈黑色。了解这些正常反应，告诉患者不必疑虑，坚持服药。

（7）注射用药的指导：避免瘫痪肢体注射，避免在血液透析造瘘血管行静脉注射；老年人输液处速度要慢，嘱咐老年人应不要擅自调节输液速度；严密观察输液处局部有无渗漏坏死。用药老年人应根据需要定期复查血常规、肝功能、肾功能，必要时还要监测血药浓度。

（8）老年人用药原则：坚持合理、安全、有效、经济、个体化原则。①从小剂量开始，一般从成人剂量的 1/4 开始，逐渐增加至成人剂量的 1/3、1/2、3/4 直至最宜剂量；②优选长效剂型，减少给药次数，避免血药浓度过大；③能口服用药的尽量不要注射用药，能注射的尽量不要静脉滴注；口服用药是相对安全的给药途径，注射用药易形成硬块，静脉用药易出现静脉炎及感染；④尽量选用控释剂，不要选用缓释片，控释剂受胃肠道动力及酸碱度影响小，缓释片释放慢，吸收量增加，易致毒性。

四、提高老年人用药依从性

老年人慢性病治疗效果不满意，除病因、发病机制不明，缺乏有效的治疗药物的原因外，还有一个不容忽视的原因，就是老年人用药依从性差。老年人用药依从性差主要表现为：①自我照护能力不足，记忆力减退，容易漏服或误服药；②认知误区，如认为药越补越好，药越新越好，药越贵越好；③不能正确掌握用药方法，如漏服后下次再加倍补回来，症状控制不佳则随意加药、换药，症状缓解即停药；④用药剂量、时间、疗程、用法及注意事项理解错误；⑤易盲从，如认为人家吃得好的药，自己就要跟着吃，喜欢看广告买药等；⑥缺乏家人的照护与陪伴，心理负担比较重，消极服药，如随意加药、减药、停药或者不按时按量服药。

提高老年人用药依从性应从以下几方面着手：

（1）加强药物护理：减少药物的种类和次数，针对不同老年人的特点，护理人员要采取相应的措施，保证病人按时、按量、准确、安全用药。

（2）开展健康教育：采取不同的健康教育形式，循序渐进地强化老年人疾病及用药相关知识，提高患者的自我管理能力，促进其用药依从性。

（3）建立良好的医-护-患合作关系，鼓励老年人参与自己的治疗方案的制定，使老年人对治疗充满信心，形成良好的治疗意向，促进治疗依从性。

（4）行为的干预措施：建议老年人记录用药日记、病情自我观察和记录等，并适当给予肯定。

（5）指导老年人正确保管药物，定期整理，保留常用药和正在服用的药物，丢弃过期变质的药物。

（6）家属和社区卫生服务机构应帮助与陪伴独居或失能的老人，指导其按时按量服药。

五、加强用药的健康指导

（1）加强老年人用药的解释工作。护士要以老年人能够接受的方式，向其解释药物的种类、名称、用药方式、用药剂量、药物作用、不良反应和期限等。必要时，以书面的形式告知用药注意事项。

（2）鼓励老年人首选非药物治疗。例如，对失眠、便秘和疼痛等，应先采取非药物性措施解决，将药物不良反应率降至最低。

（3）指导老年人不随意购买及服用药物。一般老年人不需要服用滋补药、保健药、抗衰老药物等。

（4）加强家属的安全用药教育。对老年人进行健康教育指导的同时，还要重视对家属进行相关安全用药教育，家属在安全用药方面能起到协助和督促的作用。

六、加强多学科、全方位的团队合作，提升延续性护理

（1）完善"互联网+"服务平台，将"互联网+"技术与医院、社区护理服务相结合，建立医院-社区-家庭共享式医疗照护平台，形成大病进医院，小病、慢病进社区，康复期居家的照护模式。

（2）组建家庭医生-药师-护士-营养师等签约团队，推进家庭医生签约服务模式。对慢病老人进行全方位健康管理，建立慢病管理档案、用药管理记录、用药随访记录，制定用药指导、康复训练方案，定期上门对患者进行用药指导与监测，帮助患者养成良好的用药习惯。对社区护士进行药理知识、用药相关管理知识的培训，对老人进行个体化的用药指导，以提高老人服药的依从性。

（张淑琴）

思考与练习

一、单选题

1. 阿司匹林不宜与碳酸氢钠等碱性药物同时服用是因为_____。
   A. 发生络合与吸附作用　　　　　B. 酶促反应
   C. 胃肠道酸碱度发生变化　　　　D. 改变药物的排泄
2. 使胃液的 pH 值升高，影响抗真菌药物酮康唑吸收的是_____。
   A. 奥美拉唑　　B. 氨茶碱　　C. 胃复安　　D. 白陶土
3. 在药物分布方面，影响药物相互作用的重要因素是_____。
   A. 药物的分布容积　　　　　　　B. 药物的肾清除率

C. 药物的半衰期　　　　　　　　D. 药物与血浆蛋白亲和力的强弱

4. 下列哪一种药是肝药酶抑制剂？_____

A. 灰黄霉素　　　B. 甲丙氨酯　　　C. 卡马西平　　　D. 红霉素

5. 阿司匹林与对乙酰氨基酚合用解热镇痛，属于_____。

A. 增强作用　　　B. 相加作用　　　C. 增敏作用　　　D. 生理性拮抗作用

6. 硝酸甘油片，心绞痛发作频繁的病人，为预防心绞痛发作，可什么时候含服？_____

A. 饭前　　　　　B. 饭后　　　　　C. 大便前　　　　D. 睡眠前

7. 老年人用药量一般开始用成人的_____。

A. 1/4～1/3　　B. 1/3～1/2　　C. 1/2～2/3　　D. 2/3～3/4

8. 经胃肠道吸收的药物进入体循环前的降解或失活的过程称为_____。

A. 生物转化　　　B. 首过效应　　　C. 诱导效应　　　D. 抑制效应

9. 老年人在用药期间，一旦出现新的症状，最简单最有效的措施是_____。

A. 减少药物剂量　　　　　　　　B. 增加药物剂量

C. 暂停用药　　　　　　　　　　D. 密切观察新症状

二、多选题

1. 有关老年人药效学改变，正确的是_____。

A. 对大多数药物的敏感性增加　　　B. 对大多数药物的敏感性减弱

C. 药物的耐受性下降　　　　　　　D. 用药依从性降低

E. 对易引起缺氧的药物耐受性下降

2. 与老年人药效改变存在个体差异，个体差异性主要与下列哪些因素有关？_____

A. 患病状况　　　　B. 年龄　　　　　C. 遗传因素

D. 体质状况　　　　E. 精神状况

3. 老年人用药原则：_____。

A. 受益原则　　　　B. 小剂量原则　　　C. 暂停药原则

D. 5 种药原则　　　E. 择时原则

4. 常见的肝药酶诱导剂有_____。

A. 苯巴比妥　　　　B. 安定　　　　　C. 安体舒通

D. 对氨基水杨酸　　E. 华法林

5. 常见酶抑制剂有_____。

A. 红霉素　　　　　B. 安定　　　　　C. 对氨基水杨酸

D. 磺胺苯吡唑　　　E. 华法林

6. 常见药物不良反应有_____。

A. 过敏、变态反应　　　　　　　　B. 神经系统不良反应

C. 心血管不良反应　　　　　　　　D. 胃肠道不良反应

E. 肾毒性

三、思考题

1. 影响老年人胃肠道药物吸收的因素有哪些？
2. 从哪些方面评估老年人的用药情况？
3. 如何加强老年人用药的健康指导？
4. 老年人用药依从性差主要表现有哪些？
5. 提高老年人用药依从性的方法有哪些？

第九章　老年人临终护理

学习目标

【识记】

1. 临终、临终关怀(安宁疗护)、缓和医疗、生前预嘱、尊严、尊严死、哀伤及哀伤辅导的含义。
2. 临终关怀国内外的发展史。
3. 死亡教育的目标及意义。

【理解】

1. 我国临终关怀发展面临的挑战及发展临终关怀的意义。
2. 死亡教育对临终者、普通大众和医务人员的必要性。
3. 老年临终者常见的心理反应，以及针对性的护理。
4. 临终老年人的临终常见症状和护理策略。
5. 丧亲家属的哀伤，如何做好家属的哀伤辅导。

【应用】

1. 能够灵活应用临终关怀理念，对各类老年临终者及家属临终决策做好指导和规划。
2. 熟练应用死亡教育相关知识做老年临终者及家属的死亡教育。

案例导入及思考

张奶奶，89岁，患糖尿病38年、高血压病33年，脑血栓后偏瘫10年，多脏器功能衰竭。因发热、呼吸困难3天医治效果不佳，今日出现酮症酸中毒及呼吸衰竭。医生告诉张奶奶的儿女们，目前老人已经处于临终状态。张奶奶自己坚决要求放弃治疗，但她的儿女们对是否继续抢救产生严重分歧，有的子女强烈要求积极抢救，有的子女则要求放弃治疗。

(1)作为护理人员，你将有何作为呢？
(2)你将秉持什么样理念做患者及家属的临终护理工作呢？

第一节　临终护理概述

受中国传统文化的影响，人们对死亡大多采取否定、蒙蔽，甚至回避的态度，一谈及死亡，便认为是不吉利的；但随着老年人口的快速发展、慢性病的盛行及恶性肿瘤发病率的增加，人们会越来越频繁地面临老年人的临终问题，人们逐渐意识到，避免谈论死亡等相关话题对临终患者是不人道的。如何帮助人们正视死亡、接受死亡，这就是死亡教育所研究的内容；而临终事业的发展则反映了人类对自身和社会环境认识的提高，是社会文明进步的标志。

一、临终和临终关怀的定义

(一)临终

临终又称濒死，一般由于疾病末期或意外事故造成人体的主要器官的生理功能趋于衰竭，生命活动走向完结，死不可避免地将要发生，可称为临终，这是生命活动的最后阶段，这一阶段的患者通常诊断生命只有 6 个月或不足 6 个月。目前，世界上不同的国家对临终的时限尚未统一标准。日本对预计只能存活 2~6 个月的患者，称为临终患者；美国对估计只能存活 6 个月以内的患者，称为临终患者；英国对预计能存活 1 年以内的患者，称为临终患者；中国则将预计能存活 2~3 个月的患者视为临终患者。

(二)临终关怀

1. 临终关怀(hospice care)

临终关怀又称为安宁疗护，它在各个国家和地区的称呼不同，在欧美等发达国家，也称为安宁疗护，在我国香港地区称为灵性照顾，在我国台湾地区称为善终照顾，我国早期称之为临终关怀，现在更倾向于称之为安宁疗护。Hospice 源于 12 世纪天主教会朝圣的驿站，19 世纪中后期演变成"濒死的穷人"的收容所。临终关怀主要是运用医学、护理学、社会学、心理学等多学科理论与知识为临终患者及其家属提供的全面照护，其目的是使临终者能够舒适、安详、有尊严、无痛苦地走完人生的最后旅程；同时，使患者家属的身心得到保护和慰藉。

2. 缓和医疗(palliative care)

缓和医疗是一种提供给患有危及生命疾病的患者和家属的，旨在提高他们的生活质量及面对危机能力的系统方法。通过尽可能控制各种症状，同时特别注重减轻其社会、心理和灵性痛苦来实现这一目标。缓和医疗也称为舒缓医疗，是向各年龄段严重疾病的患者，尤其是为生命接近终点的患者提供的积极且全方位的医疗服务。缓和医疗不限于对末期患者，在疾病诊断之初、治疗开始时，均可以适用。它于 1974 年由加拿大蒙特医生(Dr. Balfour Mount)提出。

临终关怀(安宁疗护)和缓和医疗在症状控制、给予患者关爱照护两方面的服务是差不多的。区别在于涵盖的时限以及照顾对象的预计生存时间不同，可以理解为临终关怀(安宁疗护)实际上是缓和医疗的末段，因此，疾病的早期与终末期的治疗方案完全不同。临终关怀(安宁疗护)的前提是"放弃治疗，安然接受死亡的来临"，其目标是减轻痛苦，保持舒适，提高生活质量；而缓和医疗则是针对疾病早、中及末期各阶段，早、中期目标是积极面对疾病、接受专科治疗。

二、临终关怀组织的创立及发展

英国西西里·桑德斯(Cicely Saunders)博士在她长期从事的晚期肿瘤医院中，目睹众多垂危病人的痛苦，于是决心改变这一状况。1967 年，她在伦敦郊区创办了世界著名的临终关怀机构——圣克里斯多福临终关怀院(St. Christophers Hospice)，使垂危病人在人生旅途的最后一段过程中得到需要的满足和舒适的照顾。随后，美国、日本、加拿大，以及我国的香港、台湾等地区相继开展了安宁疗护的工作，并将每年 10 月第二个星期六定为世界安宁疗护日。经过半个世纪的发展，临终关怀事业进入了一个新阶段，发达国家已构建了较为完善的临终关怀服务体系，形成了大量理论和实践成果。

我国 1988 年在天津医学院成立了临终关怀研究中心，出版了第一本专著《临终关怀学——生命临终阶段之管理》。1998 年，在香港长江集团李嘉诚基金会协助下，汕头大学医学院第一附属医院成立了我国第一家宁养院。目前，我国有 23 家宁养院是由李嘉诚先生出资建设的，专门为贫困的癌症患者免费提供止疼药物等服务。2006 年 8 月，原卫生部和国家中医药管理局发布了《城市社区卫生服务管理办法(试行)的通知》，要求全国卫生社区服务机构开展临终关怀服务。2012 年和 2014 年，安宁疗护被纳入上海市政府实事项目。2015 年，为推进健康中国发展战略，积极开展应对人口老龄化行动，国务院办公厅转发《关于推进医疗卫生与养老服务相结合的指导意见》，明确建立健全的卫生与养老机构合作机制，为老人提供住院、养老、临终关怀一体化的服务。2016 年，国家政协召开了以"安宁疗护"为主题的高规格双周会议，会议提出为临终患者提供减轻痛苦的医疗护理服务是一个重要的民生问题；并指出学术团体应该制定相应的行业标准、医疗模式及评估指标。2017 年，原卫计委首次就老年健康问题制定国家级专项规划，支持有条件的地区增设安宁疗护中心；鼓励社会资本创办安宁疗护机构，加快制定安宁疗护机构准入标准、服务规范及人才培养的有关政策，安宁疗护自此走上发展的快通道。

三、我国临终关怀(安宁疗护)组织形式

我国临终关怀组织主要有三种形式：

(1)临终关怀专门机构——宁养院。一般依附于医院，有专业人员，包括医生、护士、社会工作者、护工、志愿者等，设置一定的医疗、护理设备，相应的陪护及管理制度，以及一定的娱乐设施等；为临终患者提供专业的镇痛、舒适治疗、心理咨询及其他护理服务。

(2)附设于医院或养老机构的临终关怀病区或者病房，只收治临终患者，由专业培训的医生、护士为其提供安宁疗护服务，家属可以全程陪伴。

(3)由社区卫生服务机构或宁养院提供的宁养家居服务。针对不能住院的患者，以家庭为单位，患者的日常照料由家人完成，医护人员不定时地为患者提供上门服务，如送医送药、伤口换药、指导家属翻身、按摩等医疗护理服务。

尽管临终关怀的组织形式多样，但仍不能满足社会需要。据美国临终关怀和姑息治疗组织统计，美国也只有近 45%的死者接受了临终关怀服务，我国情况可能更不乐观。我国的临终关怀事业已受到政府的高度重视，2017 年 2 月国家卫生计生委办公厅印发《安宁

疗护中心基本标准及管理规范(试行)》《安宁疗护实践指南(试行)》(国卫办医发〔2017〕7号、5号文件),率先在北京市海淀区等5个市区开展安宁疗护试点工作;2019年又在上海市等71个市区启动第二批试点,要求将安宁疗护工作纳入区域试点规划,探索在二级以上的医院开展安宁疗护科,有条件的可以在肿瘤科、老年医学科增设安宁疗护病区。截至2020年年底,全国有510家医院设立安宁疗护科;上海市已实现所有社区卫生服务机构提供病房或居家安宁疗护服务,已向医院、护理院等医疗机构不断延伸,形成了不同层级机构多元化的安宁疗护服务供给。

四、临终关怀(安宁疗护)的理念

(一)以照料为中心

临终关怀从以治愈为主的治疗转变为以对症为主的舒适照料,肯定临终疼痛治疗及其他症状控制的重要性,减轻临终者的痛苦,消除焦虑、恐惧,获得心理、精神及社会支持,使其得到最后的安宁。

(二)维护临终者的尊严和权利

医护人员应注意维护和保持临终者作为人的价值、尊严和权利,在临终照料中应允许其保留原有的生活方式,尽量满足其合理要求,维护其个人隐私和权利,尊重其宗教信仰,鼓励其参与医护方案的制定等。尊重生命的尊严及尊重濒死患者的权利充分体现了临终关怀的宗旨。另外,以患者为中心而非以患者家属为中心,也是维护临终者的尊严和权利的体现。维护临终者的尊严和权利常涉及以下三个常见概念:

(1)生前预嘱(living will):是指人们事先在健康或意识清楚时签署的,要求在不可治愈的生命末期或临终时要或不要哪种医疗护理的指示文件。美国加州率先在1976年8月通过了《自然死亡法案》,允许临终患者依照自己意愿不使用生命支持系统来延长生命。此后,美国各州相继制定法律,允许成年患者完成一份叫作"生前预嘱"的法律文件,只要医生判断该患者处于不可治愈的疾病末期,医生就可以通过授权,对患者不使用或者停止使用生命支持系统。这项法律还规定"生前预嘱"必须至少有两位成年人签署见证,而且这两人既不是患者的亲属与配偶,也不是患者的遗产继承人及医疗费用的承担人。美国前总统克林顿与夫人希拉里曾在1993年就双双签下自己的"生前预嘱"。2006年,中国由罗点点与陈鲁豫等人在北京发起成立了"选择与尊严"公益网站,提倡"尊严死",并提供了供中国大陆公民使用的生前预嘱——我的五个愿望,见附录表13。"我的五个愿望"是一份表格式文件,当临终者因为年老或疾病无法对自己的医疗问题做决定时,它可以帮临终者明确表达一些重要的医疗意见,譬如在什么情况要或不要什么医疗服务,用或不用生命支持治疗等。2022年,我国深圳率先将"生前预嘱"以立法形式确立,将于2023年1月1日起正式施行。

(2)尊严:是指人和具有人性特征的事物,拥有应有的权利,并且这些权利被其他人和具有人性特征的事物所尊重。简而言之,尊严就是权利和人格被尊重的意思。英国桑德斯医生有一句名言:"你是重要的,因为你是你!即使活到最后一刻,你仍然是那么重要！我们会尽一切努力，帮助你安然逝去；但也会尽一切努力，让你好好活到最后一刻！"这句话充分体现了对人性尊严的尊重。

（3）尊严死：是指预立医疗指示，让患者在生命临终时可以提前做出自己的选择。尊严死是一种自然的死亡方式，拒绝有创的或无创的抢救措施（如人工呼吸机、心肺复苏术等人工设备抢救），用安宁照护的方式，最大程度地减轻患者的痛苦，让他们舒适、体面地离开这个世界。尊严死不同于安乐死，安乐死是医生对生命末期的患者使用药物的干预方式，是主动导致患者死亡的一种手段。安乐死是加速患者的死亡，尊严死是自然地死亡，既不加速，也不人为地延缓患者的死亡。

（三）提高临终患者生命质量

给临终患者提供一个安全的、舒适的、有意义的、有希望的生活，在可控制的病痛下与家人共度温暖时光，使临终者在人生的最后阶段能够体验到人间的温情。医疗机构创造条件让临终患者与家属及朋友互相道谢、道歉、道爱、道别，使活着的人善生，临终病人善终，家属善别。

（四）加强死亡教育

医务人员不会提早结束临终者的生命，亦不会勉强延续临终者的生命，即为临终者主动地控制身、心、社、灵全方位的痛苦，避免临终者陷入生不如死的境地，帮助临终者尽可能积极地活到最后，而不是因为其痛苦就选择加速其死亡（如安乐死），也不主张采取心肺复苏术、气管插管等医疗手段延长濒死阶段。肯定生命的价值，并承认这是人生的一部分，生老病死乃是人生常态。死亡也是需要准备及安排的，经过思考与准备后，努力过好当下的每一天，使临终者自己的人生不留遗憾。临终者、家属和医务人员都要接纳死亡，让临终者最终有品质地安逝，是医学的任务之一。

（五）提供全面的整体照护

为临终患者提供身-心-社-灵全方位的 24 小时的护理服务，照护时也要关心患者家属。生命末期的患者常患有多种疾病，导致心、肺、肝、肾等多脏器功能损害，伴有疼痛、呼吸困难、腹胀、腹泻、梗阻、乏力等不同程度不适，还常常有焦虑、抑郁等心理困扰，需要多学科的医生、护士、心理咨询师、志愿者、宗教组织及社会团体等的合作。同时，患者在家庭里是一个家庭成员，患病对家庭整体带来沉重打击，理想的照护包括家庭成员的参与及对其家人的照顾。我国台湾地区姑息医学创始人赵可式博士提出的包括全人、全家、全程、全队的"四全照顾"理念。"全人"是指满足病人身体、心理、社会及灵性的需要；"全家"是指生病期间及病人去世后对家人的哀伤辅导，治疗前也要进行护理指导及相应的帮助；"全程"是指从病人生病到去世期间延续性的哀伤（居丧）辅导；"全队"是指以一组受过训练的团队方式照顾病人全家。"四全照顾"理念在医学各领域也被广泛提及。

五、临终关怀（安宁疗护）教育与科研

安宁疗护的发展离不开教育与科研，在安宁疗护的教育和科研方面，我国与一些发达

国家还存在一定的差距。英国自1960年起，将死亡教育逐渐发展成学校教育的一门学科，并成立死亡教育咨询学会。在美国，"死亡教育"作为一门独立课程，如今已在全美大学、中小学校及幼儿园普遍实施；在家庭教育中，面对孩子们提出的死亡问题，美国家长也会坦诚地给孩子们最简单明了的回答，尽量避免似是而非或模糊不清的答复。日本在1977年成立了死亡临床研究会。此外，德国、法国、荷兰等国家的死亡教育在近几年也有明显发展。在我国香港，各大学已将死亡或有关生命的议题纳入通识课程之一。临终关怀发展较好的国家在临终关怀方面有大量的研究，有专门的临终关怀杂志；我国还没有专门的临终关怀或缓和医疗杂志，仅在医学生的专业课中涉及了临终关怀的内容。近几年，我国政府及各方资源的支持下，安宁疗护正在快速发展，2018年中华护理学会成立"安宁疗护专业委员会"，2019年开设安宁疗护专科护士培训基地，培训了多名安宁疗护专科护士。

六、开展临终关怀(安宁疗护)在我国面临的难题/挑战

(一)伦理环境的制约

两千多年来，伴随着希波克拉底誓言所形成的医学伦理一直延续至今，该伦理的核心观念就是"救死扶伤，永不言弃"，医学界正是基于"永不言弃"而对医学技术进行不懈追求，而伴随这种追求而来的就是无处不在的过度医疗。1998年杨晶等(1998)[①]对北京两所三级甲等医院的医护人员进行死亡观的调查显示，能公开谈论死亡的仅占37%，多数人认为谈论死亡晦气、不吉利。老百姓认为临终关怀医院是火葬场的前期，感到晦气，这在某种程度上阻碍和制约了我国临终关怀事业的发展。

(二)孝观念的制约

生命不息，治疗不止。大部分临终病人不愿放弃治疗，仍希望有转机；家属也认为只有用药治到最后一刻才是正确的，才能不后悔。很多病人及家属不愿接受安宁疗护。

(三)经济条件的制约

许多病人在治疗期间已花费了所有的积蓄，宁养疗护费用没有被社会医疗保障机构列入保障范围内，费用需自己承担，很多人无支付宁养服务费用的能力。

(四)临终关怀服务的供给不足和服务质量有待提高

临终关怀专业服务机构和人员不足，目前我国接受临终关怀的患者只占极其少数。另外，人员培训不足，专业队伍尚未建立完善。

(五)临终关怀(安宁疗护)的教育体系尚不完善

我国临终关怀起步较晚，许多高等院校尚未设置安宁疗护相关专业的课程，没有统一

---

① 杨晶，张金环，刘玉春，等. 医护人员对待死亡及临终关怀的调查[J]. 中华护理学杂志，1998，33(10)：605-607.

的教材，师资力量欠缺。

(六)临终关怀(安宁疗护)没有统一的质量标准

临终关怀病房建设尚在探索阶段，全国没有统一的安宁疗护质量评价标准，没有规范的安宁疗护病历及相应的书写规范。

其实，临终关怀可大量节约国家、社会、家庭的财力、物力和人力，老人享受善始善终。只要从教育开始，让人们接受良好的死亡教育；只要我们坚持身体力行，让国家、社会、家庭和老人感受到临终关怀的切实好处；只要媒体积极介入宣传，政府、保险公司的投入，临终关怀事业一定能顺利发展。

七、老年人临终关怀(安宁疗护)的意义

我国步入老龄化社会后，家庭规模缩小，功能弱化，老年人的照护尤其是临终关怀问题就突现了出来。老年人对临终关怀的需求更为普遍，更为迫切。发展老年人临终关怀事业，具有重要的意义。

(一)提高老年临终者生存质量，维护生命尊严

不少临终老人在生命的最后一段日子里，不是在舒适、平静中度过的，而是处于现代医疗技术、麻醉、药物的控制下，死亡之前不少患者接受了侵入性治疗等痛苦的经历，身上插着各种管道，患者充满了恐惧、痛苦和无奈。临终关怀则为临终老人及家属提供心理上的关怀与安慰，帮助临终者减少和解除躯体上的痛苦，缓解心理上的恐惧，维护尊严，提高生命质量，使患者平静、安宁、舒适地抵达人生的终点。因此，临终关怀护理是满足老年人"老能善终"的最好举措。

(二)安抚家属子女，解决老人家庭照料困难

临终关怀将家庭成员的工作转移到社会，社会化的老年人照顾，尤其是对临终老人的照顾，不仅是老年人自身的需要，同时也是其家属，尤其是子女的需要。对于一些家庭，特别是一些低收入的家庭来说，临终关怀可以让老人走得安详，让患者家属摆脱沉重的医疗负担，同时也安慰了他们的亲属子女，让他们更好地投身到自己的事业中去，不至于受到内心的纠结和社会的指责。因此，临终关怀是解决临终老人家庭照料困难的一个重要途径。

(三)节省费用，减少医疗资源浪费

尽管临终关怀需要社会支付较多的服务费用，但对于那些身患不治之症的患者来说，接受临终关怀服务可以减少大量的甚至是巨额的医疗费用。如果将这些高额无效的费用转移到其他有希望救助的患者身上，将发挥更大的价值。同时，医院建立附设的临终关怀病区或病房，可以解决目前大多数医院利用率不足，造成资源闲置浪费的问题，又可以综合利用医院现有的医护人员和仪器设备，因此，这样做为节约医疗资源、有效利用有限的资源提供了可能。

(四)转变观念,真正体现人道主义精神

推广临终关怀是一场观念上的革命。一方面,教育人们要转变死亡的传统观念,无论是临终者、家属及医护人员,都要坚持唯物主义,面对现实,承认死亡;另一方面,承认医治对某些濒死患者来说是无效的客观现实,而通过临终关怀来替代卫生资源的无谓消耗,合理分配利用有限的卫生资源,以保证卫生服务的公平性和可及性。临终关怀实质上体现了对患者及大多数人真正的人道主义精神。因此,它不仅是社会发展与人口老龄化的需要,也是人类文明发展的标志。

第二节 死 亡 教 育

死亡是构成完整生命历程不可回避的重要组成部分,是人类不可抗拒的自然规律。对老年人乃至全社会进行死亡教育,可以帮助人们正确地面对自我之死和他人之死,了解生与死是人类自然生命历程的必然组成部分,从而树立科学、合理、健康的死亡观。死亡教育起源于20世纪20年代的美国,在20世纪中后期兴起。欧美等发达国家早已把死亡教育纳入学生教育的每一个阶段,而我国起步较晚,直至20世纪90年代,死亡教育才开始被关注。

一、死亡教育的需求

(一)临终患者对死亡教育的需求

临终患者在生命即将终结阶段,必然会围绕生命进行思索,对濒死和死亡产生一系列的想法。多数患者对死亡产生恐惧、悲伤、失落、绝望等负面情绪,尤其是当看到或亲历身边的患者离世时,他们害怕遭受一样的痛苦;有的患者担心自己拖累儿女,成为家人的负担;有的患者担心自己被亲人遗忘或遗弃。而受传统文化的影响,临床一线医护人员很少了解患者对死亡教育的需求而落实死亡教育;家属也回避与其讨论死亡话题;患者的恐惧、痛苦得不到有效的支持与帮助,最终在恐惧、担心、遗憾中走完人生最后一程。因此,加强临终患者的死亡教育,重视临终患者的意愿与心理需求,树立正确的死亡观,有利于提高其生命末期的生存质量。

(二)医护人员对死亡教育的需求

由于前期医学教育经历中缺乏死亡教育的课程,面对临终的患者及家属与其讨论死亡的话题时,很多医护人员感到力不从心。有的医护人员干脆回避此话题,有的担心会伤及患者,于是给出患者及家属不切实际的希望,最终导致他们更大的失望。有调查研究发现,对临终患者的基础护理,包括口腔、皮肤、排泄、安全等方面的护理,97%的护士不感到有压力。而面对濒死者的绝望,100%的护士感到无能为力。79%的护士在患者提及死亡时感到中度、重度压力而采取了忽略或回避的态度。面对丧亲家属的哀伤,91%的护士感到中度、重度压力,不知道如何帮助家属面对患者的死亡。

医护人员最常和临终者打交道，随着宁养机构和临终病房进一步的建立，死亡教育的需求进一步得到增长。医务人员仅仅做好基础护理而没有能力面对临终者心理深层次的需求是远远不够的。

(三)普通大众对死亡教育的需求

中国人忌讳死，尽管死亡随时都可能发生，但人们仍不愿意正视它。不仅是死亡的事实，就连"死"这个字，连带着与"死"谐音的所有符号，人们都尽可能回避；死，在中国人的思维中成了禁区。死亡教育的缺乏，让人们不知道如何参悟生命、珍惜生命、保护生命以及如何面对死亡。

二、死亡教育定义

死亡教育是引导人们科学、人道地认识死亡，对待死亡，以及利用医学死亡知识服务于医疗实践和社会的教育。《医学伦理学辞典》对"死亡教育"的定义是：死亡教育就是如何认识和对待死亡而对人进行的教育，其主旨在于使人正确地认识和对待死亡。死亡教育是贯穿于整个人生的教育，通过死亡教育，儿童能够了解死亡常识，认识到死亡是自然规律；中小学生能理解死亡的内涵与生活的真谛，树立正确的生死观，尊重死亡、尊重生命，积极乐观地生活；成年人能够通过死亡教育，理解生命的意义与价值、责任与担当，学会爱自己、爱家人，爱朋友，当死亡来临时，能够坦然面对，从容接受，使生命不留遗憾。

三、死亡教育的目标

死亡教育的目标有认识死亡和建立对死亡的新态度两个方面。

(一)认识死亡

死亡教育首先要认识死亡，从而更深刻地看待自己和别人的生命。①死亡是人及生物生命的停止，是人生旅途中不可避免、不可逆转的生物学现象；②死亡可能发生在任何时间，可能是享受天年无疾而终，也可能是不幸遇难半途而终；③人之生必然伴随死，我们每个人从生下来的那一刻开始，便步入了走向死亡的过程。在生的过程中就应该去体验死，去沉思死，去由对死的叩问而让自我的生命获得长足的发展，构建健康正确有意义的人生观，从而使我们的生活更加有价值。因此，生命是有限的、珍贵的，热爱自己的生命，珍惜他人的生命。自杀让爱自己的人绝望莫及的痛，杀人是不可原谅的罪过，这也是对死亡的认识。

(二)建立对死亡的新态度

死亡教育中需要教育人们正确对待死亡。大凡有生命者，都会经历孕育期，然后出生、成长，再进入衰老期，最后便会死去。生的瞬间就含蕴着死的因素，两者是互渗而浑然一体的。生充盈满着生机，充溢着温暖、活力、光明、拥有。人不能追求肉体的万寿无疆，但可以追求精神的长远，可以追求积极的、成功的人生，尽可能地惠及自己、家人和事业。

死亡教育需要针对惧怕死亡的心理进行教育，帮助临终者与家属平和地面对死亡。古希腊的圣者指出：死是人无法体验的对象，当人还活着时，死非常遥远。当死来临时，人们已经毫无感知和思虑了。人们对死的害怕、焦虑、恐惧等都是一种活着时才有的感受，而死亡一降临，人所有的知觉、心理的反应等等都不存在了。

死亡教育应该同性教育、艾滋病教育等一样，被列入常规教育。死亡教育应纳入通识教育课程，应从儿童开始，从儿童绘本入手，编写死亡教育相关专业教材，让死亡教育走进中、小学生及大学生课堂，并伴随他们人生的各个阶段。让孩子们从学校教育开始就对死亡有个客观的认识，善待生命，更好地生活。

四、老年人的死亡教育

(一) 意义

当人们步入老年期，死亡将不可避免，对死亡的恐惧是人类最常见、最深刻的恐惧，恐惧源于对死亡的未知性、对死亡的过程不了解。死亡教育就是帮助人们认清生命的本质，接受生命的自然过程，从而消除对死亡的恐惧。死亡教育的重要性在于事先做好准备，自知终有一天会离开人世。培养对人生的热爱，即使死亡将至，也能安然地告别。唯有透彻了解死亡的人，才能有计划地安排自己生命，有尊严地走完人生历程。

(二) 教育内容

老年人死亡教育要结合老年人生理-心理-疾病特点，要以"病人为中心"，而不是以"疾病为中心"。我们不仅要重视优生，也要重视优逝，尽量使老人生命剩余的时间过得有意义，尊重临终的生命价值。

1. 克服恐惧

人们对死亡的恐惧源于对死亡的未知。国外很早就开始了对死亡焦虑的研究，1967年美国加州大学的 Templer 教授研制了死亡焦虑量表(T-DAS)。我国北京市肿瘤防治研究所杨红等人将其调适成中文版死亡焦虑量表(CT-DAS)，该量表能准确地测试出人对死亡的焦虑程度。这种恐惧与焦虑主要来源于：①对死亡的未知；②害怕失去所拥有的一切，害怕失去掌控命运的能力；③对亲人的担忧。医护人员可以告知患者，人的死亡与人的出生一样，有其自然规律，人死的时候最先丧失的是味觉，接着各项功能退化，可能伴随发热、恶心、呕吐、缺氧等症状，听觉最后消失，最后在睡眠中离世。所以，死亡过程并不是人们想象那样痛苦。另外，恐惧或逃避都无济于事，我们可以提前为死亡做好准备，可以预立生前预嘱，安排好自己的死亡方式与告别方式；可以为亲人留下爱的遗产、爱的叮咛，对自己、对亲人有交代，杜绝不辞而别的遗憾。

2. 正确看待死亡

衰老与疾病是老年人无法回避的问题，随着机体各项功能的退化、各种慢性疾病明显增多，活动范围逐渐缩小，死亡随之来临。我们要知道生-老-病-死乃自然规律，与其在恐惧中懦弱地结束生命(比如自杀)，不如积极乐观地接受治疗，接受安宁疗护，积极控制各种不适的症状，舒适地、体面地走完人生最后一程。

3. 死亡教育

老年人的临终反应与其年龄、心理成熟度、社会人际关系、经济状况、信仰等密切相关。因此，老年人的死亡教育要结合其文化教育背景、宗教信仰、心理接受程度等进行。临终老人常常感到孤独、失落，害怕失去尊严，害怕被遗忘，要帮助其建立良好的人际关系与家庭支持系统，多让家属陪伴，让其对家属积极地表达爱、表达感谢、表达歉意，最后无遗憾地道别；医护人员要注重临终老人的尊严与价值，提高他们的生命质量。

4. 与其积极的讨论死亡，回顾生命的意义

死亡是生命的另一种状态，与其回避死亡，不如积极探讨死亡，回顾人生，寻找生命的意义。如果老人曾是一位事业有成者，可鼓励老年人陈述创业的辉煌，赞扬老人的贡献；如果老人朋友众多，可鼓励老人陈述友情故事，赞扬老人的交际；如果老年人的子贤女孝，儿孙满堂，可鼓励老人介绍家人的好，称赞老人好福气；如果老人的老伴好，可鼓励老人回忆恩爱的甜蜜故事，总结风雨人生；如果老人一生坎坷，辛酸命苦，则应同情老人，温暖照顾好老人。要善于发现老人生活中的事业、亲情、友情、爱情、人情的闪光点，称赞老人的善心善为，点明老人已品尝了种种人生的滋味，告诉老人能在死亡来临之际，向亲朋好友告别，向人世间的烦恼告别，毫无恐惧，心安理得。任何人在"生"的阶段都应该生机勃勃，奋发努力；而到了"死"时，则应该心安坦然，无所牵挂。

5. 家属的死亡教育

老年人的死亡教育不能只局限于患者，还要对其家属、主要照顾者进行教育。作为临终患者的主要照顾者和重要的社会支持来源，他们的情绪与对待死亡的态度直接影响患者对死亡的态度。在患者家属、主要照顾者中开展死亡教育，使家属真实地感受患者，坦诚地与患者讨论死亡问题，有利于尊重患者的意愿；同时可以帮助患者家属、主要照顾者接受亲人即将死亡或已经离世的事实，减轻他们的痛苦。对家属或主要照顾者的死亡教育应贯穿于患者的确诊及离世后的整个过程。

第三节　临终老人及家属的护理

一、临终护理的定义

临终护理是对已失去治愈希望的患者在生命即将结束时所实施的一种积极的综合护理，是临终关怀的重要组成部分。其特点是从治愈疾病向综合性对症和整体化护理转化，护理的重点是症状控制（减轻躯体的痛苦）、心理支持（减轻心理痛苦）和家属的安慰。桑德斯博士将临终护理的目标总结为：消除内心冲突，复合人际关系，实现特殊心愿，安排未竟事业，向亲属和朋友道别。

二、老年临终者常见心理反应及应对策略

库柏勒·罗斯 1969 年提出病人从获知绝症（终末期）到临终经历五个阶段的临终过程理论，指出大多数病人都希望有坦诚谈论自我病情的机会，纵使未被告知病情，大部分病

人对自己的死期都会有相当程度的想法。这五个阶段分别是：震惊与否认期、愤怒期、协议期、忧郁期、接受期。库柏勒·罗斯同时也指出，并不是每个人都经历这五个阶段，而且每个人经历的顺序也可能不同，不过，他提出的五阶段过程仍可视为基本的临终历程。

(一)第一阶段：否认期

大多数人知道自己得绝症时，在震惊之余，都会予以否认，所以常拒绝治疗，而到处求医再证实，且无法体验疾病的严重性和立即接受治疗的重要性，企图逃离现实。此期的护理重点：此种否认属于自我防卫心理，不要揭穿临终老年人对现实的逃避，但也不要对他撒谎；进行生命历程(生老病死)教育；适当维护老人的知情权，以便其及时选择恰当的治疗。

(二)第二阶段：愤怒期

患者常感到不公平而愤怒，这种愤怒反应可针对医护人员、家属等。这是人面对死亡威胁时出现的发泄心理，很难沟通，需要理解患者的反应并非敌意，而是内心痛苦的呐喊。此期的护理重点：鼓励其表达出愤怒，进而才能克服愤怒；尽可能创造条件达到患者最大满足；当患者发脾气时，表示理解；在病人情绪稍稳定后，主动关心患者；努力避免患者拒绝治疗、逃避生命历程的做法。

(三)第三阶段：协议期

此期持续时间较短，患者表现为四处求医，不愿接受病情，不断地祈求奇迹出现，因为仍心存希望，而较能接受与配合治疗计划。这是一种自然心理发展过程的反应，患者自动配合的，应给予指导和帮助。此期的护理重点：医护人员应鼓励引导患者正确治疗与保健；认真观察病情，做好基础护理。

(四)第四阶段：忧郁期

老人病情逐渐加重，难以逆转，老人预见将会失去一切，包括生命中挚爱的亲友和所有的东西，而产生悲伤、哭泣等的哀伤反应，甚至有强烈的自杀企图等。此阶段患者之前的气愤或暴怒被一种巨大的失落感所代替。此期护理重点：承认其困难，委婉探寻其沉默的原因；有系统地协助老人以一种崭新的观点去回忆其生命中以往的种种痛苦或快乐的过程；协助老人对未完成事务进行处理；协助老人向亲朋好友道别；尽可能将患者打扮漂亮，美化环境。

(五)第五阶段：接收期

患者恐惧、焦虑和痛苦已经消失，机体极度衰弱，常处于嗜睡或昏迷状态，面临死亡，变为坦然平静，接受现实。此期患者已实现超越现实、超越自我的心理过程。此期护理重点：允许患者安静地接受死亡；做好口腔、皮肤、排泄、镇痛及吸氧等基础护理，尽可能地提高其生活质量，让其在安详中离去。如患者得到很好的照顾，患者将不再抑郁和愤怒，而会以平和的心态承受死亡的事实。这是人类生命历程中的死亡本能，对死亡的接纳与"无能为力""无可奈何"的无助有本质的区别。

研究发现，临终老人因个人特质不同，可能导致其只经历这五个阶段的某些阶段或经历顺序不同，或心理阶段特征不明显等。因此，库柏勒·罗斯的临终患者五阶段心理过程只是协助我们了解濒死者的感受，不是临终护理的唯一模式。

心理护理是临终老人护理的重点，除了不同心理阶段的针对性护理外，还可以采取以下共性的护理措施，比如触摸，通过对老人适当的触摸，减轻其孤独和恐惧感，增强老人的安全感和温暖感；耐心倾听和诚恳交谈，认真、仔细地听老人诉说，使其感到支持和理解；对虚弱或有听说能力障碍而无法用言语交流的老人，可采取非语言方式交流，及时了解老人真实的想法和临终前的意愿，满足老人的各种需求；允许家属陪护老人，帮助老人保持社会联系。

三、老年人临终前常见的症状及护理

老年临终者的情况各不相同，有的是突然死亡，更多的是逐渐死亡。后者可能有较长时间在生和死的边缘挣扎，经历很多严重的症状，最为常见的老人临终前的症状是疼痛、呼吸困难、谵妄、大出血等。控制症状是临终关怀的核心内容，目的是让患者舒适，这是提供心理、社会支持和灵性服务的基本前提。

（一）疼痛/痛苦

疼痛是常见的临终症状，尤其是晚期癌症患者，70%以上的癌症患者会遭受不同程度的疼痛，疼痛不只是生理性的疼痛，还有心理、灵性的痛苦。

1. 生理性的疼痛

控制生理性疼痛是临终护理措施中重要的内容。控制疼痛应及时、有效、正确使用"三阶梯法"。2018年国家卫生健康委员会出版的《癌症疼痛诊疗规范》已不再严格要求按照三阶梯原则进行"爬行"给药，强调可以跨阶梯治疗，即直接从第一阶梯升至第三阶梯。止痛药应规律、足量、全程使用，而不是必要时才使用，等到疼痛发生时再控制比预防疼痛发生更困难。无法口服止痛药者，可使用如皮肤贴片、舌下含服、静脉或肌肉注射等各种方式给予止痛药。除了药物止痛，还可采用其他方法缓解疼痛，如针灸疗法、催眠术、松弛术、音乐治疗、认知-行为训练及社会心理支持治疗等，甚至可采用神经外科手术疗法等。此外，如果疼痛难以控制，没有食欲，不要勉强患者进食，以免增强患者的负担与痛苦。

2. 心理的痛苦

疼痛不仅是躯体性问题，而且还涉及精神上的痛苦与忧伤。心理痛苦是一个连续的过程，最初表现为精神脆弱、沮丧、忧伤等正常心理反应，严重时则发展为焦虑、抑郁、恐惧等精神障碍。美国国立癌症网建议使用心理痛苦温度计（distress thermometer，DT）作为识别癌症患者心理痛苦的一种快速筛查工具。心理痛苦温度计是由Roth医生等制定的一个单条目自评量表，该量表评分为0~10，0表示无心理痛苦，10表示心理极度痛苦，反映患者1周内心理痛苦状况。美国NCCN指南建议使用此量表，同时增加了一个包含55项条目的问题列表（problem list，PL），包括实际问题（8个）、家庭方面问题（4个）、情绪

问题(18 个)、躯体问题(24 个)、精神/宗教信仰问题(1 个)5 类条目，量表采用"有""无"进行评价。该量表被北京肿瘤医院唐丽丽进行修订，适用于中国癌症患者。如患者心理痛苦评分小于 4 分，则进行心理辅导与心理支持；如评分≥4 分，则反应患者心理问题严重，需转介至心理门诊或精神科进一步治疗。

3. 灵性痛苦

灵性常指关于赋予生命/事物意义和价值方面的内容，是在天、人、物、我的关系上寻求共融，寻求永恒生命的意义与价值，并在不断超越的整合过程中达到平安的感受。灵性需求存在于疾病的各个阶段，且随疾病严重而增加，晚期癌症患者受疾病的折磨，对医疗与神灵感到失望，对人生的意义与价值产生怀疑。终末期患者的灵性思考和内容决定了他对治疗的反应、对死亡的态度。医护人员是患者的"灵魂摆渡人"，为患者提供灵性照护，重视患者的灵性需求，尊重其宗教信仰，帮助其回顾人生，有助于帮助患者积极寻找生命的意义，回归内心的宁静，真正做到生死两相安。

(二)痰液堵塞、呼吸困难

痰液堵塞、呼吸困难是临终患者的常见症状。应利用负压吸引器及时吸出痰液和口腔分泌物，保持呼吸道通畅和舒适。呼吸急促、呼吸困难或有潮式呼吸时，立即给予吸氧，病情允许时，可适当采取半卧位或抬高头与肩；同时，开窗或使用风，通风可改善呼吸困难。出现痰鸣音即"濒死喉声"时，应进行雾化，促使分泌物变稀，易于咳出，床旁备好吸痰器。对张口呼吸者，用湿巾或棉签湿润口腔或遮住口部，或用护唇膏湿润嘴唇等。临终者常常有担心窒息而死的顾虑，如果上述一般护理措施效果不佳，呼吸困难可以通过药物予以控制，比如吗啡和咪达唑仑合用。在临终阶段，吸氧不能纠正低氧血症，并且如患者感觉吸氧带来不适，可以停止吸氧。

(三)谵妄

终末谵妄或躁动性谵妄在濒死期患者中的发生率为 25%~85%，常表现为躁动不安、辗转反侧、意识障碍、神志恍惚，注意力不能集中，对周围环境与事物的觉察清晰度降低等，可伴有幻觉和妄想。不是所有临终者的兴奋表现都是谵妄，但谵妄的患者多数表现兴奋。临终者存在谵妄时，需要考虑癌细胞脑转移、代谢性脑病、水电解质紊乱、营养异常或败血症等。症状在下午或晚上更严重。需要密切观察患者的躁动，找出可治疗原因，如是否药物过量、感染、疼痛、脑缺氧、气喘、尿潴留或粪便嵌塞等，并给予对症处理。一般护理措施有：在安静的环境下播放一些舒缓的音乐，家人握着患者的手，轻拍或按摩等，让患者感知到亲人的陪伴，有助于缓解焦虑。如果对症处理和一般护理无效，可考虑药物治疗。

(四)出血

临终病人可能出现呕血、便血、阴道出血等，可造成临终患者直接死亡，对此需要迅速给以控制。应准备好镇静剂、止血药及吗啡等药物，以便随时遵医嘱给予病人镇静、止血及止痛，配合医生进行其他止血处理。对于胃肠道出血，一般应禁食 24~48 小时，胃部冷敷。呕血病人采取头偏向一侧，防止误吸。如便血频繁，可在病人肛周垫上纸垫，病人每次排便后应擦拭干净，保持臀部清洁。对于阴道出血，可采取阴道填塞术，以减少或阻止出血。

四、临终患者家属的哀伤反应及护理

家属与临终老人一样会有预期性哀伤过程的反应，可表现为过度伤感，可引起食欲下降、失眠、精神恍惚、免疫力下降等。对临终患者家属的哀伤辅导，是临终关怀的重要组成部分。

（一）哀伤辅导

哀伤（bereavement）是在个体失去与之有很深情感连接的人或物的前后阶段，即遭遇重大失落前后所经历的悲哀和痛苦反应。哀伤辅导（grief counseling）是指专业人员协助丧亲者或即将离世的患者在合理时间内产生正常悲伤，以使其能够重新开始正常生活。

（二）家属哀伤辅导的内容

我国哀伤辅导工作主要由临床护士完成，临床护士与家属接触比较多，彼此间信任，开展哀伤辅导工作比较方便。哀伤辅导内容包括：①指导患者家属表达情感；②阐明正常的哀伤行为；③将感情从逝者身上转移；④持续给予支持；⑤界定病态行为并转介；⑥引导家属正常生活；⑦对不同逝者家属采取不同的引导方案。

（三）家属哀伤辅导的方法

研究显示，护士的哀伤辅导能有效缓解丧亲者的哀伤情绪和心理问题。哀伤辅导的方法有：①关注家属的哀伤反应，理解、同情和安慰家属，具备同理心，耐心倾听、细心陪伴、鼓励家属宣泄情感，表达看法、体验和感受，保持情感互动交流。提供多渠道让家属获得正确的信息，尊重家属和老人的自主选择。②教会家属亲自照顾老人起居生活的方法，如清洁、翻身、按摩等，帮助做肢体活动，回忆各种有趣的事情、有纪念意义的片段，既达到与家属良好沟通的目的，又让家属觉得自己尽了最大努力，逝者无憾，生者问心无愧。③医护人员提前交代家属准备后事，让家属有足够的时间去准备，避免临时手忙脚乱，留下遗憾。④帮助家属将感情从逝者身上转移，面对现实，引导家属回归正常生活。

（张淑琴）

思考与练习

一、单选题

1. 现代临终关怀创始于 20 世纪 60 年代，创始人是：＿＿＿＿＿＿＿。
   A. 桑巴斯　　　　　B. 桑德斯　　　　　C. 路易斯　　　　　D. 黄天中

2. 下列哪项不是临终关怀的目的？_____

    A. 帮助患者认识死亡是一种自然过程

    B. 帮助患者处于舒适、安定状态

    C. 帮助患者提高生命质量

    D. 帮助患者延长寿命

3. 临终病人最后消失的感觉为：_____。

    A. 视觉   B. 听觉   C. 触觉   D. 嗅觉

4. 关于临终的时限，世界尚未统一标准，我国学者认定的时限是_____。

    A. 存活时间在 6 个月以内   B. 存活时间在 2~3 个月

    C. 存活时间在 2~6 个月   D. 存活时间在 1 年以内

5. 对护士进行死亡教育内容的描述错误的是：_____。

    A. 对生命意义的阐述   B. 死亡后处理秩序

    C. 对死亡的认识   D. 让受教育者热爱生命、珍惜生命

6. 赵先生，80 岁，癌症晚期，护士根据患者最近表现判断，该患者进入了心理协议期，下列哪项是此项的应有表现？_____

    A. 患者喜欢由自己喜欢的人陪伴照顾

    B. 患者变得很平静，对外反应冷漠

    C. 患者积极配合治疗，以换取生命延续

    D. 患者否认自己的病情，认为不可能

7. 郑女士，67 岁，胰腺癌晚期，自感不久于人世，常常一个人呆坐，泪流满面，十分悲哀，护士针对这种情况应：_____。

    A. 维持患者希望   B. 鼓励患者信心

    C. 指导患者更好配合   D. 允许家属陪伴

8. 以下哪项是死亡教育的基本方式？_____

    A. 学校开设死亡教育课程

    B. 民间社会团体开展死亡教育活动

    C. 大众媒体广泛宣传死亡教育

    D. 国家政府机构开展死亡教育

9. 目前，已经通过安乐死的国家是：_____。

    A. 希腊   B. 荷兰   C. 美国   D. 英国

10. 患者，男，70 岁，肺癌晚期并全身广泛转移，严重恶病质，病情日趋恶化，患者心情不好，对医务人员工作不满，常对其陪伴亲属发脾气。你认为该患者的心理反应处于哪一阶段？_____

    A. 忧郁期   B. 愤怒期   C. 协议期   D. 否认期

二、多选题

1. 对临终老年人实施心理护理，包括：_____。

    A. 观察病情变化

B. 重视与弥留之际老年人的心理沟通

C. 耐心倾听和诚恳交谈

D. 触摸

E. 适时有度地进行死亡教育

2. 最为常见的老人临终前的症状是：_____。

A. 疼痛　　　　　B. 呼吸困难　　　　C. 谵妄　　　　　D. 大出血

E. 腹泻

3. 陈先生，77 岁，肝癌晚期，正经历疼痛症状和恶病质状态。护士提供临终关怀的工作包括：_____。

A. 有效控制症状　　　　　　　B. 对家属进行哀伤辅导

C. 积极治疗疾病　　　　　　　D. 对患者进行死亡教育

E. 多学科协助

4. 王先生，60 岁，刚被确诊为胃癌晚期，患者正处于愤怒期，护士对她进行护理时，应注意的事项是：_____。

A. 尽量劝导患者少发脾气，以防病情恶化

B. 忍让克制患者的不礼貌行为

C. 充分理解患者的痛苦

D. 注意保护患者的自尊心

E. 做好家属工作

三、思考题

1. 简述临终关怀的护理理念。

2. 如何做不同老年人的死亡教育？

3. 临终患者的心理反应表现为几个阶段？分别有何特点？

4. 简述控制临终患者疼痛的原则。

第十章 老年人护理伦理及老年人权益保障

【识记】

知情同意、隐私及医疗保密的概念。

【理解】

1. 老年护理中应遵循的基本伦理原则。

2. 知情同意的基本原则及老年人知情同意过程中的注意事项。

3. 对老年人隐私与医疗情况保密。

【应用】

1. 能够将老年护理伦理原则贯穿于老年人照顾的各个环节，倡导敬老、爱老的传统美德。

2. 能够熟练处理老年护理实践中知情同意过程中遇见的问题。

✍ 案例导入及思考

石某，男，独居，子女在国外，老伴已去世，他患有高血压和糖尿病。社区护士小王和医生小李上门家访，发现老人近期血压控制不好，血压偏高，根据医生的判断，需要给老人更换一种降压药。跟老人沟通后，老人执意不更换降压药。

问题：

(1)护士小王和医生小李观察的情景提示了什么问题？

(2)小王和医生小李下一步应该怎么办？

第一节 老年人护理伦理概述

随着时代的进步、老龄化社会的发展及老年医疗和护理的迅速崛起，影响健康的因素越来越多元化和综合化，老年患者与家属、照护者、医疗卫生服务机构、政府和社会的关系越来越复杂，传统理念中对新科技的盲目崇拜所引发的对人体无限制的技术干预，已经不再适用于具有独特生理、心理、病理、功能及社会等特点的老年人。老年护理的目标不再是简单的延长生命，而是对生命尊严的维护和生活质量的提高，这种理念的改变使得在老年护理实践中所涉及的伦理问题日益突出。老年人护理伦理问题正越来越被人们所关注。

一、基本原则

老年护理伦理遵循医学伦理原则，其"尊重生命"的价值理念与所有生命伦理学相一致。其基本原则主要包括有利原则、尊重原则、不伤害原则和公正原则。

(一)有利原则

该原则是指护理务人员的护理行为应以保护老年患者利益、促进老年患者健康、增加老年患者幸福感为目的。该原则主要内容：①从生理、心理到社会，全面真诚地关心患者；②提供最优化服务，努力使老年患者从中受益，解除或减少痛苦，延缓衰老，健康长寿，安度晚年；③帮助患者选择受益最大、伤害最小、费用低廉的医学决策。

(二)尊重原则

该原则包括尊敬和重视两层意思。一是突出强调护理人员对患者及其家属独立而平等的人格与尊严的尊重；二是强调应尊重患者的"医疗人格权"，这其中既包括患者的生命权、健康权、身体权、姓名权、肖像权、名誉权、荣誉权、人格尊严权、人身自由权、隐私权等，也包括患者的"知情同意"和"自主选择"等。护理人员在不侵犯患者"医疗人格权"的前提下，要切实保证患者享有疾病诊疗护理知情权，应主动征求患者对疾病诊疗护理的意见，使其全程参与诊疗护理决策。值得强调的是，除护患之间要互相尊重，医务人员同行之间也要相互尊重。因为老年病具有多因素致病、多病共存、多系统功能障碍或多脏器衰竭、多种老年综合征表现或多种老年问题出现等患病特点，需要由多学科成员组成的整合管理团队为老年患者服务。

(三)不伤害原则

该原则主要是指护理照顾过程中不能让老年患者受到不应有的伤害。为了避免和预防医源性伤害，要求护理人员要有良好的职业操守，强化以患者为中心的理念，遵循最优化原则，不溢用权力，对提供护理措施的利弊进行认真分析和客观评价。护理人员只有牢记并坚持这一原则，才可能将患者因疾病而遭受的痛苦、折磨、伤害减少到最低的程度。

(四)公正原则

该原则主要指在护理实践中，面对经济自主能力低、对新事物掌握程度低的老年弱势群体，医护工作者应给予更多、更真诚的关怀，公平、正直地对待每一位患者。具体要求：①具有同样医疗护理需求及同等社会条件的患者，应得到同样的护理待遇，不同的患者则应享受个性化的护理待遇；②在满足基本医疗保健需求方面，要做到绝对公正，即每个人都无一例外地同样享有；在满足特殊医疗保健需求方面，要做到相对公正，即对有同样条件的患者给予毫无例外的满足。

二、问题解决策略

在老年护理的临床和科研实践中，应遵循老年人护理伦理的基本原则，并做到以下几点：

（1）加强老年护理理论学习。从学科和实际工作需要出发，对衰老过程从生理、心理、功能和社会等方面进行研究，全面扎实地掌握老年护理知识，成为一名合格的老年护理从业人员。

（2）建立适合老年患者的多学科团队合作模式。将老年护理伦理原则贯穿于管理模式的各个环节，采用"生理-心理-社会"全方面护理模式，组成由老年医学科医师、康复师、护士、心理师、营养师、临床药师案、社会工作者、护工等构成的多学科团队合作，对老年病患者实施综合性的医疗、康复和护理，倡导以人为本的服务理念和管理模式。

（3）始终遵循"尊重生命"的价值理念。在与老年患者交流沟通时，要从护理需求和患者本人意愿相结合的角度沟通和思考。切忌将老年患者作为研究工具，毫无节制地追求医疗护理技术的突破，而忽略了关爱与照顾的力量。

（4）加强对老年护理伦理学的教育宣传。目前的老年护理伦理问题与从业人员的伦理学教育严重滞后有关，解决老年护理伦理问题离不开对老年医学、医学伦理学、护理伦理的宣传贯彻。同时，也要加强对患者和家属伦理学教育，可通过推行"生前预嘱"和开展死亡教育等形式使其了解老年人的护理目的和原则，以便做出正确的伦理选择。

第二节　知情同意

知情同意（informed consent）是指医务人员在为患者实施侵入性的检查、治疗、手术前，向患者作出说明，并征得患者同意的过程。知情同意权是社会和法律赋予患者的一项基本权利，患者有权知晓与其生命健康有关的信息，并且有权对其干预措施做出自主选择。随着医学伦理的发展，患者的知情同意权越来越受到人们的重视和维护，并陆续被写进相关法律、法规和伦理指南中。知情同意体现"尊重与自主"的原则，强调护患双方为对等关系，即患者应尊重护士的专业知识，护士也需尊重患者的自主决策权。

一、原则

由于对医疗知识了解的不对等性，在医疗实践中医护人员拥有较大的主动权，往往容易忽视了患者的知情同意权。有效的知情同意必须具备以下三个基本要素：

（1）知晓实情：医护人员应该以恰当的方式向患者告知做出自主决定所必需的信息。知晓的过程必须由医生直接或间接告知患者，而不是由患者通过其他手段知情，如患者自己查阅资料或由第三方告知等。

（2）决策能力：患者是在理解被告知内容的基础上，有能力做出合理的推断和结论。

（3）自愿原则：患者完全按照自己的意愿，而不是在被迫、被控制或受到不正当影响下做出决定。如果患者本人不具备医疗决策能力，则应该由法定监护人代替。因此，知情同意告知的对象不仅仅局限于患者本人，当患者本人失去决策能力时，就应该引入患者的近亲或法定监护人。

二、临床实践中知情同意常遇的问题

面对老年患者，在知情同意过程中需要注意以下几点：

(1)注重老年患者沟通。老年患者常存在听力、视力和记忆力障碍，有效沟通的难度大，必要时可以给患者佩戴眼镜、助听器等辅助设备后再进行沟通。有些老年人受教育程度较低，对医疗相关信息的理解力较差，需要医护人员根据老人受教育程度采取合适的表述方式，说话通俗易懂，简单明了，掌握沟通技巧，并耐心解答患者的疑问。

(2)注重老年患者意愿。老年患者在家庭中经济地位往往下降，自理能力减退，治疗所需的花费和照料任务更多由其他家庭成员承担。这时要注意老年人表达的确实是自己的意愿，而不是无奈的选择，医务人员要亲自与老人交谈，以获取老人真实的意愿。

(3)老年患者的医疗决策。老年人往往身患多病，很多疾病会导致其医疗决策能力下降。应注意对老年患者的医疗决策能力进行评估。如果老人失去医疗决策能力，则应积极与其监护人进行沟通，征得监护人的知情同意。

(4)病情突变紧急救治的相关原则。老年人病情突变需紧急救治的概率大，有时候没有充分时间取得知情同意，处理这种紧急情况基本原则：如果患者已有医疗预嘱，则速照患者本人意愿或尊重患者预先指定监护人的意愿；否则，应速循患者获益最大化原则，首先抢救其生命或减轻其巨大痛苦。

(5)医疗预属。提倡老人在健康或意识清楚时(甚至更早时)，提前签署自己将来处于不可治愈的伤病末期、急危重症或终末状态等丧失医疗决策能力的情况下，是否接受某些治疗的意愿。目前在大部分国家和地区医疗预嘱尚未普及，相关法律程序还有待健全，老年人对医疗预嘱接受程度还有限。

(6)风险告知。老年人疾病预后差、死亡风险高，尤其是生命终末期患者。如何告知不可治愈的致命性疾病和近期死亡结局等消息，是对护理人员沟通技巧的挑战，必要时需要包括心理医生在内的多学科团队的支持。

三、知情同意实践中存在的问题及对策

(一)知情同意主体不清的问题

医疗知情同意书是指医务人员在施行医疗行为之前充分告知患者相关医疗信息，征得患者同意后与其签订的医疗文书。其设立的本意既可以督促医疗机构履行说明告知义务，也可以对医疗机构进行合理的保护，但关于对知情同意权主体的认识，不同角色之间往往并没有一致性的认识。作为老年医学科的医务人员，常在临床实践中遇到难以确认知情同意权主体的境地。如保护性约束同意书中往往有患者签字，患者的近亲属或监护人也必须签字，也就是要求"双签字"，如此一来，知情同意权的主体和知情同意书的签字主体明显不一致，不利于患者自我决定权的实现，有违知情同意制度的初衷。为避免这种情况发生，就应该完善相关法律法规，明确权利主体及顺位，权利主体应为患者本人，且应处于第一顺位，只有当患者失去决策能力时，才可征求患者近亲属的意见，且应该明确患者失去决策能力时，有权做出决定的近亲属的范围及顺位问题。

(二) 知情不同意的问题

当医务人员在为患者实施干预前解释说明过程，其结果可能是"同意"，也可能是"不同意"。当出现"知情不同意"时，医务人员往往难以做出临床决策，处于一种被动的伦理困境。如尊重患者的选择并放弃治疗，其结果可能导致患者的病情加重或死亡，但自身可得到客观上的保护；如不顾一切地行使自己的医疗权，从"生命神圣论"出发，不在乎个人利益，其结果可能会导致医疗纠纷。遇到这种情况时，建议医生再次与患者进行良好的沟通，了解知情不同意的真实原因，劝说患者不要延误病情，力图取得患者的信任和同意后再行使自己的医疗权。

总之，知情同意是在老年临床护理过程中对伦理原则贯彻最为重要的环节，涉及医学、人文、伦理、法律等多个领域，目前正随着医学和社会文明的进步而不断发展。

第三节　保密和隐私保护

一、隐私与医疗保密

隐私(privacy)是指个人与社会生活无关的而不愿为社会或他人干涉的、在不同程度上不愿让他人知晓的，特别要求保护和控制的东西。在医疗工作中，患者隐私特指那些出于诊疗需要，患者自愿或不自愿提供给医务人员的，或者是医务人员在查体和治疗过程中发现的患者需要保密的内容，包括患者的家族史、个人史、特殊嗜好、婚姻史、性关系、患病史、身体或生理缺陷，以及其他患者不便说明理由但需要保密的内容。

医疗保密(medical confidentiality)通常是指医务人员或研究人员在医疗或科研过程中，不向他人泄露的、能造成医疗不良后果的、有关患者疾病信息及其信托行为。这一定义主要包括以下四个要素：

(1)不向他人泄露：一般根据有关信息的性质和重要性、患者委托的范围及合理性、医疗的需要等而定，一般将信息局限于知密医生本人，或局限于与患者疾病诊治护理相关的治疗小组和医务人员。

(2)医疗不良后果：指直接影响患者疾病诊治和加重病情的情况，也包括损害医疗职业信誉，有损患者心理、人格、尊严和声誉，造成医患关系紧张，甚至造成医患矛盾和纠纷的情况。

(3)有关患者疾病信息：①患者根据医生诊断的需要而提供的有关个人生活、行为、生理和心理等方面的隐私；②诊断中了解的有关患者疾病性质、诊断、愈后、治疗等方面的信息。

(4)信托行为：医患双方出于各自对对方的信任和尊重而对医疗信息保密要求的承诺。

需要强调的是，老年患者通常伴随认知功能障碍和决策能力下降，并且由于教育背景及对保密知识认知的不同，往往缺乏保密意识和对自身隐私的维权意识，所以，即使老年患者未做明确的保密委托，医务人员或研究人员仍应有自觉的保密意识。同时也要认识到，医疗保密不仅指保守患者的隐私和秘密，即为患者保密；也指在一些特定情况下不向患者透露真实病情，即向患者保密。这在老年患者中尤为重要，因为老年人多是慢性病高发、多病共存，不适宜的病情告知可能会引起老年患者情绪剧烈波动，从而不利于疾病的康复和治疗。此外，医疗保密还包括保守医务人员的秘密。

通过尊重患者的隐私和为患者保守秘密，可以创造一个医患之间彼此信任的环境，对保持良好医患关系和维系患者就医过程的诚实性都有重要意义。一般说来，除非患者要求或患者允许向第三方透露，或者在某些例外的情况下可以有条件的透露以外，医生对所有患者个人的隐私和有关信息原则上都应该保密。

(一)对保密义务的限制及对策

1. 与同行交流的必要性

治疗期间，医务人员需要与同行交换患者信息，以听取同行的意见。这些讨论对患者的治疗通常是至关重要的。

2. 教学的需要

对于教学医院而言，对患者病情的讨论是学生学习不可或缺的组成部分。只要采取了有效的防范措施，限制无关人员听到或者看到患者不愿与他人共享的机密信息，这种讨论就是合理和正当的。

3. 计算机管理的共享特点

需要特别注意的是，医疗机构计算机信息化管理程度越来越高，计算机记录形式对患者隐私的保护构成了新的挑战。在现代化信息管理模式下，包括个人资料在内的各种信息资料和研究资料都进入了计算机系统，其中很多资料是可以在网上自由查阅的。如果没有一套严格的规定和限制，个人隐私和资料就很难受到保护。医院应该制定完善的安全访问程序，医生应该严格按照规定的安全程序访问计算机里储存的患者信息，以作为保护患者信息的附加措施。

(二)信息的不当泄露

(1)信息的不当泄露可能发生在诊所或医院内，例如：①医务人员工作繁忙，可能在电梯里或餐厅里讨论患者病情，很难避免其他无关的人员听到有关患者的信息。②在医务人员准备的学术论文或者学术会议发言稿中，应该去除所有可识别出患者的信息，更不应该在学术会议上将患者的真实姓名、职业、照片以及其他敏感的私人信息暴露出来，否则就违背了患者的隐私权和保密权。

(2)患者保密权利会在两种情况下遭到侵犯：①专业人员在言谈中无意泄露秘密；②由于外部的压力，被迫泄露患者的秘密。这两种情况都会损害医患关系，影响患者就医的诚实性，因此，需要在伦理和法律两个维度对患者的机密信息进行保护。

(三)隐私保密的伦理条件

当保密与患者自身健康利益相冲突时，生命是第一位的，此时生命价值的原则高于保密原则。医务人员有时面临着两难选择，迫使我们思考这样的问题：保守患者的机密信息是不是医务人员的一个绝对义务？如果继续保守患者的机密信息，会给他人带来伤害，而且所带来的伤害大于泄密所导致的伤害时，保守患者机密信息就不是医务人员的绝对性义务，当然也存在例外情况。保密必须符合伦理学的原则，在特定情况下，泄密也可以得到伦理学辩护。这种情况经常有以下两种情形：

1. 保守秘密涉及他人的安全

一方面，医生有保守患者机密信息的义务，例如很多国家立法规定医生应保守患者秘密，并且限制对医疗信息和医疗记录的获得。但是，另一方面，医务工作者有义务保护第三方免受重人伤害。当某个人或者某一群人是否真正处于危险之中完全取决于他或者他们是否了解某位患者的某种医疗信息时，如果这个人或者这群人能够获得患者的相关信息，就可以免受重大的健康伤害甚至生命危险，例如，具有杀人念头的精神障碍患者告诉医生其欲杀害他女友的计划，医务人员为了保护第三方免受生命威胁，必须违背医患之间传统的保密义务；又如，患者经检验证实 HV(+)，患者要求医生不要把这个检测结果告诉他的妻子，他担心妻子知道这个消息会导致离婚，并且声称他自己也还没有准备告诉他妻子。显然，医务人员有义务确保患者的妻子知道这种危险，而且法律也要求医务人员将患者的感染情况上报公共卫生部门。因此，建议医生应该鼓励并帮助患者自己告诉其妻子，必要的时候，可以给他一点点考虑的时间。保密与无辜第三者利益冲突时，不能因为患者的要求而严重影响无辜第三者的利益。

2. 涉及公共利益

保密与社会利益发生冲突时，应以他人和社会利益为重。例如，法律和法规要求医生发现传染性疾病必须上报公共卫生部门。在这种情况下，医生保护公众的健康利益的义务要大于保守患者个人机密信息的义务，而且法律也要求这么做。还有一种情形是，当为患者保守秘密会给公众带来不利或伤害时，医务人员的泄密不仅可以得到伦理学辩护，而且医务人员有义务这么做，例如，当发现列车信号员有色盲、飞机驾驶员的心脏有疾患等时。

对患者相关的遗传信息是否属于保密范围，有一些争议：临床遗传学诊断结果在多大程度上和范围上保密？一个有遗传病或遗传缺陷的人是否应将这样的信息泄露给雇主或保险公司？普遍认为医务人员和遗传学家有义务保守患者的遗传学信息，以防止基因歧视。但如果这样的遗传学信息对其直系亲属有临床意义，则应该告知其直系亲属，不过这也要通知患者本人。

二、隐私保护

在医患关系中，保护患者的隐私与保守患者的机密信息通常是有密切联系的，在某种意义上是重叠的。对隐私权的违背可能发生在如下情景：

(1) 女性患者不愿意男性医生为其体检。尊重患者隐私权的做法是为不愿意让男性医生检查身体的女性患者更换女医生去做检查。

(2) 检查身体或者进行操作时允许围观。这种做法也侵犯了患者的隐私权。

(3) 未经许可泄露患者相关信息。信息的持有人，如掌握医疗记录的人，未获信息主体患者的同意，不得透露相关信息。一个人的姓名和肖像也是信息，未经本人同意，刊登在杂志上或出现在学术会议的学术报告中，均构成对其隐私权的侵犯。

在临床工作中，医务人员保护患者的隐私，对建立和培养相互尊重、相互信任的医患关系十分重要。同保密一样，唯一能得到伦理学辩护的对患者隐私泄露情况是，如果继续保护患者的隐私，会给患者自己、他人或社会带来的伤害大于放弃隐私给患者带来的伤害，如身体、心理、社会适应性、经济上的伤害。

第四节　老年人权益保障

一、我国老年人权益保障法

（一）《老年人权益保障法》的主要内容

《老年人权益保障法》是为保障老年人合法权益，发展老龄事业，弘扬中华民族敬老、养老、助老的美德而制定的法律。它是我国历史上第一部专门保护老年人权益的法律，于1996年8月29日第八届全国人大常委会第二十一次会议通过并于当年10月1日开始实施的。现行版本是2018年12月29日第十三届全国人民代表大会常务委员会第七次会议修订后确定的。《老年人权益保障法》主要从以下几个方面对老年人的权益保障进行了说明和规定：

1. 老年人家庭赡养与扶养

我国老年人绝大多数生活在家庭中，经济来源和生活照料主要靠赡养人和扶养人提供。从这一实际情况出发，也参考了国外"福利国家"的经验教训，本法专设家庭赡养和扶养一章，对有关问题进行了具体规定，体现了中国特色。该法规指出："老年人养老以居家为基础，家庭成员应当尊重、关心和照料老年人。"因赡养人承担着最重要的责任，该法规定了赡养人的义务："赡养人应当履行对老年人经济上的供养、生活上的照料和精神上慰藉的义务，照顾老年人的特殊需要。"对老年人在家庭生活中的受赡养扶助权、人身权、婚姻自由权、房产和居住权、财产权和继承权等，本法都作了明确规定。对于患病的老年人，该法规定了赡养人的义务："赡养人应当使患病的老年人及时得到治疗和护理；对经济困难的老年人，应当提供医疗费用。对生活不能自理的老年人，赡养人应当承担照料责任；不能亲自照料的，可以按照老年人的意愿委托他人或者养老机构等照料。"赡养人是指老年人的子女以及其他依法负有赡养义务的人。考虑到赡养人的配偶对赡养人履行义务所持的态度至关重要，该法规定："赡养人的配偶应当协助赡养人履行赡养义务。"赡养人的配偶主要是指老年人的儿媳和女婿。

2. 老年人社会生活保障

我国《老年人权益保障法》对老年人在社会生活中应享有的特殊权益作了规定，涉及老年人社会养老保险、医疗保险、长期护理保障、居住、婚姻、社区服务、教育、文化生活、环境与福利等诸多方面的权益，逐步发展和完善老年了社会保障制度，并形成良性运行机制。老年人依法享有的养老金、医疗待遇和其他待遇应当得到保障，有关机构必须按时足额支付，不得克扣、拖欠或者挪用。国家根据经济发展以及职工平均工资增长、物价上涨等情况，适时提高养老保障水平。长期护理保障工作也列入我国《老年人权益保障法》，如第30条规定："国家逐步开展长期护理保障工作，保障老年人的护理需求。对生活长期不能自理、经济困难的老年人，地方各级人民政府应当根据其失能程度等情况给予护理补贴。"我国《老年人权益保障法》第31条规定："国家对经济困难的老年人给予基本生活、医疗、居住或者其他救助。老年人无劳动能力、无生活来源、无赡养人和扶养人，或者其赡养人和扶养人确无赡养能力或者扶养能力的，由地方各级人民政府依照有关规定给予供养或者救助。对流浪乞讨、遭受遗弃等生活无着的老年人，由地方各级人民政府依照有关规定给予救助。"国家鼓励集体经济组织、基层群众性自治组织、养老机构等组织或个人参与老年人的抚养；鼓励慈善组织以及其他组织和个人为老年人提供物质帮助。

3. 关于法律责任

老年人由于年老体弱，有的行动不便，有的视力、听力、口头表达能力变差，有许多老年人没有文化，以及其他原因，在其合法权益受到侵害后，自己不能直接到有关部门要求处理或直接到法院提起诉讼。为了维护自己合法权益，老年人可以委托代理人代为向有关部门提出处理要求或代为提起诉讼。所谓代理，是指代理人在代理权限内，以被代理人的名义办理直接对被代理人产生权利义务后果的法律行为或其他有法律意义的行为。老年人合法权益受到侵害的，被侵害人或者其代理人有权要求有关部门处理，或者依法向人民法院提起诉讼。人民法院和有关部门对侵犯老年人合法权益的申诉、控告和检举，应当依法及时受理，不得推诿、拖延。《老年人权益保障法》第76条规定："干涉老年人婚姻自由，对老年人负有赡养义务、扶养义务而拒绝赡养、扶养，虐待老年人或者对老年人实施家庭暴力的，由有关单位给予批评教育；构成违反治安管理行为的，依法给予治安管理处罚；构成犯罪的，依法追究刑事责任。"《老年人权益保障法》第82条规定："涉及老年人的工程不符合国家规定的标准或者无障碍设施所有人、管理人未尽到维护和管理职责的，由有关主管部门责令改正；造成损害的，依法承担民事责任；对有关单位、个人依法给予行政处罚；构成犯罪的，依法追究刑事责任。"

4. 社会服务和社会优待

《老年人权益保障法》中明确提出，地方各级人民政府和有关部门应当采取措施做好老年人社会服务，通过加大养老服务投入，增加养老服务配套设施建设，及兴办养老机构，加大养老服务人才培养等举措，全面做好老年人社会服务。包括：地方各级人民政府和有关部门、基层群众性自治组织，应当将养老服务设施纳入城乡社区配套设施建设规划，建立适应老年人需要的生活服务、文化体育活动、日间照料、疾病护理与康复等服务设施和网点，就近为老年人提供服务。发扬邻里互助的传统，提倡邻里间关心、帮助有困难的老年人。鼓励慈善组织、志愿者为老年人服务。倡导老年人互助服务。地方各级人民政府和有关部门应当采取措施，发展城乡社区养老服务，鼓励、扶持专业服务机构及其他组织和个人，为居家的老年人提供生活照料、紧急救援、医疗护理、精神慰藉、心理咨询等多种形式的服务。对经济困难的老年人，地方各级人民政府应当逐步给予养老服务补贴。

《老年人权益保障法》中明确提出，地方各级人民政府和有关部门应根据经济社会发展情况和老年人的特殊需要，制定优待老年人的办法，逐步提高优待水平。提倡与老年人日常生活密切相关的服务行业为老年人提供优先、优惠服务。博物馆、公共图书馆、文化馆、公园、旅游景点等场所，应当对老年人免费或者优惠开放。

（二）《老年人权益保障法》的主要特点

《老年人权益保障法》的制定和颁布实施初步形成了我国对特定人群权益保障的法律体系，标志着我国老年人权益保障工作从此走上法制化的轨道。该法适应了中国人口老龄化发展和老年人权益保障的客观要求，更重要的是法律规定的内容符合中国的实际，体现了中国的国情，保持了中国的传统，反映了老年人的心愿，是一部有中国特色的保护老年人合法权益的法律。经过几次修订之后，《老年人权益保障法》突出体现了以下 8 个特点：

1. 积极应对人口老龄化上升，为国家战略任务

《老年人权益保障法》规定积极应对人口老龄化是国家的一项长期战略任务。这一规定从法律上明确了应对人口老龄化的战略定位，对于从国家战略层面谋划和推进老龄工作具有重要意义。

2. 对家庭养老进行了重新定位

明确了老年人养老以家庭为基础，但又与传统的"家庭养老"不同，老年人虽然居住在家庭，家庭仍然需要充分发挥其养老功能，但也要发挥社区的养老依托功能。这就使社会和国家做好社区建设的责任更加明晰。为确保居家养老的顺利实施，《老年人权益保障法》还为国家建立健全家庭养老支持政策提供了法律依据，如出台相关政策，在购买住房的贷款利息、贷款首付或契税上给予优惠，以鼓励子女与父母就近居住或同住；对家有高龄老人、生病老人的在职职工，给予带薪假期制度，以便于其在家照料老人等。

3. 规定国家逐步开展长期护理保障工作

新修订的《老年人权益保障法》第 30 条规定，"国家逐步开展长期护理保障工作，保障老年人的护理需求""对生活长期不能自理、经济困难的老年人，地方各级人民政府应当根据其失能程度等情况给予护理补贴"。虽然受各方面条件的制约，我国还难以像日本等国家那样，直接规定建立长期护理保险制度，但毕竟对长期护理保障工作的重要性有了充分的认识，并提出了原则性规定，为我们开展长期护理保障制度乃至长期护理保险制度的探索，提供了法律上的依据。对护理补贴制度的提出，便于督促地方政府在长期护理方面有所作为。这一规定的贯彻实施，也能在一定程度上减轻经济困难老年人的护理费用负担。

4. 构建了老龄服务体系建设基本框架

我国《老年人权益保障法》规定："国家建立和完善以居家为基础、社区为依托、机构为支撑的社会养老服务体系。"为确保这一体系的建立和完善，新修订的《老年人权益保障法》还分别做出了明确的表述，如对家庭赡养义务的规定，将养老服务设施纳入城乡社区配套设施建设规划的规定，对养老机构所需具备的条件以及扶持、监管的规定等。这些规定是对中国长期以来养老服务业发展经验的积累和总结，是对相关政策措施的肯定和呼应，并将其上升到法律的层面，必将有力地推进中国老龄服务体系的建设进程。

5. 突出了对老年人的精神慰藉

《老年人权益保障法》强调了赡养人对老年人有提供精神慰藉的义务。要求家庭成员

应当关心老年人的精神需求，不得忽视、冷落老年人；与老年人分开居住的，应当经常回去看望或者问候老年人，不常看望老人将属违法。该法同时规定，用人单位应当按照国家有关规定保障赡养人探亲休假的权利。

6. 明确了社会优待内容

新修订的《老年人权益保障法》将社会优待辟为专章，增加了老年人社会优待的内容，扩大了优待对象的范围。优待内容涉及为老年人办事提供便利，提供法律援助、交通优待、参观游览优待等，并免除了农村老年人承担兴办公益事业的筹劳义务。更重要的一点是，法律要求的常住在本行政区域内的外埠老年人，给予同等优待。这对打破一些城市对老年人的地域歧视，具有重要意义。

7. 确定了老年人监护制度

新修订的《老年人权益保障法》明确规定，"具备完全民事行为能力的老年人，可以在近亲属或者其他与自己关系密切、愿意承担监护责任的个人、组织中协商确定自己的监护人。监护人在老年人丧失或者部分丧失民事行为能力时，依照有关法律的规定确定监护人"。这一规定是与时俱进的，对老年人及其赡养人和继承人的合法权益来说，都是一项重要的保护性制度。

8. 增加了宜居环境建设的内容

新修订的《老年人权益保障法》要求，制订城乡规划时，要统筹考虑建设适老性的公共设施、服务设施、医疗卫生和文化设施，实施无障碍建设。由于大多数老年人居住在社区，生活在社区，建设适宜老年人居住的社区就成为老年宜居环境建设的重要内容。新修订的《老年人权益保障法》规定，国家要推动老年宜居社区建设，引导、支持老年宜居住宅的开发，推动和扶持老年人家庭无障碍设施的改造。

二、世界其他国家老年人权益保障的状况

人口老龄化已经成为全世界所面临的严峻的社会问题。世界各国都制定了相应的法律法规，以保护老年人的合法权益。由于各国的文化传统、风俗习惯等方面的差别，不同国家对老年人的权益保护各有特色。

(一) 美国

美国是有关老年人的法律和法规最多的国家之一。1961年，美国"白宫老年会议"发表了《老年公民宪章》，列举了老年人应享有的权利和应尽的义务，其指导思想是社会照顾老年人，老年人亦应对社会有所贡献。1965年，《美国老年人法》制定并颁布，该法为老年福利而制定。美国还制定了一系列有关老年人其他方面的法律和法规，如1937年《美国住宅法》颁布，决定对老年住宅予以特别协助，建筑设计要便于老年人活动；1946年《全国心理卫生法》主张对老年患者尽量减少送去精神病院进行隔离治疗，改善疗养方式，或设立老年之家，在社区中治疗，以利康复；1960年《老年医疗协助法》规定，65岁以上老年人若需要，可获得一切免费医疗及其他预防性的服务。

(二)英国

英国的社会福利事业兴起于20世纪初,各项法规也随之陆续制定颁布。1946年议会通过《全国保险法案》,内容十分丰富,包括失业、老年、疾病保险和其他救助补偿。1948年7月正式实施的《国家医疗服务法案》规定,无论是穷人还是富人、工人还是农民,无论是公务员还是普通民众,不管有无工作,只要是在英国居住的人,包括到英国公务、旅游、工作和学习的外国人,均可获得免费医疗服务,其中也包括老年人。这一医疗制度给予公民以最高的医疗福利待遇,因而闻名于世。1948年制定的《国民救助法案》的主要内容是规定国家和地方建立养老院、收容所,收养老年人、残疾人和精神病患者。

(三)德国

德国是欧盟的核心发达国家,很早便进入了老龄化社会。德国在推动老年人权利保障和救济制度发展的过程中,形成了自身富有特色的法律和保障制度体系。首先,德国形成了较为完备的老年人权利保障和救济法律体系,构建起从国际公约到国内立法、从老年人权利保障和救济基本法到部门法的各层次法律保障体系。德国宪法认可国际法是联邦法律组成部分,并以此确立了公民基本权利;而德国国内针对老年人权益保障和救济的各种立法中涵盖了医疗保险法、事故保险法、养老保险法、职工保险法、农村老年人援助法等,从法律层面形成了较为完备的社会保障体系,对推动老年人权益保障和生活救济十分有效。其次,在社会保障制度方面,德国养老保险制度的建立致力于保障公民在面临老龄化、收入减少等状况时获得没有经济顾虑的晚年生活,并切实做到了保障有力,城乡统一。其中所涉及的制度建设、机构设置和社会救济途径及资金来源等都有充分的保障。在此基础上,德国形成了门类丰富的社会保险机构,涉及医疗、护理、养老、事故、失业等诸多方面。把特殊老年群体诸如农村老年人、女性老年人以及高龄老年人作为特殊的社会保险对象专门对待,确保该类群体能够充分享有可靠的养老保障和权利救济。最后,在微观制度上,德国建立了弹性退休制度,确保老年人劳动权利有充分释放的途径。弹性退休制度将退休作为一项权利由劳动者自行选择退休与否,这对保障老年人社会经济地位,切实保障老年人权利和救济,显然具有积极的意义。

(四)日本

日本是老龄化程度最高的国家,同时也是平均寿命最高的国家。老年人问题已经成为日本社会的极其重要的问题。在老人社会权利和福利保障方面,日本政府于20世纪70年代开始颁布并形成了以《国民年金法》《老人保健法》《老人福利法》和《介护保险法》为主要架构的老年人社会保障和福利法律制度基础,在此基础上形成了立法全面、地方分权、注重保障的老年人权益保障机制。《老人福利法》以及《老人保健法》建立了包含医疗、失业救济、福利等保障制度。而通过《介护保险法》,日本建立了独具特色的长期护理保险制度,该保险制度一般通过提供护理服务为主要方式,辅以现金支付。现实中,日本政府的养老政策是"家庭养老为前提,社会福利服务做补充",政府也通过税收减免、提供养老贷款、完善家庭护理业务等方式来支持家庭养老方式。

此外，日本政府针对日益严重的虐老现实，通过了《老年人虐待防止法》，该法首先明确了虐待老年人的五种类型，即身体上的虐待、放弃护理和照顾、心理上的虐待、性虐待、经济上的虐待；其次，赋予国家权力介入虐待老年人事件，以及暂时保护受虐老人和给予其护理的权力；最后，规定了邻居的举报义务。日本地方和社会力量也参与到虐待老年人的防治工作中来，如根据东京都福祉保健局制定的《东京都老年人虐待应对手册》建立的评估支援机制以及"二次应对机制"，该机制通过社会专业人员评估和识别虐待老年人行为，并向老年人提供法律、护理等服务，而且帮助联系包括救助中心、医院、警察等机构，起到了很好的桥梁作用。

(五) 韩国

韩国强调以孝为核心的儒家思想，注重在孝文化的传承和维护方面立法及制定政策，如韩国政府制定了世界上第一部奖励孝行的法律《孝行奖励资助法》，该法褒奖宣扬孝行，惩治不孝行为，从法制的角度保护老年人权利，促进尊敬老人文化氛围的形成。韩国的养老政策坚持"优先家庭照顾，社会保障替补"，通过优惠税收政策来保证家庭养老，如对和父母住在一起的子女进行税务减免等。为了更好地面对老龄化社会带来的挑战，适应和满足老龄化社会的需求，韩国政府制定了一系列法律法规予以应对。如 1981 年 6 月颁布了《老年福利法》并于 1982 年 2 月开始实施，在该法实施半年后，根据现实需求公布了《老年福利法施行规则》。在此后的 20 年时间里，为了适应社会的发展和老龄化的严峻形势，韩国政府对《老年福利法》先后多次进行修改。该法主要包含了老年人医疗、休闲等福利措施，机构中对认知症、独身等特殊老年人的保护制度等规范，对虐待老年人事件的反应措施(如紧急电话)、保护机构和处罚办法等。韩国政府通过该法来保障老年人参与社会活动、老年人的福利救济、护理等服务的落实，进而保证老年人的权益和身心健康。为了促使老年人更好地进行就业，更好地适应社会发展和促进社会发展，韩国政府还出台了《高龄者就业促进法》，在这部法律中明确规定工作场所禁止对 65 周岁以上的老年人有年龄歧视，要支持老年人就业，让他们在社会上继续发光发热。同样，在这部法律实施一段时间后，根据客观情况的要求，出台了实施细则，老年人的就业权益得到了更好的保护。为了提高国内老年人的生活水平和生活质量，韩国还出台了《交通弱者移动便利增进法》《老年亲和产业振兴法》《保障残疾人、老人及孕妇等出行方便的法律》。可见，韩国的老年福利法律体系已经逐步建立和完善。

(六) 新加坡

新加坡也是一个深受儒家文化影响的国家，国家通过立法和政策等强化了家庭养老责任；制定了各种优惠条件，来支持家庭养老模式，如对愿意和父母住在一起的子女给予优先购房权以及继承财产的部分免税权；对由于残疾等疾病导致的贫困家庭补助金，通过财政拨款进行了 4 次专门的"敬老保健金计划"等。还颁布了《赡养父母法》，于 1996 年 6 月 1 日开始生效。该法是世界上第一个为赡养父母而专门创立的，该法对于子女赡养父母做出了全面的规定。该法规定了不仅仅是婚生子女有赡养父母的义务，非婚生子女、继子女、养子女均对父母有赡养的义务。老人必须是年满 60 周岁生活不能自理的新加坡居民，在申请子女赡养之前，必须先证明自己的收入和其他财产不能满足他们的基本生活，在此种情况下才能申请子女赡养。政府创立了调解家庭纠纷裁决处来专门进行赡养案件的处理；规定了对拒绝履行赡养义务的子女，法院可以签发"赡养令"；规定了子女不履行赡养义务，可以被处以罚款或一年的有期徒刑；并且随后就创立了赡养父母仲裁法庭来保障法律的实施。总之，新加坡的《赡养父母法》对赡养主体、被赡养的条件甚至是提起法律诉讼的相关情况都进行了规定，是一部比较齐全的法律，对子女的权利义务规定得比较明确，对于不尽赡养义务的子女来说，能够依据此法得到相应的处罚，是一部值得借鉴的法律。

　　虐待老人是一个非常复杂的问题，涉及社会、经济、文化、心理等各方面因素，同时也是一个具有隐蔽性的社会问题，需要引起全社会的重视。我国悠久的传统文化要求我们要对老年人关怀、照顾，使他们老有所依、老有所养。护士作为与老年人密切接触的健康专业人士，应有意识地去了解容易导致虐待老年人发生的原因，积极预防虐待老年人问题的发生，在有可疑的被虐待情况发生的时候，对老年人进行细致的评估，判断其是否确有虐待的发生，并积极提供相应的干预策略，必要时使用法律武器保护受虐待的老年人，真正帮助老年人维护其权利和尊严，使其免受伤害。

（裴先波）

思考与练习

单选题

1. 老年照顾中基本伦理原则不包括＿＿＿＿＿＿＿＿。
　　A. 有利原则　　　　B. 尊重原则　　　　C. 不伤害原则　　　D. 保密原则
2.《中华人民共和国老年人权益保障法》是哪一年颁布的？＿＿＿＿＿＿＿＿
　　A. 1982 年　　　B. 1996 年　　　C. 1949 年　　　D. 1972 年
3. 以下哪项是老年人权益保护中存在的主要问题？＿＿＿＿＿＿＿＿

　　A. 赡养人赡养意识缺乏　　　　　B. 老年人受虐待

　　C. 老年人再婚受干涉　　　　　　D. 以上都对
4. 智慧养老过度依赖技术会对老年人产生什么损害？＿＿＿＿＿＿＿＿

　　A. 降低老人的自尊感　　　　　　B. 伤害老人身体

　　C. 伤害老人的子女　　　　　　　D. 侵犯老人隐私
5. 一些地方为老年人乘车提供免费或半价服务，这主要体现哪方面的权益？＿＿＿＿＿＿＿

　　A. 婚姻自由　　　　　　　　　　B. 参与社会发展的权利

　　C. 享有社会服务　　　　　　　　D. 享有社会优待

附录一 老年护理学相关量表

表 1 Katz 日常生活功能指数评价量表

生活能力	项目	分值
进食	进食自理无需帮助	2
	需帮助备餐，能自己进食	1
	进食或经静脉给营养时需要帮助	0
更衣(取衣、穿衣、扣纽扣、系带)	完全独立完成	2
	仅需要帮助系鞋带	1
	取衣、穿衣需要协助	0
沐浴(擦浴、盆浴或淋浴)	独立完成	2
	仅需要部分帮助(如背部)	1
	需要帮助(不能自行沐浴)	0
移动(起床、卧床、从椅子上站起或坐下)	自如(可以使用手杖等辅助器具)	2
	需要帮助	1
	不能起床	0
如厕(大小便自如，便后能自洁及整理衣裤)	无需帮助，能借助辅助器具进出厕所	2
	需要帮助进出厕所、便后清洁或整理衣裤	1
	不能自行进出厕所完成排泄过程	0
控制大小便	能完全控制	2
	偶尔大小便失禁	1
	排尿、排便需别人帮助，需用导尿管或失禁	0

评分：通过观察，确定进食、更衣、沐浴、移动、如厕、控制大小便 6 个日常生活功能评分。总分范围 0~12 分，分值越高，则提示被测者的日常生活能力越高。

表 2　Barthel 指数评定量表

生活能力	评分	标准	分数
大便	0	失禁或昏迷	
	5	偶有失禁(每周<1 次)	
	10	控制	
小便	0	失禁或昏迷或需他人导尿	
	5	偶有失禁(每 24h<1 次)	
	10	控制	
修饰	0	依赖他人	
	5	需要帮助	
	10	自理(洗脸、梳头、刷牙、剃须)	
用厕	0	依赖他人	
	5	需部分帮助	
	10	自理(去和离开厕所、使用厕纸、穿脱裤子)	
进食	0	较大或完全依赖	
	5	需部分帮助(切面包、抹黄油、夹菜、盛饭)	
	10	全面自理(能进各种食物,但不包括取饭、做饭)	
转移	0	完全依赖他人,无坐位平衡	
	5	需大量帮助(1~2 人,身体帮助),能坐	
	10	需少量帮助(言语或身体帮助)	
	15	自理	
活动	0	不能步行	
	5	在轮椅上能独立行动	
	10	需 1 人帮助步行(言语或身体帮助)	
	15	独立步行(可用辅助器,在家及附近)	
穿衣	0	依赖他人	
	5	一半需帮助	
	10	自理(自己系解纽扣,关、开拉锁和穿鞋)	
上下楼梯	0	不能	
	5	需帮助(言语身体手杖帮助)独立上下楼梯	
	10	独立上下楼梯	
洗澡	0	依赖	
	5	自理(无需指导能进出浴池并自理洗澡)	

评分：0~20 分：极严重功能障碍；20~45 分：严重功能障碍；50~70 分：中度功能障碍；75~95 分：轻度功能障碍；100 分：ADL 自理。

表3　Lawton 功能性日常生活能力表

生活能力	项目	分值
你能自己做饭吗?	无需帮助	2
	需要一些帮助	1
	完全不能自己做饭	0
你能自己做家务或勤杂工作吗?	无需帮助	2
	需要一些帮助	1
	完全不能自己做家务	0
你能自己服药吗?	无需帮助(能准时服药,剂量准确)	2
	需要一些帮助(别人帮助备药和/或提醒服药)	1
	没有帮助完全不能自己服药	0
你能去超过步行距离的地方吗?	无需帮助	2
	需要一些帮助	1
	除非作特别安排,否则完全不能旅行	0
你能去购物吗?	无需帮助	2
	需要一些帮助	1
	完全不能自己出去购物	0
你能自己理财吗?	无需帮助	2
	需要一些帮助	1
	完全不能自己理财	0
你能打电话吗?	无需帮助	2
	需要一些帮助	1
	完全不能自己打电话	0

　　评分:7个方面的功能性日常生活能力评分。总分值的范围0~14分,分值越高,则提示被测试者的功能性日常生活能力越高。

表4 简易精神状态评估量表(MMSE)

项目		积分					
定向力 (10分)	1. 今年是哪一年? 现在是什么季节? 现在是几月份? 今天是几号? 今天是星期几?					1 1 1 1 1	0 0 0 0 0	
	2. 你住在哪个省? 你住在哪个县(区)? 你住在哪个(街道)? 咱们现在在哪个医院? 咱们现在在第几层楼?					1 1 1 1 1	0 0 0 0 0	
记忆力 (3分)	3. 告诉你三种东西,我说完后,请你重复一遍并记住,待会还会问你(各1分,共3分)			3	2	1	0	
注意力和 计算力 (5分)	4. 10-7=? 连续减5次(93、86、79、72、65各1分,共5分。若错了,但下一个答案正确,只记一次)	5	4	3	2	1	0	
回忆能力 (3分)	5. 现在请你说出我刚才告诉你让你记住的哪些东西?			3	2	1	0	
语言能力 (9分)	6. 命名能力 出示手表,问这个是什么东西? 出示钢笔,问这个是什么东西?					1	0	
	7. 复述能力 我现在说一句话,请跟我清楚地重复一遍(44只石狮子)!					1	1	
	8. 阅读能力 请你念念这句话,并按上面意思去做 "闭上您的眼睛"					1	0	
	9. 三步命令 我给你一张纸请你按我说的去做,现在开始"用右手拿着这张纸,用两只手将它对折起来,放在你的左腿上"。(每个动作1分,共3分)			3	2	1	0	
	10. 请你给我写一个完整的句子(不可以写名字)					1	1	
	11. 结构能力 请你照下面图案画下来!					1	1	

MMSE 的使用注意事项:

1. 定向力(最高分: 10 分): 首先询问日期, 之后再针对性地询问其他部分, 如"你能告诉我现在是什么季节", 每答对题得一分。请依次提问, "你能告诉我你住在什么省市吗"(区县 街道 什么地方 第几层楼)每答对 1 题得 1 分。

2. 记忆力(最高分: 3 分)

告诉被测试者您将问几个问题来检查他/她的记忆力, 然后清楚、缓慢地说出 3 个相互无关的东西的名称(如"皮球""国旗""树木", 大约 1 秒钟说 1 个)。说完所有的 3 个名称之后, 要求被测试者重复它们。被测试者的得分取决于他们首次重复的答案(答对 1 个得 1 分, 最多得 3 分)。如果他们没能完全记住, 你可以重复, 但重复的次数不能超过 5 次。如果 5 次后他们仍未记住所有的 3 个名称, 那么对于回忆能力的检查就没有意义了(请跳过 4 部分"回忆能力"检查)。

3. 注意力和计算力(最高分: 5 分)

要求病人从 100 开始减 7, 之后再减 7, 一直减 5 次(即 93, 86, 79, 72, 65), 每答对 1 个得 1 分, 如果前次错了, 但下一个答案是对的也得 1 分。

4. 回忆能力(最高分: 3 分)

如果前次被测试者完全记住了 3 个名称, 现在就让他们再重复一遍, 每正确重复 1 个得 1 分, 最高3 分。

5. 语言能力(最高分: 9 分)

6. 命名能力(0~2 分): 拿出手表给测试者看, 要求他们说出这是什么之后再拿出钢笔, 问他们同样的问题。

7. 复述能力(0~1 分): 要求被测试者注意你说的话并重复一次, 注意只允许重复一次, 这句话是"44 只石狮子", 只有正确, 咬字清楚的才记 1 分。

8. 三步命令(0~3 分): 给被测试者一张空白的平纸, 要求对方按你的命令去做, 注意不要重复或示范。只有他们按正确顺序做的动作才算正确, 每个正确动作计 1 分。

9. 阅读能力(0~1 分): 拿出一张"闭上您的眼睛"卡片给被测试者看, 要求被测试者读它, 并按要求去做。只有他们确实闭上眼睛才能得分。

10. 书写能力(0~1 分): 给被测试者一张白纸, 让他们自发地写出一句完整的句子。句子必须有主语, 动词, 并有意义。注意你不能给予任何提示。语法和标点的错误可以忽略。

11. 结构能力(0~1 分): 在一张白纸上画有交叉的两个五边形, 要求被测试者照样准确地画出来。评分标准: 五边形需画出 5 个清楚的角和 5 个边。同时, 两个五边形交叉处形成菱形。线条的抖动和图形的旋转可以忽略。

表5 汉密顿焦虑量表的内容

项 目	主 要 表 现	评定等级				
1. 焦虑心境	担心、担忧，感到最坏的事情将要发生，容易激惹	0	1	2	3	4
2. 紧张	紧张感、易疲劳、不能放松，情绪反应，易哭、颤抖、感到不安	0	1	2	3	4
3. 害怕	害怕黑暗、陌生人、一人独处、动物、乘车或旅游、公共场合	0	1	2	3	4
4. 失眠	难以入睡、易醒、睡眠浅、多梦、夜惊、醒后感觉疲倦	0	1	2	3	4
5. 认知功能	注意力不能集中、注意障碍、记忆力差	0	1	2	3	4
6. 抑郁心境	丧失兴趣、抑郁、对以往爱好缺乏快感	0	1	2	3	4
7. 躯体性焦虑（肌肉系统）	肌肉酸痛、活动不灵活、肌肉和肢体抽动、牙齿打颤、声音发抖	0	1	2	3	4
8. 躯体性焦虑（感觉系统）	视物模糊、发冷发热、软弱无力感、浑身刺痛	0	1	2	3	4
9. 心血管系统症状	心动过速、心悸、胸痛、血管跳动感、昏倒感、心搏脱漏	0	1	2	3	4
10. 呼吸系统症状	胸闷、窒息感、叹息、呼吸困难	0	1	2	3	4
11. 胃肠道症状	吞咽困难、嗳气、消化不良（进食后腹痛腹胀、恶心、胃部饱胀感）、肠蠕动感、肠鸣、腹泻、体重减轻、便秘	0	1	2	3	4
12. 生殖泌尿系统症状	尿频、尿急、停经、性冷淡、早泄、阳痿	0	1	2	3	4
13. 自主神经系统症状	口干、潮红、苍白、易出汗、紧张性头痛、毛发竖起	0	1	2	3	4
14. 会谈时行为表现	①一般表现：紧张、不能松弛、忐忑不安、咬手指、紧握拳、面肌抽动、手发抖、皱眉、表情僵硬、肌张力高、叹息样呼吸、面色苍白 ②生理表现：吞咽、打嗝、安静时心率快、呼吸快、腱反射亢进、震颤、瞳孔放大、眼睑痉挛、易出汗、眼球突出	0	1	2	3	4

（1）评分标准：采用0~4分的5级评分法，各级评分标准：0＝无症状；1＝轻度；2＝中等，有肯定的症状、但不影响生活与劳动；3＝重度，症状重、需进行处理或影响生活和劳动；4＝极重度，症状极重、严重影响生活。

（2）评分结果：总分超过29分，提示可能为严重焦虑；超过21分，提示有明显焦虑；超过14分，提示有肯定的焦虑；超过7分，可能有焦虑；小于7分，提示没有焦虑。

表6 状态-特质焦虑问卷

下面列出的是人们常常用来描述自己的陈述，请阅读每一个陈述，然后圈右边适当的数字，来表示您现在最恰当的感觉。没有对或错的回答，不要对任何一个陈述花太多的时间去考虑，但所给的回答应该是您现在最恰当的感觉。

状态焦虑条目	评定等级			
	几乎没有	有些	中等程度	非常明显
*1. 我感到心情平静	1	2	3	4
*2 我感到安全	1	2	3	4
3. 我是紧张的	1	2	3	4
4. 我感到被限制	1	2	3	4
*5. 我感到安逸	1	2	3	4
6. 我感到烦乱	1	2	3	4
7. 我现在正为可能发生的不幸而烦恼	1	2	3	4
*8. 我感到满意	1	2	3	4
9. 我感到害怕	1	2	3	4
*10. 我感到舒适	1	2	3	4
*11. 我有自信心	1	2	3	4
12. 我觉得神经过敏	1	2	3	4
13. 我极度紧张不安	1	2	3	4
14. 我优柔寡断	1	2	3	4
*15. 我是轻松的	1	2	3	4
*16. 我感到心满意足	1	2	3	4
17. 我是烦恼的	1	2	3	4
18. 我感到慌乱	1	2	3	4
*19. 我感到镇定	1	2	3	4
*20. 我感到愉快	1	2	3	4

评分结果：

特质焦虑条目	评定等级			
	几乎没有	有些	经常	几乎总是如此
*21. 我感到愉快	1	2	3	4
22. 我感到神经过敏和不安	1	2	3	4
*23. 我感到自我满足	1	2	3	4
*24. 我希望像别人那样高兴	1	2	3	4
25. 我感到像个失败者	1	2	3	4
*26. 我感到宁静	1	2	3	4
*27. 我是平静、冷静和镇定自若的	1	2	3	4
28. 我感到困难成堆，无法克服	1	2	3	4
29. 我过分忧虑那些无关紧要的事情	1	2	3	4
*30. 我是高兴的	1	2	3	4
31. 我的思想处于混乱状态	1	2	3	4
32. 我缺乏自信	1	2	3	4
*33. 我感到安全	1	2	3	4
*34. 我容易作出决定	1	2	3	4
35. 我感到不太好	1	2	3	4
*36. 我是满足的	1	2	3	4
37. 一些不重要的想法缠绕着我，并打扰我	1	2	3	4
38. 我如此沮丧，无法摆脱	1	2	3	4
*39. 我是个稳定的人	1	2	3	4
40. 一想到当前的事情和利益，我就陷入紧张状态	1	2	3	4

评分结果：

由受试者根据自己的体验选择最合适的等级。分别计算出状态焦虑和特质焦虑量表的累计分，最小值为 20 分，最大值为 80 分(注意：凡正性情绪项目均为反序计分)。分值越高，说明受试者焦虑水平越高。

表7 汉密尔顿抑郁量表

圈出最符合病人情况的分数											
1. 抑郁情绪	0	1	2	3	4	2. 有罪恶感	0	1	2	3	4
3. 自杀	0	1	2	3	4	4. 入睡困难	0	1	2	3	4
5. 睡眠不深	0	1	2	3	4	6. 早睡	0	1	2	3	4
7. 工作和兴趣	0	1	2	3	4	8. 迟缓	0	1	2	3	4
9. 激越	0	1	2	3	4	10. 精神性焦虑	0	1	2	3	4
11. 躯体性焦虑	0	1	2	3	4	12. 胃肠道症状	0	1	2	3	4
13. 全身症状	0	1	2	3	4	14. 性症状	0	1	2	3	4
15. 疑病	0	1	2	3	4	16. 体重减轻	0	1	2	3	4
17. 自制力	0	1	2	3	4	18. 日夜变化 A. 早 B. 晚	0	1	2	3	4
19. 人格或现实解体	0	1	2	3	4	20. 偏执症状	0	1	2	3	4
21. 强迫症状	0	1	2	3	4	22. 能力减退感	0	1	2	3	4
23. 绝望感	0	1	2	3	4	24. 自卑感	0	1	2	3	4

评分结果：

总分<7分：正常；总分在 7~17 分：可能有抑郁症；总分在 17~24 分：肯定有抑郁症；总分>24分：严重抑郁症。

表8　老年抑郁量表

请选择最切合您最近一周来的感受的答案。

项　　目	回答	
1. 你对生活基本满意吗？	是	否
2. 你是否已经放弃了许多活动与兴趣？	是	否
3. 你是否觉得生活空虚？	是	否
4. 你是否常感到厌倦？	是	否
5. 你觉得未来有希望吗？	是	否
6. 你是否因为脑子里的一些想法摆脱不掉而烦恼？	是	否
7. 你是否发现部分时间精力充沛？	是	否
8. 你是否害怕会有不幸的事落到你头上？	是	否
9. 你是否大部分时间感到幸福？	是	否
10. 你是否常感到孤立无援？	是	否
11. 你是否经常坐立不安、心烦意乱？	是	否
12. 你是否希望待在家里而不愿去做些新鲜事？	是	否
13. 你是否常常担心将来？	是	否
14. 你是否觉得记忆力比以前差？	是	否
15. 你觉得现在活得惬意吗？	是	否
16. 你是否感到心情沉重、郁闷？	是	否
17. 你是否觉得像现在这样或者毫无意义？	是	否
18. 你是否总为过去的事忧愁？	是	否
19. 你觉得生活令人兴奋吗？	是	否
20. 你开始一件新的工作很困难吗？	是	否
21. 你觉得生活充满活力吗？	是	否
22. 你是否觉得你的处境毫无希望？	是	否
23. 你是否觉得大多数人比你强得多？	是	否
24. 你是否常为些小事伤心？	是	否
25. 你是否常觉得想哭？	是	否
26. 你集中精力有困难吗？	是	否
27. 你早晨起来很快活吗？	是	否
28. 你希望避开集会吗？	是	否
29. 你做决定很容易吗？	是	否
30 你的头脑像往常一样清晰吗？	是	否

评分：总分为0~10分：属正常；11~20分：为轻度抑郁；21~30分：则为中重度抑郁。

表9　焦虑自评量表(SAS)

填表注意事项：下面有 20 条文字，请仔细阅读每一条，把意思弄明白，然后根据您最近一星期的实际情况，在适当的方格里画一个"√"。每一条文字后有 4 个方格，A 表示：没有或很少发生；B：少部分时间；C：大多时间；D：绝大部分或全部时间。

内　　容	A	B	C	D
1. 我觉得比平常容易紧张和着急	1	2	3	4
2. 我无缘无故地感到害怕	1	2	3	4
3. 我容易心里烦乱或觉得惊恐	1	2	3	4
4. 我觉得我可能将要发疯	1	2	3	4
*5. 我觉得一切都很好，也不会发生什么不幸	1	2	3	4
6. 我手脚发抖打颤	1	2	3	4
7. 我因为头痛，颈痛和背痛而苦恼	1	2	3	4
8. 我感觉容易衰弱和疲乏	1	2	3	4
*9. 我觉得心平气和，并且容易安静坐着	1	2	3	4
10. 我觉得心跳很快	1	2	3	4
11. 我因为一阵阵头晕而苦恼	1	2	3	4
12. 我有晕倒发作或觉得要晕倒似的	1	2	3	4
*13. 我呼气吸气都感到很容易	1	2	3	4
14. 我手指麻木和刺痛	1	2	3	4
15. 我因为胃痛和消化不良而苦恼	1	2	3	4
16. 我常常要小便	1	2	3	4
*17. 我的手常常是干燥的	1	2	3	4
18. 我脸红发热	1	2	3	4
*19. 我容易入睡并且一夜睡得很好	1	2	3	4
20. 我做噩梦	1	2	3	4

评分标准：正向计分题 A、B、C、D 按 1、2、3、4 分计；反向计分题(标注"*"的题目题号：5、9、13、17、19)按 4、3、2、1 计分。总分乘以 1.25 取整数，即得标准分。低于 50 分者为正常；50~60 分者为轻度焦虑；61~70 分者为中度焦虑，70 分以上者为重度焦虑。

表10 医院焦虑抑郁量表(HADS)

情绪在大多数疾病中起着重要作用，如果医生懂得您的情绪变更，他们就可以给您更多的帮忙，请您阅读以下各个项目，在其中最符合你过去一个月的情绪情况选项后括号内打"√"。对这些问题的回答不要做过多的思索，当即做出的回答，往往更符合实际情况。

1. 我感到严重(或痛苦)[A]:
   0—根本没有( )　　　　　　　　　　1—有时候( )
   2—大多时候( )　　　　　　　　　　3—几乎所有时候( )
2. 我对以往感兴趣的事情还是有兴趣[D]:
   0—必定一样( )　　　　　　　　　　1—不像以前那样多( )
   2—只有一点( )　　　　　　　　　　3—基本上没有了( )
3. 我感到有点害怕好像预感到什么恐怖的事情要发生[A]:
   0—根本没有( )　　　　　　　　　　1—有一点，但并不是我苦恼( )
   2—是有，不太严重( )　　　　　　　3—非常肯定和十分严重( )
4. 我可以哈哈大笑，并看到事物好的一面[D]:
   0—我常常这样( )　　　　　　　　　1—现在已经不太这样了( )
   2—现在肯定是不太多了( )　　　　　3—根本没有( )
5. 我的心中充满烦恼[A]:
   0—偶尔如此( )　　　　　　　　　　1—时时，但并不轻松( )
   2—时常如此( )　　　　　　　　　　3—大多数时间( )
6. 我感到愉快[D]:
   0—大多数时间( )　　　　　　　　　1—有时( )
   2—其实不常常( )　　　　　　　　　3—根本没有( )
7. 我可以安适而轻松地坐着[A]:
   0—必定( )　　　　　　　　　　　　1—常常 4( )
   2—其实不常常( )　　　　　　　　　3—根本没有( )
8. 我对自己的仪容失去兴趣[D]:
   0—我仍然像以往一样关心( )　　　　1—我可以不是非常关心( )
   2—其实不像我应该做的那样关心我( )　3—肯定( )
9. 我有点坐立不安，好像感到非要活动不可[A]:
   0—根本没有( )　　　　　　　　　　1—其实不很少( )
   2—是很多( )　　　　　　　　　　　3—却是非常多( )
10. 我对一切都是悲观地向前看[D]:
    0—差不多是这样做( )　　　　　　　1—并不完全是这样( )
    2—很少这样做( )　　　　　　　　　3—几乎从不这样做( )
11. 我突然发现有恐慌感[A]:
    0—根本没有( )　　　　　　　　　　1—并不是常常( )

2—非常肯定，十分严重(　　)　　　　　3—确实很常常(　　)

12. 我好像感到情绪在渐渐低落[D]：

  0—根本没有(　　)　　　　　　　　1—有时(　　)

  2—很常常(　　)　　　　　　　　　3—几乎所有时间(　　)

13. 我感到有点害怕，好像某个内脏器官变更了[A]：

  0—根本没有(　　)　　　　　　　　1—有时(　　)

  2—很常常(　　)　　　　　　　　　3—非常常常(　　)

14. 我能欣赏一本好书或意向好的广播或电视节目[D]：

  0—常常如此(　　)　　　　　　　　1—有时(　　)

  2—并不是常常(　　)　　　　　　　3—很少(　　)

  评分标准：本表包含焦虑和抑郁2个亚量表，分别针对焦虑[A]和抑郁[D]问题各7题。

  焦虑和抑郁亚量表的分值区分为：0~7分属无症状；8~10分属可疑存在；11~21分属肯定存在；在评分时，以8分为起点，即包含可疑及有症状者均为阳性。

表 11　Zung 氏抑郁自评量表(SDS)

评定项目	很少有 (1分)	有时有 (2分)	大部分 时间有 (3分)	绝大多数 时间有 (4分)
1. 我觉得闷闷不乐，情绪低沉				
2. 我觉得一天中早晨最好				
3. 我一阵阵哭出来或觉得想哭				
4. 我晚上睡眠不好				
5. 我吃得跟平常一样多				
6. 我与异性密切接触时和以往一样感到愉快				
7. 我发觉我的体重在下降				
8. 我有便秘的苦恼				
9. 我心跳比平常快				
10. 我无缘无故地感到疲乏				
11. 我的头脑跟平常一样清楚				
12. 我觉得经常做的事情并没有困难				
13. 我觉得不安而平静不下来				
14. 我对将来抱有希望				
15. 我比平常容易生气激动				
16. 我觉得做出决定是容易的				
17. 我觉得自己是个有用的人，有人需要我				
18. 我的生活过得很有意思				
19. 我认为如果我死了，别人会生活得好些				
20. 平常感兴趣的事我仍然照样感兴趣				

合计总分(评定的时间为：最近的一周)：

计分与解释：

1. 评定采用 1~4 分制计分，读者应根据过去一周内自身的情况作答。

2. 把 20 题的得分相加得总分，把总分乘以 1.25，四舍五入取整数，即得标准分。

3. 评定的分界值为 50 分，50 分以下为正常，50 分以上，就可诊断为有抑郁倾向。50~59 分提示轻度抑郁，60~69 分提示中度抑郁，70 分以上提示重度抑郁。

表 12　病人健康问卷(patient health questionaire-9 items，PHQ-9)

在过去的两周内，以下情况烦扰您有多频繁?	评分			
	完全不会	好几天	一半以上的天数	几乎每天
1. 做事时提不起劲或没有兴趣				
2. 感到心情低落，沮丧或绝望				
3. 入睡困难，睡不安稳或睡眠过多				
4. 感觉疲倦或没有活力				
5. 食欲不振或吃太多				
6. 觉得自己很糟或觉得自己很失败，或让自己或家人失望				
7. 对事物专注有困难，例如阅读报纸或看电视时				
8. 动作或说话速度缓慢到别人已经察觉? 或正好相反，烦躁或坐立不安、动来动去的情况更胜于平常				
9. 有不如死掉或用某种方式伤害自己的念头				

1. 计分方法：本量表的主要统计指标为总分，即 1~9 各条目得分的总和。每个条目分 4 级，分别为 3 = 几乎每天；2 = 一半以上的天数；1 = 好几天；0 = 完全不会。总分为所有条目之和，PHQ 的总分范围为 0~27。

2. 抑郁程度分析：0~4 分为无抑郁；5~9 分为轻度抑郁；10~14 分为中度抑郁；15~19 分为中重度抑郁；20~27 分为重度抑郁。

表 13　我的五个愿望

第一个愿望：我要或不要什么医疗服务

我知道我的生命宝贵所以希望在任何时候都能保持尊严。当我不能为自己的医疗问题做决定时，我希望以下这些愿望得到尊重和实行？（请勾选，可复选）

- □1. 我不要疼痛。希望医生按照世界卫生组织的有关指引给我足够的药物解除或减轻我的疼痛。即使这会影响我的神志让我处在朦胧或睡眠状态。
- □2. 我不要任何形式的痛苦，如呕吐、痉挛、抽搐、谵妄、恐惧或者有幻觉等，希望医生和护士尽力帮助我保持舒适。
- □3. 我不要任何增加痛苦的治疗和检查（如放疗、化疗、手术探查等），即使医生和护士认为这可能对明确诊断和改善症状有好处。
- □4. 我希望在被治疗和护理时个人隐私得到充分保护。
- □5. 我希望所有时间里身体保持洁净无气味。
- □6. 我希望定期给我剪指甲、理发、剃须和刷牙。
- □7. 我希望我的床保持干爽洁净，如果它被污染了请尽可能快速更换。
- □8. 我希望给我的食物和饮水总是干净和温暖的。
- □9. 我希望在有人需要和法律允许的情况下捐赠我的有用器官和组织。
- □其他（如以上内容不能表达您愿望的全部。请在以下空白处用文字补充或进一步说明。如果没有，可空着不填）

第二个愿望：我希望使用或不使用生命支持治疗

我知道生命支持治疗有时是维持我存活的唯一手段。但当我的存活毫无质量，生命支持治疗只能延长我的死亡过程时，我要谨慎考虑我是否使用它。

注意：当我要求不使用生命支持治疗时它只包括：（请勾选，可复选）

- □1. 放弃心肺复苏术。
- □2. 放弃使用呼吸机。
- □3. 放弃使用喂食管。
- □4. 放弃输血。
- □5. 放弃使用昂贵抗生素。
- □其他（如以上内容不能表达您愿望的全部。请在以下空白处用文字补充或进一步说明。如果没有，可空着不填）

以下是在三种具体情况下我对要或不要生命支持治疗（我已经在上面规范了它的范围）的选择。

（一）生命末期

如果我的医生和另一位医疗专家都判定我已经进入生命末期（生命末期是指因病或因伤造成的，按合理的医学判断不管使用何种医疗措施，死亡来临时间不会超过六个月的情况），而生命支持治疗的作用只是推迟我死亡的时间。（请勾选，不可复选）

- □1. 我要生命支持治疗。
- □2. 我不要生命支持治疗，如果它已经开始，我要求停止它。
- □3. 如果医生相信生命支持治疗能缓解我的痛苦，我要它。但要求我的医生在认为对我已经没有缓解痛苦作用的时停用它。

（二）不可逆转的昏迷状态

如果我的医生和另一位医疗专家都判定我已经昏迷且按合理的医学判断没有改善或恢复的可能，而生命支持治疗的作用只是推迟我死亡的时间。（请勾选，不可复选）

☐1. 我要生命支持治疗。

☐2. 我不要生命支持治疗，如果它已经开始，我要求停止它。

☐3. 如果医生相信生命支持治疗能缓解我的痛苦，我要它。但要求我的医生在认为对我已经没有缓解痛苦作用的时停用它。

（三）持续植物状态

如果我的医生和另一位医疗专家都判定我由于永久严重的脑损害而处于持续植物状态，且按合理的医学判断没有改善或恢复的可能，而生命支持治疗的作用只是推迟我的死亡时间。（请勾选，不可复选）

☐1. 我要生命支持治疗。

☐2. 我不要生命支持治疗，如果它已经开始，我要求停止它。

☐3. 如果医生相信生命支持治疗能缓解我的痛苦，我要它。但要求我的医生在认为对我已经没有缓解痛苦作用的时停用它。

（如以上内容不能表达您愿望的全部。请在以下空白处用文字补充或进一步说明。如果没有，可空着不填）

第三个愿望：我希望别人怎么对待我

我理解我的家人、医生、朋友和其他相关人士可能由于某些原因不能完全实现我写在这里的愿望，但我希望他们至少知道这些有关精神和情感的愿望对我来说也很重要。（请勾选，可复选）

☐1. 我希望当我在疾病或年老的情况下对我周围的人表示恶意、伤害或做出任何不雅行为的时候被他们原谅。

☐2. 我希望尽可能有人陪伴，尽管我可能看不见听不见也不能感受到任何接触。

☐3. 我希望有我喜欢的图画或照片挂在病房接近我床的地方。

☐4. 我希望尽可能多地接受志愿者服务。

☐5. 我希望任何时候不被志愿者打扰。

☐6. 我希望尽可能在家里去世。

☐7. 我希望临终时有我喜欢的音乐陪伴。

☐8. 我希望临终时有人和我在一起。

☐9. 我希望临终时有我指定的宗教仪式。

☐10. 我希望在任何时候不要为我举行任何宗教仪式。

☐其他（如以上内容不能表达您愿望的全部。请在以下空白处用文字补充或进一步说明。如果没有，可空着不填）

第四个愿望：我想让我的家人和朋友知道什么

请家人和朋友平静对待我的死亡，这是每人都必须经历的生命过程和自然规律。你们这样做可使我的最后日子变得有意义。（请勾选，可复选）

☐1. 我希望我的家人和朋友知道我对他们的爱至死不渝。

☐2. 我希望我的家人和朋友在我死后能尽快恢复正常生活。

☐3. 我希望丧事从简。

□4. 我希望不开追悼会。

□5. 我希望我的追悼会只通知家人和好友(可在下面写出他们的名字)。

(如以上内容不能表达您愿望的全部。请在以下空白中用文字补充或进一步说明;如果没有,可空着不填)

第五个愿望:我希望谁帮助我

我理解我在这份文件中表达的愿望暂时没有现行法律保护它们的必然实现,但我还是希望更多人在理解和尊重的前提下帮我实现它们。我以我生命的名义感谢所有帮助我的人。

我还要在下面选出至少一个在我不能为自己做决定的时候帮助我的人。之所以这样做,是我要在他/她或他们的见证下签署这份"我的五个愿望",以证明我的郑重和真诚。

我在由我选定的能帮助我的人的见证下签署这份文件。

我申明,在这份表格中表达的愿望在以下两种情况同时发生时才能被由我选定的能帮助我的人引用。

1. 我的主治医生判断我无法再做医疗决定。

2. 且另一位医学专家也认为这是事实。如果本文件中某些愿望确实无法实现,我希望其他愿望仍然能被不受影响地执行。

被我选定的能帮助我的人是:_____

(建议选择至少一位非常了解和关心您,能做出比较困难决定的成年亲属作为能帮助您的人。关系良好的配偶或直系亲属通常是合适人选。因为他们最合适站在您的立场上表达意见,并能获得医务人员的认可和配合。如果能同时选出两个这样的人当然更好。他们应该离您不太远,这样当您需要他们的时候他们能在场。无论您选择谁做能帮助您的人,请确认您和他们充分谈论了您的愿望,而他或她尊重并同意履行它们。)

姓　　　名:_____
与我的关系:_____
联系地址:_____
电　　话:_____
签署日期:　　年　　月　　日

姓　　　名:_____
与我的关系:_____
联系地址:_____
电　　话:_____
签署日期:　　年　　月　　日

表 14　死亡焦虑量表(CT-DAS)

条　　目	非常同意	比较同意	不确定	不太同意	非常不同意
1. 我非常害怕死亡					
2. 我很少想到死亡					
3. 人们谈论死时我不会紧张					
4. 我想到自己要接受手术治疗会害怕					
5. 我一点也不害怕死亡					
6. 我不是很害怕患癌症					
7. 我从来不会因想到死而烦恼					
8. 我常常为时间过得飞快而痛苦					
9. 我害怕痛苦地死去					
10. 关于死后的话题令我非常困扰					
11. 我很害怕心脏病发作					
12. 我经常会想生命如此短暂					
13. 当听到人们谈论世界末日时，我会吓得发抖					
14. 我看到遗体会毛骨悚然					
15. 我对于未来没有什么可恐惧的					

记分方法：CT-DAS 标准变化为 Likert5 级，1＝从非常同意，2＝比较同意，3＝不确定，4＝不太同意，5＝非常不同意，总分为 0~75 分，分值越高，死亡焦虑水平越高。

表 15　心理痛苦温度计(DT)

　　在疾病的发生、治疗及康复过程中,您可能会因为一些身体或心理上的不适而产生痛苦的体验。比如睡眠、疼痛、食欲不振、心慌、心烦等。作为医护人员,我们非常希望能够了解您的痛苦并提供专业的服务。请认真填答这份短小的问卷,如实告诉我们是什么原因或者哪儿不舒服使您感到痛苦以及痛苦的程度。只要您告诉我们,我们会在医疗中尽力减轻您的痛苦,并给予更多的人文关怀。

　　首先,请在最符合您最近一周所经历的平均痛苦水平的数字上打"√"。

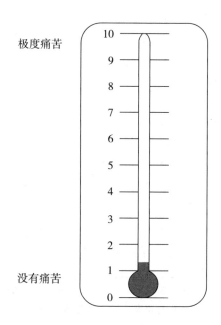

　　接着,下面列举患者可能存在的一些问题,请您根据个人具体情况,在"有"或"无"的一栏上画"√"。

问题列表(PL)

(一)躯体方面的问题					
相关因素	有	无	相关因素	有	无
外表改变	□	□	消化不良	□	□
手术疤痕	□	□	记忆/注意力	□	□
沐浴/穿衣	□	□	□腔疼痛/溃疡	□	□
呼吸状况	□	□	恶心/反胃	□	□
排尿改变	□	□	鼻腔干燥/充血	□	□
便秘	□	□	疼痛	□	□

相关因素	有	无	相关因素	有	无
腹泻	□	□	性欲/性功能	□	□
进食	□	□	皮肤干燥/发痒	□	□
疲乏	□	□	睡眠状况	□	□
肢体肿胀	□	□	手脚麻刺感	□	□
发热	□	□	手背活动困难	□	□
病后活动困难	□	□	其他_____	□	□

(二)实际方面的问题

相关因素	有	无	相关因素	有	无
照顾孩子	□	□	外出交通不便	□	□
持家(料理家务)	□	□	工作/学习	□	□
家庭日常经济状况问题	□	□	知识缺乏	□	□
医疗费用问题	□	□	日常生活被打扰	□	□

(三)情绪方面的问题

相关因素	有	无	相关因素	有	无
抑郁	□	□	紧张	□	□
恐惧	□	□	焦虑	□	□
悲伤	□	□	内疚	□	□
担心复发	□	□	孤独	□	□
忧愁	□	□	害怕	□	□
对日常活动失去兴趣	□	□	依赖	□	□
抱怨	□	□	无助感	□	□
易怒	□	□	社交困难	□	□
心理脆弱	□	□	其他_____	□	□

(四)家庭方面的问题

相关因素	有	无	相关因素	有	无
与配偶沟通	□	□	与子女沟通	□	□
与父母沟通	□	□	生育有无问题	□	□
(五)精神/宗教信仰问题	□	□			

注：心里痛苦程度分级：1~3分为轻度痛苦，4~6分为中度痛苦，7~9分为重度痛苦，10分为极度痛苦。指导患者在最符合他/她最近一周所经历的平均痛苦水平的数字上做出标记，数值≥4分者，可参考问题列表评估影响因素，患者需要转诊到专业的心理机构接受进一步治疗。

附录二　中华人民共和国老年人权益保障法（2018年修正）

1996年8月29日第八届全国人民代表大会常务委员会第二十一次会议通过，根据2009年8月27日第十一届全国人民代表大会常务委员会第十次会议《关于修改部分法律的决定》第一次修正，2012年12月28日第十一届全国人民代表大会常务委员会第三十次会议修订，根据2015年4月24日第十二届全国人民代表大会常务委员会第十四次会议《关于修改〈中华人民共和国电力法〉等六部法律的决定》第二次修正，根据2018年12月29日中华人民共和国主席令第二十四号第十三届全国人民代表大会常务委员会第七次会议《全国人民代表大会常务委员会关于修改〈中华人民共和国劳动法〉等七部法律的决定》第三次修正。

第一章　总　则

第一条　为了保障老年人合法权益，发展老龄事业，弘扬中华民族敬老、养老、助老的美德，根据宪法，制定本法。

第二条　本法所称老年人是指六十周岁以上的公民。

第三条　国家保障老年人依法享有的权益。老年人有从国家和社会获得物质帮助的权利，有享受社会服务和社会优待的权利，有参与社会发展和共享发展成果的权利。禁止歧视、侮辱、虐待或者遗弃老年人。

第四条　积极应对人口老龄化是国家的一项长期战略任务。国家和社会应当采取措施，健全保障老年人权益的各项制度，逐步改善保障老年人生活、健康、安全以及参与社会发展的条件，实现老有所养、老有所医、老有所为、老有所学、老有所乐。

第五条　国家建立多层次的社会保障体系，逐步提高对老年人的保障水平。国家建立和完善以居家为基础、社区为依托、机构为支撑的社会养老服务体系。倡导全社会优待老年人。

第六条　各级人民政府应当将老龄事业纳入国民经济和社会发展规划，将老龄事业经费列入财政预算，建立稳定的经费保障机制，并鼓励社会各方面投入，使老龄事业与经济、社会协调发展。国务院制定国家老龄事业发展规划。县级以上地方人民政府根据国家老龄事业发展规划，制定本行政区域的老龄事业发展规划和年度计划。县级以上人民政府负责老龄工作的机构，负责组织、协调、指导、督促有关部门做好老年人权益保障工作。

第七条　保障老年人合法权益是全社会的共同责任。国家机关、社会团体、企业事业单位和其他组织应当按照各自职责，做好老年人权益保障工作。基层群众性自治组织和依法设立的老年人组织应当反映老年人的要求，维护老年人合法权益，为老年人服务。提倡、鼓励义务为老年人服务。

第八条　国家进行人口老龄化国情教育，增强全社会积极应对人口老龄化意识。全社会应当广泛开展敬老、养老、助老宣传教育活动，树立尊重、关心、帮助老年人的社会风尚。青少年组织、学校和幼儿园应当对青少年和儿童进行敬老、养老、助老的道德教育和维护老年人合法权益的法制教育。广播、电影、电视、报刊、网络等应当反映老年人的生活，开展维护老年人合法权益的宣传，为老年人服务。

第九条　国家支持老龄科学研究，建立老年人状况统计调查和发布制度。

第十条　各级人民政府和有关部门对维护老年人合法权益和敬老、养老、助老成绩显著的组织、家庭或者个人，对参与社会发展做出突出贡献的老年人，按照国家有关规定给予表彰或者奖励。

第十一条　老年人应当遵纪守法，履行法律规定的义务。

第十二条　每年农历九月初九为老年节。

第二章　家庭赡养与扶养

第十三条　老年人养老以居家为基础，家庭成员应当尊重、关心和照料老年人。

第十四条　赡养人应当履行对老年人经济上供养、生活上照料和精神上慰藉的义务，照顾老年人的特殊需要。赡养人是指老年人的子女以及其他依法负有赡养义务的人。赡养人的配偶应当协助赡养人履行赡养义务。

第十五条　赡养人应当使患病的老年人及时得到治疗和护理；对经济困难的老年人，应当提供医疗费用。对生活不能自理的老年人，赡养人应当承担照料责任；不能亲自照料的，可以按照老年人的意愿委托他人或者养老机构等照料。

第十六条　赡养人应当妥善安排老年人的住房，不得强迫老年人居住或者迁居条件低劣的房屋。老年人自有的或者承租的住房，子女或者其他亲属不得侵占，不得擅自改变产权关系或者租赁关系。老年人自有的住房，赡养人有维修的义务。

第十七条　赡养人有义务耕种或者委托他人耕种老年人承包的田地，照管或者委托他人照管老年人的林木和牲畜等，收益归老年人所有。

第十八条　家庭成员应当关心老年人的精神需求，不得忽视、冷落老年人。与老年人分开居住的家庭成员，应当经常看望或者问候老年人。用人单位应当按照国家有关规定保障赡养人探亲休假的权利。

第十九条　赡养人不得以放弃继承权或者其他理由，拒绝履行赡养义务。赡养人不履行赡养义务，老年人有要求赡养人付给赡养费等权利。赡养人不得要求老年人承担力不能及的劳动。

第二十条　经老年人同意，赡养人之间可以就履行赡养义务签订协议。赡养协议的内容不得违反法律的规定和老年人的意愿。基层群众性自治组织、老年人组织或者赡养人所在单位监督协议的履行。

第二十一条　老年人的婚姻自由受法律保护。子女或者其他亲属不得干涉老年人离婚、再婚及婚后的生活。赡养人的赡养义务不因老年人的婚姻关系变化而消除。

第二十二条　老年人对个人的财产，依法享有占有、使用、收益和处分的权利，子女或者其他亲属不得干涉,不得以窃取、骗取、强行索取等方式侵犯老年人的财产权益。老年人有依法继承父母、配偶、子女或者其他亲属遗产的权利,有接受赠与的权利。子女或者其他亲属不得侵占、抢夺、转移、隐匿或者损毁应当由老年人继承或者接受赠与的财产。老年人以遗嘱处分财产,应当依法为老年配偶保留必要的份额。

第二十三条 老年人与配偶有相互扶养的义务。由兄、姐扶养的弟、妹成年后,有负担能力的,对年老无赡养人的兄、姐有扶养的义务。

第二十四条 赡养人、扶养人不履行赡养、扶养义务的,基层群众性自治组织、老年人组织或者赡养人、扶养人所在单位应当督促其履行。

第二十五条 禁止对老年人实施家庭暴力。

第二十六条 具备完全民事行为能力的老年人,可以在近亲属或者其他与自己关系密切、愿意承担监护责任的个人、组织中协商确定自己的监护人。监护人在老年人丧失或者部分丧失民事行为能力时,依法承担监护责任。老年人未事先确定监护人的,其丧失或者部分丧失民事行为能力时,依照有关法律的规定确定监护人。

第二十七条 国家建立健全家庭养老支持政策,鼓励家庭成员与老年人共同生活或者就近居住,为老年人随配偶或者赡养人迁徙提供条件,为家庭成员照料老年人提供帮助。

第三章 社会保障

第二十八条 国家通过基本养老保险制度,保障老年人的基本生活。

第二十九条 国家通过基本医疗保险制度,保障老年人的基本医疗需要。享受最低生活保障的老年人和符合条件的低收入家庭中的老年人参加新型农村合作医疗和城镇居民基本医疗保险所需个人缴费部分,由政府给予补贴。有关部门制定医疗保险办法,应当对老年人给予照顾。

第三十条 国家逐步开展长期护理保障工作,保障老年人的护理需求。对生活长期不能自理、经济困难的老年人,地方各级人民政府应当根据其失能程度等情况给予护理补贴。

第三十一条 国家对经济困难的老年人给予基本生活、医疗、居住或者其他救助。老年人无劳动能力、无生活来源、无赡养人和扶养人,或者其赡养人和扶养人确无赡养能力或者扶养能力的,由地方各级人民政府依照有关规定给予供养或者救助。对流浪乞讨、遭受遗弃等生活无着的老年人,由地方各级人民政府依照有关规定给予救助。

第三十二条 地方各级人民政府在实施廉租住房、公共租赁住房等住房保障制度或者进行危旧房屋改造时,应当优先照顾符合条件的老年人。

第三十三条 国家建立和完善老年人福利制度,根据经济社会发展水平和老年人的实际需要,增加老年人的社会福利。国家鼓励地方建立八十周岁以上低收入老年人高龄津贴制度。国家建立和完善计划生育家庭老年人扶助制度。农村可以将未承包的集体所有的部分土地、山林、水面、滩涂等作为养老基地,收益供老年人养老。

第三十四条 老年人依法享有的养老金、医疗待遇和其他待遇应当得到保障,有关机构必须按时足额支付,不得克扣、拖欠或者挪用。国家根据经济发展以及职工平均工资增长、物价上涨等情况，适时提高养老保障水平。

第三十五条 国家鼓励慈善组织以及其他组织和个人为老年人提供物质帮助。

第三十六条 老年人可以与集体经济组织、基层群众性自治组织、养老机构等组织或者个人签订遗赠扶养协议或者其他扶助协议。负有扶养义务的组织或者个人按照遗赠扶养协议，承担该老年人生养死葬的义务，享有受遗赠的权利。

第四章 社会服务

第三十七条 地方各级人民政府和有关部门应当采取措施，发展城乡社区养老服务，鼓励、扶持专业服务机构及其他组织和个人，为居家的老年人提供生活照料、紧急救援、医疗护理、精神慰藉、心理咨询等多种形式的服务。对经济困难的老年人，地方各级人民政府应当逐步给予养老服务补贴。

第三十八条 地方各级人民政府和有关部门、基层群众性自治组织，应当将养老服务设施纳入城乡社区配套设施建设规划，建立适应老年人需要的生活服务、文化体育活动、日间照料、疾病护理与康复等服务设施和网点，就近为老年人提供服务。发扬邻里互助的传统，提倡邻里间关心、帮助有困难的老年人。鼓励慈善组织、志愿者为老年人服务。倡导老年人互助服务。

第三十九条 各级人民政府应当根据经济发展水平和老年人服务需求，逐步增加对养老服务的投入。各级人民政府和有关部门在财政、税费、土地、融资等方面采取措施，鼓励、扶持企业事业单位、社会组织或者个人兴办、运营养老、老年人日间照料、老年文化体育活动等设施。

第四十条 地方各级人民政府和有关部门应当按照老年人口比例及分布情况，将养老服务设施建设纳入城乡规划和土地利用总体规划，统筹安排养老服务设施建设用地及所需物资。公益性养老服务设施用地，可以依法使用国有划拨土地或者农民集体所有的土地。养老服务设施用地，非经法定程序不得改变用途。

第四十一条 政府投资兴办的养老机构，应当优先保障经济困难的孤寡、失能、高龄等老年人的服务需求。

第四十二条 国务院有关部门制定养老服务设施建设、养老服务质量和养老服务职业等标准，建立健全养老机构分类管理和养老服务评估制度。各级人民政府应当规范养老服务收费项目和标准，加强监督和管理。

第四十三条 设立公益性养老机构，应当依法办理相应的登记。设立经营性养老机构，应当在市场监督管理部门办理登记。养老机构登记后即可开展服务活动，并向县级以上人民政府民政部门备案。

第四十四条 地方各级人民政府加强对本行政区域养老机构管理工作的领导，建立养老机构综合监管制度。县级以上人民政府民政部门负责养老机构的指导、监督和管理，其他有关部门依照职责分工对养老机构实施监督。

第四十五条 县级以上人民政府民政部门依法履行监督检查职责，可以采取以下措施：（一）向养老机构和个人了解情况；（二）进入涉嫌违法的养老机构进行现场检查；（三）查阅或者复制有关合同、票据、账簿及其他有关资料；（四）发现养老机构存在可能危及人身健康和生命财产安全风险的，责令限期改正，逾期不改正的，责令停业整顿。县级以上人民政府民政部门调查养老机构涉嫌违法的行为，应当遵守《中华人民共和国行政强制法》和其他有关法律、行政法规的规定。

第四十六条　养老机构变更或者终止的，应当妥善安置收住的老年人，并依照规定到有关部门办理手续。有关部门应当为养老机构妥善安置老年人提供帮助。

第四十七条　国家建立健全养老服务人才培养、使用、评价和激励制度，依法规范用工，促进从业人员劳动报酬合理增长，发展专职、兼职和志愿者相结合的养老服务队伍。国家鼓励高等学校、中等职业学校和职业培训机构设置相关专业或者培训项目，培养养老服务专业人才。

第四十八条　养老机构应当与接受服务的老年人或者其代理人签订服务协议，明确双方的权利、义务。养老机构及其工作人员不得以任何方式侵害老年人的权益。

第四十九条　国家鼓励养老机构投保责任保险，鼓励保险公司承保责任保险。

第五十条　各级人民政府和有关部门应当将老年医疗卫生服务纳入城乡医疗卫生服务规划，将老年人健康管理和常见病预防等纳入国家基本公共卫生服务项目。鼓励为老年人提供保健、护理、临终关怀等服务。国家鼓励医疗机构开设针对老年病的专科或者门诊。医疗卫生机构应当开展老年人的健康服务和疾病防治工作。

第五十一条　国家采取措施，加强老年医学的研究和人才培养，提高老年病的预防、治疗、科研水平，促进老年病的早期发现、诊断和治疗。国家和社会采取措施，开展各种形式的健康教育，普及老年保健知识，增强老年人自我保健意识。

第五十二条　国家采取措施，发展老龄产业，将老龄产业列入国家扶持行业目录。扶持和引导企业开发、生产、经营适应老年人需要的用品和提供相关的服务。

第五章　社会优待

第五十三条　县级以上人民政府及其有关部门根据经济社会发展情况和老年人的特殊需要，制定优待老年人的办法，逐步提高优待水平。对常住在本行政区域内的外埠老年人给予同等优待。

第五十四条　各级人民政府和有关部门应当为老年人及时、便利地领取养老金、结算医疗费和享受其他物质帮助提供条件。

第五十五条　各级人民政府和有关部门办理房屋权属关系变更、户口迁移等涉及老年人权益的重大事项时，应当就办理事项是否为老年人的真实意思表示进行询问，并依法优先办理。

第五十六条　老年人因其合法权益受侵害提起诉讼交纳诉讼费确有困难的，可以缓交、减交或者免交；需要获得律师帮助，但无力支付律师费用的，可以获得法律援助。鼓励律师事务所、公证处、基层法律服务所和其他法律服务机构为经济困难的老年人提供免费或者优惠服务。

第五十七条　医疗机构应当为老年人就医提供方便，对老年人就医予以优先。有条件的地方，可以为老年人设立家庭病床，开展巡回医疗、护理、康复、免费体检等服务。提倡为老年人义诊。

第五十八条 提倡与老年人日常生活密切相关的服务行业为老年人提供优先、优惠服务。城市公共交通、公路、铁路、水路和航空客运，应当为老年人提供优待和照顾。

第五十九条 博物馆、美术馆、科技馆、纪念馆、公共图书馆、文化馆、影剧院、体育场馆、公园、旅游景点等场所，应当对老年人免费或者优惠开放。

第六十条 农村老年人不承担兴办公益事业的筹劳义务。

第六章 宜居环境

第六十一条 国家采取措施，推进宜居环境建设，为老年人提供安全、便利和舒适的环境。

第六十二条 各级人民政府在制定城乡规划时，应当根据人口老龄化发展趋势、老年人口分布和老年人的特点，统筹考虑适合老年人的公共基础设施、生活服务设施、医疗卫生设施和文化体育设施建设。

第六十三条 国家制定和完善涉及老年人的工程建设标准体系，在规划、设计、施工、监理、验收、运行、维护、管理等环节加强相关标准的实施与监督。

第六十四条 国家制定无障碍设施工程建设标准。新建、改建和扩建道路、公共交通设施、建筑物、居住区等，应当符合国家无障碍设施工程建设标准。各级人民政府和有关部门应当按照国家无障碍设施工程建设标准，优先推进与老年人日常生活密切相关的公共服务设施的改造。无障碍设施的所有人和管理人应当保障无障碍设施正常使用。

第六十五条 国家推动老年宜居社区建设，引导、支持老年宜居住宅的开发，推动和扶持老年人家庭无障碍设施的改造，为老年人创造无障碍居住环境。

第七章 参与社会发展

第六十六条 国家和社会应当重视、珍惜老年人的知识、技能、经验和优良品德，发挥老年人的专长和作用，保障老年人参与经济、政治、文化和社会生活。

第六十七条 老年人可以通过老年人组织，开展有益身心健康的活动。

第六十八条 制定法律、法规、规章和公共政策，涉及老年人权益重大问题的，应当听取老年人和老年人组织的意见。老年人和老年人组织有权向国家机关提出老年人权益保障、老龄事业发展等方面的意见和建议。

第六十九条 国家为老年人参与社会发展创造条件。根据社会需要和可能，鼓励老年人在自愿和量力的情况下，从事下列活动：（一）对青少年和儿童进行社会主义、爱国主义、集体主义和艰苦奋斗等优良传统教育；（二）传授文化和科技知识；（三）提供咨询服务；（四）依法参与科技开发和应用；（五）依法从事经营和生产活动；（六）参加志愿服务、兴办社会公益事业；（七）参与维护社会治安、协助调解民间纠纷；（八）参加其他社会活动。

第七十条 老年人参加劳动的合法收入受法律保护。任何单位和个人不得安排老年人从事危害其身心健康的劳动或者危险作业。

第七十一条 老年人有继续受教育的权利。国家发展老年教育，把老年教育纳入终身教育体系，鼓励社会办好各类老年学校。各级人民政府对老年教育应当加强领导，统一规划，加大投入。

第七十二条 国家和社会采取措施，开展适合老年人的群众性文化、体育、娱乐活动，丰富老年人的精神文化生活。

第八章 法律责任

第七十三条 老年人合法权益受到侵害的，被侵害人或者其代理人有权要求有关部门处理，或者依法向人民法院提起诉讼。人民法院和有关部门，对侵犯老年人合法权益的申诉、控告和检举，应当依法及时受理，不得推诿、拖延。

第七十四条 不履行保护老年人合法权益职责的部门或者组织，其上级主管部门应当给予批评教育，责令改正。国家工作人员违法失职，致使老年人合法权益受到损害的，由其所在单位或者上级机关责令改正，或者依法给予处分；构成犯罪的，依法追究刑事责任。

第七十五条 老年人与家庭成员因赡养、扶养或者住房、财产等发生纠纷，可以申请人民调解委员会或者其他有关组织进行调解，也可以直接向人民法院提起诉讼。人民调解委员会或者其他有关组织调解前款纠纷时，应当通过说服、疏导等方式化解矛盾和纠纷；对有过错的家庭成员，应当给予批评教育。人民法院对老年人追索赡养费或者扶养费的申请，可以依法裁定先予执行。

第七十六条 干涉老年人婚姻自由，对老年人负有赡养义务、扶养义务而拒绝赡养、扶养，虐待老年人或者对老年人实施家庭暴力的，由有关单位给予批评教育；构成违反治安管理行为的，依法给予治安管理处罚；构成犯罪的，依法追究刑事责任。

第七十七条 家庭成员盗窃、诈骗、抢夺、侵占、勒索、故意损毁老年人财物，构成违反治安管理行为的，依法给予治安管理处罚；构成犯罪的，依法追究刑事责任。

第七十八条 侮辱、诽谤老年人，构成违反治安管理行为的，依法给予治安管理处罚；构成犯罪的，依法追究刑事责任。

第七十九条 养老机构及其工作人员侵害老年人人身和财产权益，或者未按照约定提供服务的，依法承担民事责任；有关主管部门依法给予行政处罚；构成犯罪的，依法追究刑事责任。

第八十条 对养老机构负有管理和监督职责的部门及其工作人员滥用职权、玩忽职守、徇私舞弊的，对直接负责的主管人员和其他直接责任人员依法给予处分；构成犯罪的，依法追究刑事责任。

第八十一条 不按规定履行优待老年人义务的，由有关主管部门责令改正。

第八十二条 涉及老年人的工程不符合国家规定的标准或者无障碍设施所有人、管理人未尽到维护和管理职责的，由有关主管部门责令改正；造成损害的，依法承担民事责任；对有关单位、个人依法给予行政处罚；构成犯罪的，依法追究刑事责任。

第九章 附 则

第八十三条 民族自治地方的人民代表大会，可以根据本法的原则，结合当地民族风俗习惯的具体情况，依照法定程序制定变通的或者补充的规定。

第八十四条 本法施行前设立的养老机构不符合本法规定条件的，应当限期整改。具体办法由国务院民政部门制定。

第八十五条 本法自 2013 年 7 月 1 日起施行。

参 考 答 案

第一章　概　述

一、单选题

1. C　2. C　3. A　4. C　5. B　6. D　7. C　8. B　9. B　10. C

二、多选题

1. ABCD　2. ABCD　3. ABCDE

第二章　老化理论与护理

一、单选题

1. A　2. B　3. D　4. B　5. B　6. C　7. A

二、多选题

1. BCDE　2. ABCDE　3. ABCD　4. ABCDE　5. ABDE

第三章　老年综合征与老年综合评估

一、单选题

1. B　2. D　3. C　4. C　5. D

二、多选题

1. ABCD　2. ABCDE　3. ABCD　4. ABCDE　5. ABCE

第四章　老年综合征的护理

一、单选题

1. D　2. D　3. A　4. C　5. D　6. D　7. B　8. C　9. C　10. A

二、多选题

1. ABCDE　2. ABCDE　3. ABC　4. ABCDE　5. ABCE　6. ABCE　7. ABCD

8. ABCDE　9. ABCDE　10. ABCE

第五章　老年人的日常生活护理

一、单选题

1. D　2. C　3. B　4. B　5. C　6. C　7. A　8. A　9. B　10. D

二、多选题

1. ABC　2. ACE　3. ABCE　　4. ABCE　5. ACDE　6. ABCDE

第六章　老年人的精神心理卫生

一、单选题

1．D　2．B　3．D　4．C　5．A　6．A　7．C　8．B　9．C

二、多选题

1．ABCDE　2．ABCE　3．CDE　　4．ABCDE　5．ABCE　6．ABCDE

7．ADE　　8．CDE

第七章　老年期精神障碍的护理

一、单选题

1．C　2．C　3．D　4．D　5．B　6．A　7．A　8．D　9．B　10．B

二、多选题

1．ABCDE　2．ABDE　3．ABCDE

第八章　老年人用药安全

一、单选题

1．C　2．A　3．D　4．D　5．B　6．C　7．A　8．B　9．C

二、多选题

1．ACE　2．ABCDE　3．ABCDE　　4．ABC　5．ACDE　6．ABCDE

第九章　老年人的临终护理

一、单选题

1．B　2．D　3．B　4．B　5．B　6．C　7．D　8．A　9．A　10．B

二、多选题

1．BCDE　2．ABCD　3．ABDE　　4．BCDE

第十章　老年照顾伦理问题及其权益保障

单选题

1．D　2．B　3．D　4．A　5．D

参考文献

1. 胡秀英，肖惠敏. 老年护理学［M］. 第 5 版. 北京：人民卫生出版社，2022.

2. 王建业. 老年医学［M］. 第 3 版. 北京：人民卫生出版社，2021.

3. 刘晓红，陈彪. 老年医学［M］. 第 3 版. 北京：人民卫生出版社，2020.

4. 黄金. 老年护理学［M］. 第 3 版. 北京：高等教育出版社，2020.

5. 路桂军. 见证生命见证爱［M］. 桂林：广西师范大学出版社，2020.

6. 吴欣娟，谌永毅，刘翔宇. 安宁疗护专科护理［M］. 北京：人民卫生出版社，2020.

7. 宋岳涛. CGA 老年综合评估［M］. 第 2 版. 北京：中国协和医科大学出版社，2019.

8. 张玲娟，张雅丽，皮红英. 实用老年护理全书［M］. 上海：上海科学技术出版社，2019.

9. 化前珍，胡秀英. 老年护理学［M］. 4 版. 北京：人民卫生出版社，2017.

10. 刘哲宁，杨芳宇. 精神科护理学［M］. 第 4 版. 北京：人民卫生出版社，2017.

11. 徐桂华. 老年护理学［M］. 北京：人民卫生出版社，2016.

12. 刘晓红，康琳. 协和老年医学［M］. 北京：人民卫生出版社，2016.

13. 林丽婵. 老年护理学［M］. 台北：华杏出版社，2015.

14. ［美］哈特. 哈兹德老年医学［M］. 李小鹰，王建业，译. 北京：人民军医出版社，2015.

15. 陈长香，余昌妹. 老年护理学［M］. 第 2 版. 北京：清华大学出版社，2013.

16. 郭桂芳. 老年护理学［M］. 北京：人民卫生出版社，2012.

17. 尤黎明. 老年护理学［M］. 北京：北京大学医学出版社，2007.

18. Enersole P, Hess P. Geriatric Nursing and Healthy Aging［M］. St. Louis：Mosby，2008.

19. 曾庆威，王菲菲，唐丽，等. 老年人居家护理安全研究现况及热点分析［J］. 老年医学研究，2022，3(1)：22-27.

20. 黄宏兴，史晓林，李盛华，等. 肌少-骨质疏松症专家共识［J］. 中国骨质疏松杂志，2022，28(11)：1561-1570.

21. 刘娟，丁清清，周白瑜，等. 中国老年人肌少症诊疗专家共识（2021）［J］. 中华老年医学杂志，2021，40(8)：943-952.

22. 宋晓红，白文佩，朱兰，等. 肥胖女性压力性尿失禁体质量管理中国专家共识（2020版）［J］. 实用临床医药杂志，2020，24(2)：1-5.

23. 杨晶，陈双琴，秦志伟，等. 中国老年安宁疗护的研究进展［J］. 中国老年学杂志，2020，40(11)：2458-2463.

24. 吴玉苗，奉典旭，徐东浩，等. 中国安宁疗护服务政策演变与发展［J］. 医学与哲学，

2020，41（14）：23-27.

25. 中国老年保健医学研究会老龄健康服务与标准化分会，《中国老年保健医学》杂志编辑委员会. 中国老年人跌倒风险评估专家共识（草案）[J]. 中国老年保健医学，2019，17（4）：47-48，50.

26. 中华医学会老年医学分会. 老年患者衰弱评估与干预中国专家共识[J]. 中华老年医学杂志，2017，36（3）：251-256.

27. 闫妍，王育琴，沈芊，等. 八个国家老年人潜在不适当用药判断标准的比较[J]. 药物不良反应杂志，2014，16（2）：74-78.

28. 杨红，李艳琳，姚秋丽，等. 中文死亡焦虑量表的应用及对死亡教育的启示[J]. 护理学杂志，2013，28（2）：64-67.

29. 张可可，朱鸣雷，刘晓红，等. 北京部分社区老年人共病及老年综合征调查分析[J]. 中国实用内科杂志，2016，36（5）：419-421.

30. 卫生部公布《老年人跌倒干预技术指南》[J]. 家庭医药，2011（10）：9.

31. 李辰文妤，姚蕴桐，胡远东. 中国老年人心理健康的现状及干预建议[J]. 中国医药导报，2021，18（15）：192-196.

32. 蓝花红，陈君彦，张捷，等. 家庭支持系统对老年人孤独感的影响——以上海市为例[J]. 中国保健营养，2020，30（2）：5，7.

33. 苏鹤轩，陈子烁，徐慧雯，等. 中国老年人多病共存情况下肥胖状态与死亡关系的队列研究[J]. 中华流行病学杂志，2022，43（3）：324-329.

34. 王宝珍. 老年人用药特点及注意事项[J]. 中国医药指南，2010，8（12）：39-40.

35. 杨晶，张金环，刘玉春，等. 医护人员对待死亡及临终关怀德调查[J]. 中华护理学杂志，1998，33（10）：605-607.